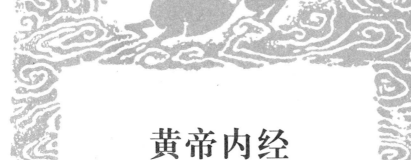

黄帝内经

(上古)黄帝 著　　(清)张志聪 集注

〔第二卷〕

光明日报出版社

逆调论篇第三十四

"调"，和也，顺也。言人之阴阳水火，营卫气血，表里上下，皆当和调，逆调则为病矣。

黄帝问曰：人身非常温也，非常热也，为之热而烦满者何也？

此论上下阴阳之不和也。非常温者，谓非常有温热之病在表也。非常热者，谓非常有五脏之热在里也。为之者，乃阳热之气为之也。

岐伯对曰：阴气少而阳气胜，故热而烦满也。

火为阳而居上，水为阴而居下，阴气少而阳气胜，故热而烦满于上也。

帝曰：人身非衣寒也，中非有寒气也，寒从中生者何？

"身非衣寒"，表无寒也。"中非有寒气"，里无寒也。"寒从中生者"，谓寒从阴中而生也。

岐伯曰：是人多痹气也。阳气少，阴气多，故身寒如从水中出。

痹气者，气闭也。阳气少而阴气多者，因是人多痹气故也。病在阴者，名曰痹。寒湿之气闭于里阴，则火热不得下交于阴而阴气盛，阴气盛则阳气渐衰，阴寒之气过多，故身寒如从水中出。盖热出于阳火，故烦；寒出于阴水，故如从水中出。此上下水火阴阳之不和也。〔眉批：寒湿之气，内所生也。如下文之骨痹皆不因于外邪。此节论心肾坎离之气上下和调。又：心火乃地二所生之太阳，非阴中之生阳也。〕

帝曰：人有四肢热，逢风寒如灸如火者，何也？

此论表里阴阳之不和也。四肢为诸阳主气，四肢热者，阳热之气在表也。逢风寒而如灸如火者，邪正相搏，因表阳之热而热更盛极也。此节论阳生于阴，阴生于阳，阴阳和调，则阳生阴长，逆则孤阴不生，独阳不长耳。

岐伯曰：是人者，阴气虚，阳气盛，四肢者阳也，两阳相得，而阴气虚少，少水不能灭盛火，而阳独治，独治者，不能生长也，独胜而止耳。

阴气虚者，里阴之气虚也。阳气盛者，表阳之气盛也。阳受气于四末，阴受气于五脏。四肢者，阳明之所主也。"两阳"，阳明也。两阳合明，故曰阳明。相得者，自相得而为热也。阴气少者，少阴之气少也。少水者，津液少也。津液少而不能还入胃中，则火盛而不能灭矣。夫肾主藏精，阳明之所生也。肾之精气复上与阳明相合，戊癸合而化火，火土之气，阴气虚少，则阳独治矣。然独阳不生，谓不能再生长其阳热，惟此独胜而止矣。张兆璜曰："能灭盛火，即是阴阳和调。"〔眉批：《易》曰："五位相得而各有合。"两阳相得者，二阳与一阳三阳自相得也。阳生阴长，皆藉我生之气以合化。阳明不得所生之阴，则独阳不生；少阴不得所生之阳，则孤阴不长。〕

逢风而如灸如火者，是人当肉烁也。

此释明阳明之气，主于四肢，而又所主肌肉也。二阳之气，在于皮肤肌腠之间，而又逢风热之阳邪，邪正相搏，则火热炽而销烁其肌肉矣。

帝曰：人有身寒，汤火不能热，厚衣不能温，然不冻栗，是为何病？

身寒而汤火不能热，厚衣不能温者，太阳气衰而寒在表也。不冻慄者，二阳火热之在里也。

岐伯曰：是人者，素肾气胜，以水为事，太阳气衰，肾脂枯不长，一水不能胜两火，肾者水也，而生于骨，肾不生则髓不能满，故寒甚至骨也。

肾气胜者，肾水之气胜也。以水为事者，膀胱之水胜也。谓其人水寒之气偏胜，水寒偏胜则太阳气衰，太阳气衰则孤阴不长矣。"水"，精水也。肾脏之精枯不长，而膀胱之一水，不能胜二火矣。夫肾生骨髓，水生肝，肾脂不生，则髓不能满于骨，是以寒至骨也。以上兼论阴阳水火互相生长之道。高士宗疑："一水不能胜两火句，似衍文。"

所以不能冻栗者，肝，一阳也；心，二阳也；肾，孤脏也。一水不能胜二火，故不能冻栗，病名曰骨痹，是人当挛节也。

肝者，一阳初生之木火也。心者，地二所生之君火也。肾为牝脏，孤脏也。孤脏之阴，藉太阳标本以合化，太阳气衰则孤阴不长矣。膀胱之津液，不能胜二火，故其人不能冻慄者，二阳之火热在内也。"病名曰骨痹"，病在髓枯而骨痛也，故其人当骨节拘挛。此论表里阴阳之不调也。〔眉批：心为阳中之太阳，肝为阴中之少阳，肾藉腑气之化，故为孤脏。〕

帝曰：人之肉苛者，虽近衣絮，犹尚苛也，是谓何疾？

此论营卫之气不和也。"苛"，虐也，谓虽近衣絮，而苛虐如故也。

岐伯曰：荣气虚，卫气实也。

虚实者，不和也。言荣气不得卫气之和，则荣气虚；卫气不与荣气相和，则卫气实也。盖阳道常实，故曰实，然则过犹不及也。

荣气虚，则不仁；卫气虚，则不用；营卫俱虚，则不仁且不用，肉如故也。

不仁者，不知痛痒。不用者，痿而不胜。盖言营卫不和，则两者皆虚矣。营卫两虚者，不仁且不用，不仁不用而肉苛如故者，不和而致虚也。张兆璜曰："此释明上文之所谓虚实者，乃不和也。"

人身与志不相有，曰死。

人身者，营卫之所循行也。志者，五脏之神志也。《本脏篇》曰："经脉者，所以行气血而荣阴阳，濡筋骨，利关节者也。卫气者，所以温分肉，充皮肤，肥腠理，司开阖者也。志意者，所以御精神，收魂魄，适寒温，和喜怒者也。是故气血和则经脉流行，荣覆阴阳，筋骨劲强，关节清利矣；卫气和则分肉解利，皮肤调柔，腠理致密矣；志意和则精神专直，魂魄不散，悔怒不起，五脏不受邪矣；寒温和则六腑化谷，经脉通利，肢节得安矣。此人之常平也。"是三者之所当和调者也，如三者皆相失而不相有，则气血不行，魂魄离散而死矣。此言荣气当与卫气和调，营卫之气又当与神志和调者也。上章论上下表里营卫气血，下章论精气顺逆呼吸起居，盖精气顺，则呼吸起居皆顺；精气逆，则呼吸起居皆逆。

帝曰：人有逆气，不得卧，而息有音者；有不得卧，而息无音者；有起居如故，而息有音者；有得卧，行而喘者；有不得卧，不能行而喘者；有不得卧，卧而喘者，皆何脏使然？愿闻其故。

此论经气上下之不调也。经气生于脏腑，故曰何脏使然。〔眉批：人之一身，不外乎水火阴阳，营卫精气。精气生于胃腑，肺居上而主气，肾居下而主精，是以此节论足之阳明、少阴，手之太阴。〕

岐伯曰："不得卧而息有音者，是阳明之逆也。足三阳者下行，今逆而上行，故息有音也。

一呼一吸曰息，息有音者，呼吸有声，气逆之所致也。足之三阳从头走足，故三阳者下行，今反逆而上，以致呼吸之有音也。朱圣公曰："'是阳明之逆也'句，概上下二节而言。"

阳明者，胃脉也，胃者，六腑之海，其气亦下行，阳明逆，不得从其道，故不得卧也。《下经》曰：胃不和，则卧不安，此之谓也。

按《灵枢·动输篇》黄帝问曰："'经脉十二，而手太阴、足少阴、阳明独动不休，何也？'岐伯曰：'是明胃脉也。胃为五脏六腑之海，其清气上注于肺，肺气从太阴而行之，其行也，以息往来，故人一呼脉再动，一吸脉亦再动，呼吸不已，故动而不止。'黄帝曰：'气之过于寸口也。上十焉息，下八焉伏，何道从还，不知其极？'岐伯曰：'气之离脏，猝然如弓弩之发，如水之下岸。'"盖言十二经脉，皆足阳明胃腑之所生，胃气上注于肺，以司呼吸，下注于肾，以资十二经脉，故曰阳明者，胃脉也。言胃者，水谷血气之海也。胃之所出血气者，从大络而上注于肺，从胃脉而下注足少阴也。如阳明逆不得从其道，则为不得卧，而息有音；手太阴逆，则为起居如故，而息有音；足少阴逆，则为不得卧而喘也。此论经脉呼吸之逆调也。《下经》者，即下文之所谓'不得卧，卧则喘者'，是水气之客也。盖阳明之津液，随气而下注于肾，如阳明逆，不得从其道，而肾之水气，反上客于阳明，是以胃不和而卧不安也。再按上十焉息者，谓阳明所生之营卫宗气，如弓弩之发，上注于肺，以行呼吸，以荣经脉，居十分之十焉。下八焉伏者，谓阳明所生之津液，下注于足少阴，如水之下岸，居十分之八焉。盖荣气、宗气、卫气，皆主上行，是气之十分皆上行也。津液二分，行于经隧，八分流溢于肾，故只八分而伏藏于下也。何道从还者。冲脉与少阳之大络起于肾，下出于气街，冲脉上循背里，为经络之海。气街者，气之径路也。如络绝则径通，是流溢于肾脏之精液，从冲脉气街之道路，还循于十二经脉，如环无端，而莫知其极。此血气生始之根原，经脉循行之道路，学者所当用心理会者也。张兆璜曰："《灵枢》论经脉顺行之道，此篇论经脉逆调之因，故当复引经语以证明之。"

夫起居如故而息有音者，此肺之络脉逆也，络脉不得随经上下，故留经而不行，络脉之病人也微，故起居如故，而息有音也。

此言手太阴之调逆也。肺主呼吸，肺之络脉逆，故呼吸不利而息有音也。夫脉之循于里曰经，浮而外者为络，外内上下，经络相贯，循环无端，络脉逆则气留于经，而不行于络矣。络脉浮于皮肤之间，其病轻微，故只息有音，而起居如故也。〔眉批：肺主气而主行营卫阴阳，如逆在络脉，是当不得卧，不能行而喘矣。〕

夫不得卧，卧则喘者，是水气之客也。夫水者，循津液而流也。肾者水脏，主津液，主卧与喘也。帝曰：善。

此言足少阴之逆调也。夫津液者，水谷之所生。肾者，胃之关也。胃之水液从关而下入于肾者，顺也。如阳明逆，不得从其道而下入于肾，则肾之水气，反循津液之道路而上乘于胃矣，是以胃不和而卧不安也。故曰：肾者，水脏，主藏津液，又主卧与喘也。夫手太阴、足少阴、阳明，主血气生始之根原，经脉呼吸之道路，人之一身，总不外乎水火阴阳，营卫气血。是以上章论水火阴阳之寒热，后章论呼吸经脉之逆调。杨君立问曰："帝问有不得卧而息无音者，有得卧行而喘者，有不得卧不能行而喘者，岐伯皆未详答，后人有言简脱者，有增补其文者，是耶非耶？"曰："此节专论气之呼吸，脉之顺逆。盖经脉者，所以行气血而荣阴阳，濡筋骨，利关节者也。是以三阳之脉上行，则气逆而为息有音，如三阳之脉顺行而下，只阳明不得从其道，是当不得卧而息无音矣。如病在经脉，则阴阳不和，而不得卧，筋骨不利，而不能行，今病在络脉，故只息有音，而起居如故也。圣人立言浑然骤括，或言在意中，或意居言表，奈何后学不细心体认，而妄增臆论耶！"〔眉批：不得卧，不能行，是非起居如故矣。〕

疟论篇第三十五

黄帝问曰：夫痎疟皆生于风，其蓄作有时者，何也？

"痎"，音皆。吴昆曰："痎，亦疟也。夜病者谓之痎，昼病者谓之疟。"《方书》言："夜市谓之痎市，盖本乎此也。""蓄"，病息邪伏也。卢子繇曰："疟者，惟火沴金，酷疟殆甚也。"〔眉批：风寒暑湿皆能为疟，风为百病之长，故首言风而后论暑湿。〕

岐伯对曰：疟之始发也，先起于毫毛，伸欠乃作，寒栗鼓颔，腰脊俱痛。寒去，则内外皆热，头痛如破，渴欲冷饮。

"伸欠"，引伸而呵欠也。卫气同邪气将入于阴，表气虚，故先起于毫毛伸欠。

帝曰：何气使然？愿闻其道。岐伯曰：阴阳上下交争，虚实更作，阴阳相移也。

邪正阴阳之气，上下出入，故交争于上下也。病并于阴，则阴实而阳虚；并于阳，则阳实而阴虚。是虚实更作，阴阳寒热相移也。

阳并于阴，则阴实而阳虚，阳明虚，则寒栗鼓颔也；巨阳虚，则腰背头项痛。

邪与卫气内迫，则三阳之气同并于阴矣，并于阴，则阴实于内，而阳虚于外。阳明之气主肌肉，而经脉交于颔下，是以寒栗鼓颔；太阳之气主表而上升于头，其经脉上会于脑，出于项下，循背膂；故腰背头项俱痛。马莳曰："阳气陷则阴气胜。"经云："病痛者，阴也。"〔眉批：此论疟之先寒后热，因于阴阳相并。〕

三阳俱虚，则阴气胜，阴气胜，则骨寒而寒生于内，故中外皆寒，阳盛则外热，阴虚则内热，外内皆热，则喘而渴，故欲冷饮也。

阳虚于外，则阴胜于里矣。经云："二阴主里"，是以骨寒而痛，而寒生于内也。阴气逆极，则复出之阳并于阳，则阴虚而阳盛，阳盛则外热，阴虚则内热，外内皆热，是以喘渴而欲冷饮也。卢子繇曰："不列少阳形证者，以太阳为开，阳明为阖，少阳为枢，而开之能开，合之能合，枢转之也。设舍枢则无开阖矣，离开阖无从觅枢矣，故开阖既陷，枢机岂能独留？倘中现枢象，即为开阖两持，所以持则俱持，陷则俱陷也。"

此皆得之夏伤于暑，热气盛，藏于皮肤之内，肠胃之外，此荣气之所舍也。

卢子繇曰："以夏气通于心，心主荣血之故也。经云：'以奉生身者，莫贵于经隧。'故不注之经，而溜之舍也。舍即经隧所历之界分，每有界分，必有其舍，如行人之有传舍也。"倪冲之曰："天之暑热与君火之气相合，心主荣血，故邪藏于荣舍，卫气者，阳明之悍气也。风木寒水乘侮土气，故风水之邪与卫气并居。"

此令人汗空疏，腠理开，因得秋气，汗出遇风，及得之以浴，水气舍于皮肤之内，与卫气并居。卫气者，昼日行于阳，夜行于阴。此气得阳而外出，得阴而内迫，内外相迫，是以日作。

卢子繇曰："暑令人汗空疏，腠理开者，以暑性宣发，致腠理但开，不能旋合耳。不即病者，时值夏气之从内而外，卫气仗此，犹可捍御，因遇秋气，机衡已转，自外而内矣。其留舍之暑，令汗出空疏，腠理开，风遂乘之以入，或得之以沐浴，水气舍于皮肤之内，与卫气并居。卫气者，昼日行于阳，夜行于阴，风与水气，亦得阳随卫而外出，得阴随卫而内迫，内外相迫，是以日作也。莫子晋问曰："卫气日行于阳，奚先入于阴而致寒栗伸欠也。"曰："邪得阴而内入，得阳而外出，邪气与卫气并居，故同邪内陷，非卫之行于阴也。夫内为阴，外为阳，邪留于形身之外，与卫应乃作，卫气日行于阳，故发作于日也。"

帝曰：其间日而作者，何也？岐伯曰：其气之舍深，内薄于阳气独发，阴邪内着，阴与阳争不得出，是以间日而作也。

"间"，去声。言邪气舍深，内薄于里阴之分，阳气独发于外，里阴之邪留着于内，阴邪与阳气交争，而不得皆出于外，是以间日而作也。按此节经文，与薄于五脏募原之因不同。〔眉批：当知间日之疟有二因焉。〕

帝曰：善。其作日晏与其日早者，何气使然？岐伯曰：邪气客于风府，循膂而下，卫气一日一夜，大会于风府，其明日日下一节，故其作也晏，此先客于脊背也。

此言邪从风府，而客于脊背之间者，发作有早晏也。卫气一日一夜，行阴阳五十度，而大会于风府，其明日日下一节，故其作也晏。此邪先客于脊背，而与卫气相遇故也。

每至于风府则腠理开，腠理开则邪气入，邪气入则病作，以此日作稍益晏也。其出于风府，日下一节，二十一日下至骶骨。

此申明卫气日下一节，则上会于风府也亦晏，故病作日晏也。盖卫气每至于风府，则腠理开，开则客于脊背之邪，还入风府，而与卫气相遇则病作，其卫气出于风府，日下一节，则上会于风府也稍晏，故病作稍晏。二十一日下至骶骨，则上会于风府也益晏，故病作益晏也。

二十二日，入于脊内，注于伏膂之脉，其气上行，九日出于缺盆之中，其气日高，故作日益早也。

"伏膂"，伏冲膂筋也。卫气外循督脉而下，内循冲脉而上，其气上行九日，出于缺盆，其气日高，则会于风府也日早。故作日益早也。〔眉批：邪客于脊背之腠理，故开而后入于风府。督脉主阳，冲脉主阴，阳脉从上而下，阴脉从下而上，卫气从之，亦行阳行阴之意。〕

其间日发者，由邪气内迫于五脏，横连募原也。其道远，其气深，其行迟，不能与卫气俱行，不得皆出，故间日乃作也。

募原者，横连脏腑之膏膜，即《金匮》所谓"皮肤脏腑之文理"，乃卫气游行之腠理也，不得与卫气皆出，故间日也。

帝曰：夫子言卫气每至于风府，腠理乃发，发则邪气入，入则病作；今卫气日下一节，其气之发也，不当风府，其日作者，奈何？

帝问邪有不从风府而入，其病亦以日作者何也？

岐伯曰：此邪气客于头项，循膂而下者也。故虚实不同，邪中异所，则不得当其风府也。故邪中于头项者，气至头项而病；中于背者，气至背而病；中于腰脊者，气至腰脊而病；中于手足者，气至手足而病。

客于头项者，谓客于风府也。伯言邪入于风府，循膂而下留其处者，有虚实之不同，若邪中异所，则无有早晚矣。虚实者，早晚也。言卫气虚而日下，则其发日晚；卫气实而日上，则其发日早。此邪从风府而留于脊膂之间者也，若邪中异所则不得当其风府矣。如邪中于头项，卫气行至头项而病作；中于腰背手足，邪即舍于腰背手足之间，卫气行至腰背，与腰背所舍之邪相遇而病作，卫气行至于手足，与手足所舍之邪，相遇而病作。此或发于早者，每日早发；或发于晚者，每日晚发。非若客于风府之邪，日晚而日早也。张兆璜曰："风府循督脉而下，至脊内循卫脉而上，乃卫气之隧道，故邪留于此内者，遇卫气之日上日下，而病有早晚之分。"〔眉批：日客曰中，各有分别。〕

卫气之所在，与邪气相合则病作，故风无常府，卫气之所发，必开其腠理，邪气之所合，则其府也。

卫气之所在者，谓卫气行至邪气所在之处，与邪相合而病作，故风邪或中于头项，或中于腰背手足，无有常处，非定客于风府也。夫卫气之行，至于所在之处而发，必开其腠理，腠理开，然后邪正相合，邪与卫合之处，即其府也。

帝曰：善。夫风之与疟也，相似同类，而风独常在，疟得有时而休者，何也？

夫痎疟皆生于风，然病风者，常在其处，病疟者，休作有时，故帝有此问。

岐伯曰：风气留其处，故常在，疟气随经络，沉以内薄，故卫气应乃作。

风邪则伤卫，故病风者，留于肌腠筋骨之间而不移。疟气舍于荣，故随经络以内迫，与卫气相应乃作也。

帝曰：疟先寒而后热者，何也？岐伯曰：夏伤于大暑，其汗大出，腠理开发，因遇夏气凄沧之水寒，藏于腠理皮肤之中，秋伤于风，则病成矣。

风寒曰凄，水寒曰沧。盖夏时暑热溽蒸，腠理开发，或汗湿从风，或得之于沐浴，水寒藏于腠理皮肤之中，至秋时复伤于风，风寒两感，是以寒热之病成矣。按此节所论先寒后热，与上节不同。上节以夏伤之暑，藏于荣之所舍，秋受之风寒，与卫气并居，盖荣为阴，卫为阳，此气得阴而内迫，得阳而外出，是以荣舍之邪，先行于阴而为寒，复行于阳而为热，此乃吾身中之阴阳寒热也。此节论夏受凄沧之水寒，秋伤于风之阳邪，此论天之阴阳寒热也。是以经旨少有不同，学人亦宜体析。

夫寒者阴气也，风者阳气也，先伤于寒，而后伤于风，故先寒而后热也。病以时作，名曰寒疟。

天之阴邪，感吾身之阴寒。天之阳邪，感吾身之阳热。是以先受之寒，先从阴而病寒。后受之风，复从阳而病热。病以时作者，应时而作无早晚也。

帝曰：先热而后寒者何也？岐伯曰：此先伤于风，而后伤于寒，故先热而后寒也，亦以时作，名曰温疟。

王冰曰："以其先热，故谓之温。"倪冲之曰："此天之阴阳，病人身之阴阳，阴阳两感，是以寒热交作，虽有先后之感，与故病新病不同，学者亦宜体认。"

其但热而不寒者，阴气先绝，阳气独发，则少气烦冤，手足热而欲呕，名曰瘅疟。

其者，承上文而言。上文之所谓温疟者，邪气藏于骨髓之中。骨髓者，肾脏之精气所生，故久而不去，则与肾气相合，是以温疟之病气藏于肾，其气先从内而出之外也。从内出之外，故阳病极而复反入之阴，其但热不寒者，邪气藏于骨髓之中，而肾阴之气先与骨气相绝，是外邪不及于里阴，而独发于阳也。热伤气，故少气；心恶热，故烦冤；手足为诸阳之本，故手足热。经云："诸呕吐酸，皆属于热。"此温疟之不复寒者，名曰瘅疟。"瘅"，单也，谓单发于阳而病热也。卢子繇曰："阐疟有二因，此其一也。"

帝曰：夫经言有馀者泻之，不足者补之，今热为有馀，寒为不足。夫疟者之寒，汤火不能温也；及其热，冰水不能寒也，此皆有馀不足之类。当此之时，良工不能止，必须其自衰乃刺之，其故何也？愿闻其说。岐伯曰：经言无刺熇熇之热，无刺浑浑之脉，无刺漉漉之汗，故其为病逆，未可刺也。

"熇"，音稿。"漉"，音鹿。阳热为有馀，阴寒为不足。"经盲"，引《灵枢·顺逆篇》而言。"熇熇"，热甚貌。"浑浑"，邪盛而脉乱也。"漉漉"，汗大出也。言当此之时，邪病甚而真气逆，故未可刺也。

夫疟之始发也，阳气并于阴，当是之时，阳虚而阴盛，外无气，故先寒栗也；阴气逆，极则复出之阳，阳与阴复并于外，则阴虚而阳实，故先热而渴。

此言寒热始盛之时，乃阴阳之气交并，真气错乱未分，故未可刺。张兆璜曰："此言热为阳实而有馀，寒为无气而不足。所谓有馀不足者，阳气邪气也。"

夫疟气者，并于阳则阳胜，并于阴则阴胜，阴胜则寒，阳胜则热。

上节论阳气虚实之寒热，此论阴阳胜并之寒热，皆属阴阳未和，而邪气方盛，俱未可刺。

疟者，风寒之气不常也，病极则复至。

此复论在天阴阳之邪，而为寒热也。风者，阳邪也。寒者，阴邪也。

风寒之气，变幻不常，如病风而为热极，则阴邪之寒气复至，病寒而为寒极，则风邪之阳热复至，当如寒热虚实之有三因也。

病之发也，如火之热，如风雨不可当也，故经言曰：方其盛时必毁，因其衰也，事必大昌，此之谓也。

上节论阴阳交并，真气未分，故未可刺。此承上文而言，邪气方盛未可刺也。邪气之发，如火之烈，如风雨之不可当，故《经》言"方其盛时而取之，必毁伤其真气，因其衰也，事必大昌"，此之谓也。《兵法》云："无迎逢逢之气，无击堂堂之阵，避其来锐，击其情归。"倪冲之曰："如火之烈，阳热盛也；如风雨不可当，阴寒盛也。"

夫疟之未发也，阴未并阳，阳未并阴，因而调之，真气得安，邪气乃亡，故工不能治其已发，为其气逆也。

邪气未发，则真气未乱，因而调之，真气得安，邪气乃去，所谓治未病也。若待其已发，虽良工弗能为，为其气逆故也。上节论治其已衰，此先治其未发。

帝曰：善。攻之奈何？早晏何如？

早者，谓病之未发；晏者，谓病之已衰。

岐伯曰：疟之且发也，阴阳之且移也，必从四末始也。阳已伤，阴从之，故先其时，坚束其处，令邪气不得入，阴气不得出。审侯见之，在孙络盛坚而血者，皆取之，此真往而未得并者也。

此申明治未病之法也。且者，未定之辞，言疟之将发，阴阳之将移，必从四末始。盖三阴三阳之气，从手足之井荥而更移也。如病在阳而阳已伤，则阴经将从而受之，故当先其未发之时，坚束其四末，令邪在此经者，不得入于彼经，彼经之经气，不得出而并于此经，审其证而候其脉，见其孙络盛坚而血者，皆取而去之，此阴阳真气，往来和平，而未得交并者也。倪仲宣曰："疟气舍于皮肤肌腠之间，故病见于孙络。"

帝曰：疟不发其应何如？

言疟病未发之时，其脉候证候何如而应？

岐伯曰：疟气者，必更盛更虚．当气之所在也。病在阳，则热而脉躁；在阴，则寒而脉静。

言疟气者，有阴阳更并之盛虚，皆当气之所在也。如病在阳，则热而脉躁；在阴，则寒而脉静。欲知脉与病之相应，但审证之寒热，脉之躁静，则知病之在阴在阳矣。

极则阴阳俱衰，卫气相离，故病得休。卫气集，则复病也。

言阴阳之所以更盛更虚者，卫气行之也。卫气者，行阴而行阳者也。是以卫气相离，其病得休；卫气集，则复病也。

帝曰：时有间二日，或至数日发，或渴或不渴，其故何也？岐伯曰：其间者，邪气与卫气客于六腑，而有时相失，不能相得，故休数日乃作也。

六腑者，谓六腑之募原也。六腑之募原者，连于肠胃之脂膜也。相失者，不与卫气相遇也。盖六腑之募原，其道更远，气有所不到，故有时相失，不能相得其邪，故或间二日，或数日乃作也。倪冲之曰："脏之募原而间日发者，乃胸中之膈膜，其道近，六腑之募原，更下而远，故有间二日或至于数日也。"张介宾曰："按本节言疟之间二日及数日发者，以邪气深客于六腑之间，时与卫气相失而然，其理甚明。丹谿以作于子午卯酉日者，为少阴疟；作于寅申巳亥日者，为厥阴疟；作于辰戌丑未日者，为太阴疟。此不过以六气司天之义为言。然子午虽曰少阴，而卯酉则阳明矣；巳亥虽曰厥阴，而寅申则少阳矣；丑未虽曰太阴，而辰戌则太阳矣。如三日作者，犹可借此为言，若四五日者，又将何以辨之，殊属牵强，倘按此施治，未必无误，学者不可执以为训。"马玄台曰："本经言间日数日发者，邪与卫气不相值。"何丹谿乃以为三日一发者，受病一年半；间日一发者，受病半年；一日一发者受病一年，不知何据为然？董帷园曰："看书当参讨经义，庶不为前人所欺。"

疟者，阴阳更胜也，或甚或不甚，故或渴或不渴。

言阴阳更胜，而有甚与不甚。故阳热甚则渴，或不甚则不渴矣。〔眉批：此言阴阳更胜之有甚有不甚，非曰发者为不甚，间二三日者为甚也。〕

帝曰：论言夏伤于暑，秋必病疟，今疟不必应者，何也？

言有不必夏伤于暑，而为病疟者也。

岐伯曰：此应四时者也。其病异形者，反四时也。其以秋病者寒甚，以冬病者寒不甚，以春病者恶风，以夏病者多汗。

伯言夏伤于暑，秋必病疟者，此应四时者也。"应四时者"，随四时阴阳之气，升降出入而为病也。"其病异形者"，反四时也。反四时者，非留蓄之邪，乃感四时之气而为病也。秋时阳气下降，天气新凉，故感秋凉之气，而为病者寒甚。冬时阳气伏藏于内，即受时行之寒，得阳气以化热，故寒不甚。春时阳气始出，天气尚寒，故恶风。夏时阳气外泄，腠理空疏，故多汗。此随感四时之邪，而即为病疟也。倪冲之曰："春伤于风，故恶风；夏伤于暑，故多汗；秋伤于湿，故寒甚；冬伤于寒，则为病热，故寒不甚。盖言风寒暑湿之邪，在四时而皆能病疟也。"

帝曰：夫病温疟与寒疟，而皆安舍，舍于何脏？

此复问前节温疟之病因，是以帝问温疟与寒疟，病皆安舍，而伯只答其温疟焉。盖寒疟之因，已论悉于前矣。但前节以先伤于风，后伤于寒为温疟，此论先出于阳，后入于阴，为先热后寒，一论在天阴阳之邪，一论形身中之阴阳出入，文义虽殊，而理则合一。

岐伯曰：温疟者，得之冬中于风寒，气藏于骨髓之中，至春则阳气大发，邪气不能自出，因遇大暑，脑髓烁，肌肉消，腠理发泄，或有所用力，邪气与汗皆出，此病藏于肾，其气先从内出之于外也。如是者，阴虚而阳盛，阳盛则热矣，衰则气复反入，入则阳虚，阳虚则寒矣。故先热而后寒，名曰温疟。

脏真下于肾，肾藏骨髓之气也。冬气通于肾，故邪藏于骨髓之中，而内与肾气相合。夫至春阳气大发，而邪不能自出者，邪藏于骨髓之中，而气行骨外故也。脑为精髓之海，脑髓烁者，暑气盛而精髓烁热也。肌肉消者，腠理开而肌肉消疏也。汗乃肾脏精髓之所化，或有所用力，则伤动其肾气，是以所藏之邪，得与汗共并而出矣。夫骨气与肾气相合，故病而藏于肾，其气先从内出之外也。从内出外，则阴虚而阳盛，阳盛则热矣。气从内出之外，故病复反入之阴。张兆璜曰："故先热而后寒者，名曰温疟；其但热而不寒者，名曰温疟；其但热而不寒者，名曰瘅疟矣。'故'字宜着眼。"

帝曰：瘅疟何如？岐伯曰：瘅疟者，肺素有热，气盛于身，厥逆上冲，中气实而不外泄，因有所用力，腠理开，风寒舍于皮肤之内，分肉之间而发，发则阳气盛，阳气盛而不衰则病矣。其气不反于阴，故但热而不寒，气内藏手心，而外舍于分肉之间，令人消铄脱肉，故命曰瘅疟。帝曰：善。

此复论瘅疟之有因于内热者也。肺主周身之气，肺素有热，故气盛于身，其气厥逆上冲，故不泄于外而但实于中，此外内皆实者矣。气只实于外则邪不能外侵，故因有所用力，腠理开而后邪舍于皮肤之内，中气实则邪不能内入，故其气不及于阴而单发于阳也。心主血脉之气，气内藏于心者，谓邪藏于血脉之中，而气内通于心也。内藏于血脉之里，外舍于分肉之间，阳气盛而无阴气以和之，是以阳热不衰，而令人消烁脱肉也。前节论外因之瘅疟，此论兼有内因之瘅疟也。故《金匮要略》曰："阴气孤绝，阳气独发，则热而少气烦冤，手足热而欲呕，名曰瘅疟。若但热不寒者，邪气内藏于心，外舍分肉之间，令人消烁脱肉。"是阴气绝而阳气独发者，名曰瘅疟，若但热不寒者，亦名瘅疟，是瘅疟之有二证也。张兆璜曰："邪舍于血脉之中，而气内藏于心，与邪藏于骨髓之中，而病藏于肾者同义。但肾为阴脏，故邪复反人之阴，心为阳脏，故气不及于阴，而单发于阳也。"〔眉批：心主血脉，肾主骨髓。〕

刺疟篇第三十六

此承上章以记刺疟之法，故不曰论。

〔眉批：上章论疟之因，此章论疟之证，二章当合看。〕

足太阳之疟，令人腰痛头重，寒从背起，先寒后热，熇熇暍暍然，热止汗出难已，刺郄中出血。

"暍"，音谒。此论三阴三阳经气之为病也。太阳是动病者，腰似折，冲头痛，太阳标阳而本寒，故先寒后热。背为阳，故寒从背起也。"熇熇"，如火之炽。"暍暍"，暑热气也。太阳乃日中之阳火，故熇熇暍暍然也。如热在气分者，热止汗出，其病则愈，此乃经气之兼证，故病难全已，当刺郄中出血，以泻在经之邪焉。按《脏气法时论》曰："心病者，胸中痛，取其经。少阴太阳，舌下血者，其变病，刺郄中血者。"谓取手少阴之阴郄穴也。此所谓郄中出血，是亦当取项上之络郄，腰下之浮郄矣。王氏曰："'郄中'，委中也。"卢子繇曰："此但详足经而无手经者。经云：'风寒暑火，天之阴阳也。'"张兆璜曰："疟之足经与伤寒同义，盖天之六淫伤人，三阴三阳之气，皆从足而起也。"

足少阳之疟，令人身体懈㑊，寒不甚，热不甚，恶见人，见人心惕惕然，热多汗出甚，刺足少阳。

"㑊"，音亦。"懈㑊"，懈惰也。少阳主初生之气，病则生阳不升，故身体懈惰。少阳主枢，寒不甚，热不甚，枢象也。胆病者，心中儋憺，恐人将捕之，少阳相火主气，故热多。少阳所生病者汗出，当取足少阳之侠谿，在足小趾次趾岐骨间，本节前之中，刺入三分，留三呼，此足少阳之荥也。

足阳明之疟，令人先寒洒淅，洒淅寒甚，久乃热，热去汗出，喜见日月光火气，乃快然，刺足阳明跗上。

阳明者，两阳合明，阳热光明之气也，病则反其本而洒淅寒甚，热去汗出则病气去，而喜见光明，复其阳明之本气也。本气复而仍取足阳明者，经邪未去也，故当取足跗上冲阳，刺入三分，留十呼，此足阳明原也。按三阴三阳之病，论在六气，则不涉经络之有形，是以见太阳之先寒后热，少阳之寒热从枢，如少阴之标寒本热，此病无形之六气也。又如胆病之恐人将捕，脾土之灌溉四旁，少阴之呕吐，厥阴之腰痛，是又涉于有形之经，当知经不离乎气，气不离乎经，可分而可合者也，能明乎经气之理，进乎道矣。王芳侯曰："日月光明也。火气阳热也。"

足太阴之疟，一令人不乐，好太息，不嗜食，多寒热，一汗出，病至则善呕，呕已乃衰，即取之。

足太阴脾土主气，主灌四脏，心肺居上为阳，肝肾居下为阴，脾为孤脏，中央土间于阴阳之间。膻中者，臣使之官，喜乐出焉。膻中乃宗气之所居，上出于肺，以司呼吸。经云："心系急则气道约，约则不利，故太息以伸出之"。一令人不乐，好太息者，足太阴病疟而上及于心肺也。肾病者，寝汗出，肝脉缓甚而善呕，所生病者，为呕逆。一汗出病至则善呕者，下及于肝肾也。病至者，言病至于肝脏则善呕，呕已则肝脏之病已衰，而即当取之。盖言脾疟，而病至于四脏，见四脏之病已衰，而即当取之足太阴也。不嗜食多寒热，太阴之本病也。脾病而不能转输，故不嗜食，太阴居中土，间于阴阳之间，故多寒热也。〔眉批：一令人不乐，一汗出"，两"一"字，顾从德本无，而《集注》本皆有，今仍之。〕

足少阴之疟，令人呕吐甚，多寒热，热多寒少，欲闭户牖而处，其病难已。

足少阴寒水主气，故呕吐甚。少阴标阴而本热，故多寒热。"热多寒少"，本气胜也。大凡病热多而阳气胜者，易愈；寒多而阴气胜者，难已。欲闭户牖而处者，阴寒甚也，故其病难已。《本经》曰："阳尽而阴盛，故欲独闭户牖而居。"王芳侯曰："阳热甚者，宜刺其邪，阴盛故不言刺也。"

足厥阴之疟，令人腰痛，少腹满，小便不利如癃状，非癃也，数便，意恐惧，气不足，腹中悒悒，刺足厥阴。

腰痛小腹满，厥阴之经证也。木乃水中之生阳，故肝主疏泄水液，如癃非癃，而小便频数不利者，厥阴之气不化也。志意者，所以御精神，收魂魄。经云："肝气虚则恐"，盖肝脏之神魂不足，故意恐惧也。木主春生之气，厥阴受邪，故生气不足，木郁不达，故腹中悒悒也，宜刺足厥阴之太冲，在足趾本节后二寸陷者中，刺入三分，留一呼。朱圣公曰："肝者将军之官，谋虑出焉，气虚则恐惧矣。"

肺疟者，令人心寒，寒甚热，热间善惊，如有所见者，刺手太阴阳明。

肺者心之盖，故令人心寒热。心气虚则善惊，如有所见。经云："心者神之舍也。"神精乱而不转，猝然见非常物，宜刺手太阴之列缺，手阳明之合骨。列缺在手腕后寸半，刺入三分，留三呼。合骨在手大指次指岐骨间，刺入三分，留六呼。卢之颐曰："邪不干脏，列脏证者，非真脏之脏，乃脏募之气化证也。"莫仲超曰："邪入于五脏六腑募原之间，不干脏腑之气，则为间日之疟；干脏腑之气，则为五脏六腑之疟；涉于三阴三阳，则为六经之疟。"故曰："疟者，风寒之气不常也。"

心疟者，令人烦心甚，欲得清水，反寒多，不甚热，刺手少阴。

心为火脏，心气热故烦甚，而欲得清水以自救，热极生寒，故反寒多，寒久则真火气衰，故不甚热也。宜刺手少阴之神门，在掌后锐骨端陷者中，刺三分，留七呼。

肝疟者，令人色苍苍然，太息，其状若死者，刺足厥阴见血。

苍乃东方之青色，肝主色，故令人色苍苍然。胆病者，善太息，胆附于肝，故肝病必及于胆，肝胆主春生之气，胆气升则脏腑之气皆升，生阳不升，故其状若死，刺足厥阴中封见血，在内踝，前一寸半陷者中，仰足取之，伸足得之，刺入四分，留七呼。

脾疟者，令人寒，腹中痛，热则肠中鸣，鸣已汗出，刺足太阴。

脾为阴中之至阴，故令人寒。腹乃脾土之郭郭，故腹中痛。湿热下行则肠鸣，上蒸则汗出也。鸣已汗出者，下行极而上也，宜刺足太阴之商丘，在足内踝下，微前三寸陷者中，刺入三分，留七呼。

肾疟者，令人洒洒寒，腰脊痛宛转，大便难，目眴眴然，手足寒，刺足太阳少阴。

"眴"，同旬。足少阴寒水主气，故令人洒洒寒。腰乃肾之府，故腰脊痛而欲其宛转也。肾开窍于二阴，故大便难。"眴眴"，目摇动而不明。骨之精为瞳子，故目眴眴然也。肾主生气之原，手足为诸阳之本，邪病则有伤生气，故手足寒也，宜取足太阳之委中，足少阴之大钟、太谿。委中在胭约横纹中央有动脉，大钟在内踝后街中，刺入二分，留七呼。太谿在足内踝，后跟骨上动脉陷者中，刺入三分，留七呼。

胃疟者，令人且病也，善饥而不能食，食而支满腹大，刺足阳明太阴，横脉出血。

胃主受纳水谷，故胃疟者，令人病饥而不能食。中焦受邪，不能主化，故支满腹大。"横脉"，脾胃之横络脉也。

疟发身方热，刺跗上动脉，开其空，出其血立寒。

此言疟之寒热，乃病在阴阳之气分，当取于阳明、太阴焉。夫三阳主表，三阴主里，疟发身方热，是邪将出于表阳。阳明者，两阳合明，间于二阳之间，主行气于周身，阳盛之气也。故当取阳明之冲阳，摇针以开其穴，泻出其血，则阳热去而立寒矣。

疟方欲寒，刺手阳明太阴，足阳明太阴。

夫身半以上为天，身半以下为地，手太阴阳明主天，足太阴阳明主地。故从腰以上者，手太阴阳明皆主之；从腰以下者，足太阴阳明皆主之。又，阳者，天气也，主外。阴者，地气也，主内。疟方欲寒，是邪将入于里阴，故当刺手足阳明太阴，使天地阴阳之气，上下外内和平，而无偏阴之患矣。

疟脉满大急，刺背俞，用中针，旁五胠俞各一，适肥瘦，出其血也。

"旁"，去声。此言疟病在经络者，当取其背俞焉。盖经脉内合五脏五行之气，五脏之俞在背，故当取背俞以泻之，脉满大急者，邪盛于经脉中也。"胠"，胁也。"旁"，倚也。胠俞者，五脏俞之旁，近于肤胁，乃魄户、神堂、魂门、意舍、志室也。谓当旁五胠俞，各刺其一。肥者，深而留之；瘦者，浅而疾之。各适其当，以出其血焉。〔眉批：顾从德本五胠俞上有用字。〕

疟脉小实急，灸胫少阴，刺趾井。

此言经脉之气虚陷者，宜灸足少阴也。盖经脉之气，发原于少阴肾脏。脉小者，脉气虚也。经云："诸急为寒"，小实急者，脉气虚寒而邪气实也。艾名冰台，能于水中取火，能启陷气之阳，故当灸少阴胫下之太谿，以启经脉之生气，刺足小趾之井穴，以泻经脉之实邪。此论攻邪，又当审其真气也。

疟脉满大急，刺背俞，五胠俞背俞各一，适行至于血也。

"俞"，俱音输，各篇皆同。此复申明背俞与胠俞之经气相通也。曰背俞五胠俞背俞各一者，言背俞旁之五胠俞，与背俞各刺其一也。背俞者，离脊骨两旁各一寸五分，乃五脏之俞也。胠俞者，去脊骨两旁各三寸，近于胠胁，乃五脏神气之所舍。故曰魄户者，谓肺藏魄也；曰神堂者，谓心藏神也；曰魂门者，谓肝藏魂也；曰意舍者，谓脾藏意也；曰志室者，谓肾藏志也。此胠俞与背俞之气相通，故当各取之，适其肥瘦，以行其针而至于出血也。此盖言邪盛于血脉者，取五胠俞，甚而及于五脏者，兼取背俞，是以上节之灸胻，此下之用药，亦少有别焉。莫子晋曰："血者，神气也。故病在经脉，而邪伤血者，宜取脏神所舍之俞，然经脉内合五脏，故又当兼取其背俞也。"

疟脉缓大虚，便宜用药，不宜用针。

"便"，平声。此承上文而言五脏之经气虚者，便于用药而不宜用针也。脉缓大虚，血气两虚也。《灵枢经》云："少气者，则阴阳俱不足，补阳则阴竭，泻阴则阳脱。如是者，可将以甘药，不可饮以至剂，如此者弗灸，不已者，因而泻之，则五脏气坏矣。"上节论经脉，生始之原本于足少阴肾，此言经俞血气又五脏五行之所生，然有邪有正，有实有虚，而灸刺用药各有所宜也。

凡治疟，先发如食顷，乃可以治，过之则失时也。

此论治疟，毋先后其时。先发如食顷者，谓疟未发前如一饭之顷，真气未乱，因而调之，所谓无刺熇熇之热，浑浑之脉也。若待其已发，邪方盛时而取之，则失其时矣。

诸疟而脉不见，刺十指间出血，血去必已，先视身之赤如小豆者，尽取之。

此言邪在皮肤气分者，宜刺十指之井穴空。疟在气分，故不见于脉，脉不见者，谓不见满大急之脉也。当刺十指之井穴，出血，血去其病立已。盖所出为井，乃经气始相交会之处，故刺之可泄气分之邪。身有赤如小豆者，邪在肤表，气分，有伤渗皮肤之血，故赤如小豆，当先取而去之。此言邪在绥脉之血，与渗渗皮肤之血，所现脉证不同，而取刺亦各有别。

十二疟者，其发各不同时，察其病形，以知其何脉之病也。

此言邪在脏腑经脉者，更有刺之之法也。"十二疟者"，谓六经五脏胃疟也。其发各不同者，言厥阴与肝疟，阳明与胃疟，太阴与脾疟，少阴与肾疟，各有脏腑经气之不同也。故当时察其病形，或腰痛头重，或心寒善惊，以知其何脉之病，盖经脉乃胃腑之所生，五脏之所主，故曰以知何脉之病。

先其发时，如食顷而刺之，一刺则衰，二刺则知，三刺则病已。

先其发时如食顷者，先于未发之前而刺之也。刺之者，以足太阳之疟取郄中，阳明之疟取足跗，肺疟刺手太阴、阳明，心疟刺手少阴也。一刺则病衰，二刺则知，三刺则病已。按上古以小便利，腹中和为知。倪冲之曰："此'先其发时'，与上节'先发如食顷'文义少别，其字亦当著眼。"杨元如曰："邪在气分者，宜后其时以刺之，盖气为阳，其性锐，故当避其来锐。邪在血分者，宜先其时以取之，盖血为阴，其性柔，故当迎而夺之。"

不已，刺舌下两脉出血；不已，刺郄中盛经出血，又刺项以下侠脊者，必已。舌下两脉者，廉泉也。

舌下两脉，任脉之廉泉穴也。"郄中"，王氏谓委中也。盛经者，谓血气盛于此也。"项以下侠脊者"，胠俞，背俞也。盖任脉统任一身之阴，为经络之海，而脏腑之经俞皆属于太阳，故刺本经不愈，而复取任脉及足太阳之郄中背俞，其病立已也。

刺疟者，必先问其病之所先发者，先刺之。

此言邪中于头项者，气至头项而病。中于背者，气至背而病。中于腰脊者，气至腰脊而病。中于手足者，气至手足而病，必先问其所先发者，先刺之。倪冲之曰："用三'先'字者，谓邪或舍于头项，而又兼中于腰背，或舍于腰而又兼中于手足，卫气先至之处，其病先发，是一日之中，或又有两发之疟也。"

先头痛及重者，先刺头上及两额两眉间出血；先项背痛者，先刺之；先腰脊痛者，先刺郄中出血；先手臂痛者，先刺手少阴阳明十指间；先足胫痠痛者，先刺足阳明十趾间出血。

"头上"，谓上星、百会。"两额"谓悬颅。"两眉间"，为攒竹诸穴也。"项背痛者"，或刺风池、风府，或项背所痛之处，随其病而取之。"郄中"，王氏谓委中也。手少阴阳明十指间者，谓十指间之少冲、商阳也。足阳明十趾间者，足十趾间之厉兑也。盖少阴心脏主血脉，而手足井荥之血气，皆阳明之所生，是以手足痛者，独取于少阴、阳明。张兆璜曰："惟项背之疟，见证不一，有邪入于风府，随冲气上下而日作早晚者；有邪留于项背，而遇卫气以日作晚者；有邪留于项背之间，而不与卫气之日作晚者。故概而言之，曰先刺之。"

风疟，疟发则汗出恶风，刺三阳经背俞之血者。

此言病风疟者，亦当取足太阳之经也。疟发则汗出恶风者，表阳之气虚也。"三阳"，太阳也。"背俞"，太阳之经俞也。盖太阳之气主表，邪伤太阳则表气虚而恶风，故宜泻太阳之邪。

骺痠痛甚，按之不可，名曰胕髓病，以镵针针绝骨出血立已。

"痠"，音酸。"胕"，音附。"镵"，音谗。此风邪深入于骨髓中者，宜刺足少阳之绝骨穴，盖少阳之气主骨也。"骺"，足骨。"胕"，足面也。风邪入伤骨髓，故痠痛不可按。"镵针"，九针之第一，主泻阳热之气者也。"绝骨"，在足外踝上三寸动脉中，针二分，留七呼。倪仲宣曰："足胕乃阳明之部分，此风木之邪贼伤胃土，故名曰胕髓病。"

身体小痛，刺至阴。

此言风疟之病，身体痛者，宜取至阴之经也。脾为阴中之至阴，而外主四肢肌肉，故经云："脾络实，则一身尽痛。"是以身体小痛者，宜刺脾脏之经，盖亦风木之邪贼伤脾土也。

诸阴之井无出血，间日一刺。

此承上文而言手足三阴之井穴，不宜出血。盖井穴乃经气之交，故邪在阳之气分者，宜泻出其血，病在阴之经，而宜取阴之井者，可间日一刺，则邪气自泄，不必至于出血，以泄真阴之气。张兆璜曰："此申明上文之所谓刺至阴者，当刺至阴之井穴，并申明所谓至阴者，非太阳之至阴也。"

疟不渴，间日而作，刺足太阳；渴而间日作，刺足少阳。

此言疟之渴与不渴者，又有水火寒热之气化也。太阳之上，寒水主之，故不渴者，取足太阳；少阳之上，相火主之，故渴者，取足少阳。间日者，邪入于里也。夫邪入于里则渴，是以间二日或间数日者，有阴阳更胜之或甚或不甚；若阳分之邪入里，则有水火寒热之或渴或不渴也。

温疟汗不出，为五十九刺。

温疟者，得之冬中于风寒，病气藏于肾，若汗不出，是邪不能出之于阳，故当为五十九刺。五十九刺者，以第四针刺骨也。

气厥论篇第三十七

黄帝问曰：五脏六腑，寒热相移者何？

帝突问脏腑寒热相移，则为何如之病？盖承上章而复论疟气之厥逆也。寒热者，邪正阴阳之气也。如邪舍于脏腑募原之间，阴阳外内相乘，则为往来之寒热。如脏邪传移于脏，腑邪传移于腑，则为气逆之变病矣，是以此篇单论五脏六腑寒热相移。杨元如曰："疟邪不解，多生变病者，当知气厥之所致。"倪冲之曰："疟不死人，病疟而有死者，传脏故也。"

岐伯曰：肾移寒于肝，痈肿少气。

按下文肾移热于脾，此移寒于肝，亦当作脾。脾主肌肉，寒气化热，则腐肉而为痈脓，脾统摄元真之气，脾脏受邪，故少气也。

脾移寒于肝，痈肿筋挛。

肝主血，寒则血凝涩。经曰："荣气不行，乃发为痈。"肝主筋，故筋挛也。

肝移寒于心，狂，隔中。

肝为阳脏，而木火主气，阳并于阳，故狂。心居膈上，肝处膈下，母子之气，上下相通，肝邪上移于心，留于心下，故为隔中。盖言脏不受邪，五脏之寒热相移，留薄于脏外而干脏气，不伤脏真者也。倪冲之曰："治五脏者，半死半生，盖病脏气者生，伤脏真者死。"

心移寒于肺，肺消，肺消者，饮一溲二，死不治。

肺受心邪，则不能通调水液，而惟下泄矣。肺为金水之原，寒随心火消烁肺精，是以饮一溲二者，肺液并消，故为不治之死证。

肺移寒于肾，为涌水，涌水者，按腹不坚，水气客于大肠，疾行则鸣濯濯，如囊裹浆，水之病也。

夫在地为水，在天为寒，肾为水脏，肺主生原，是以肺之寒邪下移于肾，而肾之水气反上涌于肺矣。大肠乃肺之腑，肺居膈上，故水气客于大肠，疾行则鸣，濯濯有声，如以囊裹浆者，水不沾流，走于肠间也。倪冲之曰："肺移于肾，肝移于心，传其我所生也；肾移于脾，脾移于肝，侮其所不胜也；心移于肺，乘其己所胜也。"〔眉批：愚按疟在膜原之腠理，不能外出而从汗解，则成鼓胀；在膜原之小络，不得入于大经，则成积，盖膜原在肠胃之外故也。〕

脾移热于肝，则为惊衄。

东方肝木，其病发惊骇，肝主血，故热甚则衄。

肝移热于心，则死。

心主君火而不受邪，邪热乘之，故死。

心移热于肺，传为鬲消。

心肺居于鬲上，火热淫于肺金，则金水之液涸矣。鬲消者，膈上之津液耗竭而为消渴也。

肺移热于肾，传为柔痓。

肾者，水也，而生骨，肾脏燥热，则髓精不生，是以筋骨痿弱，而为柔痓。

肾移热于脾，传为虚肠澼，死不可治。

太阴湿土主气，不能制水，而反受湿热相乘，脾气虚伤，则不能磨运水谷，而为肠澼下利，谷气已绝，故为不治之死证。

胞移热于膀胱，则癃溺血。

膀胱者，胞之室也。冲任起于胞中，为经血之海，胞移热于膀胱，是经血之邪，移于膀胱，故溺血。热则水道燥涸，故癃闭也。张兆璜曰："脏为阴，腑为阳，故脏邪相传，有寒有热，腑邪相传，但热不寒，盖寒邪在腑，亦化热矣。"

膀胱移热于小肠，鬲肠不便，上为口糜。

小肠之脉络心，循咽下膈属小肠，小肠之下名曰阑门，济泌别汁，渗入膀胱，膀胱反移热于小肠，是以鬲肠不能下渗，湿热之气反随经上逆，而口为之糜烂矣。

小肠移热于大肠，为虙瘕，为沉。

虙，音伏，与伏同。瘕者，假也，假津血而为聚汁也。盖小肠主液，大肠主津，小肠移热于大肠，则津液留聚，而为伏瘕矣。"沉"，痔也。小肠主火，大肠主金，火热淫金，则为肠痔。《邪气脏腑篇》曰："肾脉微涩为不月沉痔。"曰沉者，抑上古之省文，或简脱耶。朱圣公曰："诸家注释皆以'沉'为伏瘕沉滞。按经文用二'为'字，是系二证，不可并作一证论，当以师注为是。"

大肠移热于胃，善食而瘦，又谓之食㑊。

胃主受纳水谷，大肠为传导之官，大肠热邪反逆乘于胃，是以胃热则消谷善食，阳明燥热则营卫津液不生，故虽能食而瘦，"㑊"，懈㑊也。谓虽能食而身体懈惰，故又谓之食㑊。

胃移热于胆，亦曰食㑊。

五脏六腑之生气，皆取决于胆，胆气燥热则生阳不升，故身体懈惰。胃气热则消谷善饥，故亦曰食㑊。张兆璜曰："足少阳之疟，令人身体懈㑊，今胃移热于少阳，故亦名曰食㑊。"

胆移热于脑，则辛頞鼻渊，鼻渊者，浊涕下不止也。

"頞"，音遏。胆气上升，则热随入脑，侠鼻两旁，曰頞。辛頞者，鼻頞辛酸也。鼻渊者，浊涕下不止也。盖脑为精髓之海，髓者，骨之充也。脑者，阴也。故脑渗则为涕。愚按胞、胆、脑、髓，奇恒之腑也。肠、胃、膀胱，四形脏也。论奇恒之腑相传者，谓胆与脑、胞与膀胱，无经络之相通，乃热邪在气而气相乘也。至于肠胃之逆传，亦邪热在气而不在腑，故为伏瘕食㑊之证，而不得从下解。杨元如曰："肾主藏精而居下，脑为精髓之海而居上，胆者中精之腑也，三者并主藏精，精气相通，故胆邪移入于脑。"倪冲之曰："少阳属肾，胆气通于脑，脑髓通于肾，是精气之上下循环。"

传为衄衊瞑目，故得之气厥也。

此总释脏腑寒热相移，皆在气而不在经。故曰："得之气厥也。"夫热气上升，迫于络脉，则为衄。淡渗皮毛之血，不能化液为汗，则为衊；邪热伤气而阳气虚，则目瞑。言邪出于脑，则传于气分，而为衄衊瞑目之证，并释经脉内连脏腑，如脏邪在经，入脏则死，腑邪在经，则溜于肠胃，而从下解。此邪在脏腑气分，故外内相乘，则为寒热之往来，脏腑相移，则为寒热之气厥，此在气而不在经，故篇名《气厥论》，而末结曰"得之气厥也。"〔眉批：脏腑之疟，邪在于募原之间，募原者，即《金匮》所谓"皮肤脏腑之文理"，乃卫气游行出入之所。〕

咳论篇第三十八

黄帝问曰：肺之令人咳何也？岐伯对曰：五脏六腑，皆令人咳，非独肺也。

肺主气而位居尊高，受百脉之朝会，是咳虽肺证，而五脏六腑之邪，皆能上归于肺而为咳。

帝曰：愿闻其状。岐伯曰：皮毛者，肺之合也。皮毛先受邪气，邪气以从其合也。其寒饮食入胃，从肺脉上至于肺，则肺寒，肺寒则外内合邪，因而客之，则为肺咳。

此首论咳属肺脏之本病也。肺为阴，主秋金清肃之气，是以形寒饮冷则伤肺。皮毛者，肺之合，天之寒邪，始伤皮毛，皮毛受邪，则邪气从其合，而内伤肺矣。手太阴之脉，起于中焦，还循胃口，寒饮入胃，则冷饮之邪，从肺脉而上至于肺矣。外内之邪合并，因而客之，则为肺咳矣。〔眉批：客者，如客留舍于其间。盖邪在脉，则入于脏；邪在气，则薄于脏之分。〕

五脏各以其时受病，非其时，各传以与之。

次论五脏之邪，上归于肺，而亦为咳也。乘春则肝先受邪，乘夏则心先受邪，乘秋则肺先受邪，是五脏各以所主之时而受病，如非其秋时，则五脏之邪，各传与之肺而为咳也。

人与天地相参，故五脏各以治时，感于寒则受病，微则为咳，甚则为泄为痛。

人与天地参也，五脏之气与四时五行之气相合，故五脏各以所主治之时，而感于寒则受病，微则上乘于肺而为咳，甚则上行极而下，为泄痛矣。

乘秋则肺先受邪，乘春则肝先受邪，乘夏则心先受之，乘至阴则脾先受之，乘冬则肾先受之。

此申明五脏各以其时受病也。曰先受之者，谓次即传及于肺而为咳也。咳乃肺之本病，故先言肺先受邪。

帝曰：何以异之？

言何以明其五脏之不同也。

岐伯曰：肺咳之状，咳而喘息有音，甚则唾血。

"状"，形状也。肺司呼吸，故咳则喘息有音。肺主气，甚则随气上逆而唾血也。

心咳之状，咳则心痛，喉中介介如梗状，甚则肿喉痹。

《脏腑病形篇》曰："心脉大甚为喉介。"盖喉乃肺之窍，心火淫金，故喉中介然如梗状，手少阴心脉起于心中，出属心系，上夹咽，故咽喉皆肿痛也。

肝咳之状，咳则两胁下痛，甚则不可以转，转则两胠下满。

肝脉布胁肋，上注肺，故咳则两胁下痛。不可转者，不可以俯仰也。胁下谓之胠，盖肝邪上乘于肺，则为咳，甚则下逆于经，而不可以转，转则胠下满也。

脾咳之状，咳则右胁下痛，阴阴引肩背，甚则不可以动，动则咳剧。

脾脏居右，故咳则右胁下痛，脾气上通于肺，肺之俞在肩背，故阴阴引于肩背也。不可以动者，不能动摇也。《经脉篇》曰："肝是动则病腰痛，不可以俯仰，脾病则身体皆重，不能动摇。"盖微则上乘于肺而为咳，甚则病及于本经。

肾咳之状，咳则肩背相引而痛，甚则咳涎。

肾脉贯膈入肺中，故咳则肺俞相引而痛，肺肾皆积水也，故甚则咳涎。

帝曰：六腑之咳，奈何？安所受病？岐伯曰：五脏之久咳，乃移于六腑。

奈何者，何状也。安所受病者，病从安生也。盖五脏之气，与天地四时五行之气相参合，故各以时受病，而六腑之病又从脏气而转移。

脾咳不已，则胃受之，胃咳之状，咳而呕，呕甚则长虫出。

脾与胃合，脾病移于胃，则胃气反逆，故呕；呕甚则谷气消，谷消则虫上入胃，故甚则长虫出。"长虫"，蛔虫也。张兆璜曰："胃之精气上输于脾，脾病传胃，故胃气反逆而为呕。"

肝咳不已，则胆受之，胆咳之状，咳呕胆汁。

"胆汁"，苦汁也。邪在胆则逆在胃，胆液泄则口苦，胃气逆则呕苦，故曰呕胆汁也。

肺咳不已，则大肠受之，大肠咳状，咳而遗屎。

大肠者，肺之腑，为传道之官，是以上逆则咳，下逆则遗。《廉颇传》曰："坐顷，三遗屎。"

心咳不已，则小肠受之。小肠咳状，咳而失气，气与咳俱失。

"失气"，后气也。夫厥气上逆则咳，下逆则为失、为遗，气与咳俱失者，厥逆从上下散也。张兆璜曰："阴阳气厥，则为寒热相移，邪气上逆则为咳，下逆则为失、为遗，寒热之气客于形身则为痛，当知百病皆生于气也。"

肾咳不已，则膀胱受之，膀胱咳状，咳而遗溺。

肾合膀胱，膀胱者，津液之腑，水道出焉，故咳而遗溺。

久咳不已，则三焦受之，三焦咳状，咳而腹满，不欲食饮。

《灵枢经》曰："少阳属肾，肾上连肺，故将两脏。三焦者，中渎之腑也，水道出焉，属膀胱，是孤腑也，是六腑之所与合者。"是以肾咳不已，膀胱受之；久咳不已，三焦受之。是肾为两脏，而合于六腑者也。三焦为中渎之腑，故腹满咳，则上焦不能主纳，故不欲食饮也。

此皆聚于胃，关于肺，使人多涕唾，而面胕肿，气逆也。

此言膀胱三焦之咳，皆邪聚于胃，而上关于肺故也。夫三焦为决渎之腑，膀胱者，津液之所藏，关门不利，则聚水而从其类矣。水聚于胃，则上关于肺而为咳，咳则肺举，肺举则液上溢，故使人涕唾。水气上乘，故面胕肿而气厥也。

帝曰：治之奈何？岐伯曰：治脏者，治其俞；治腑者，治其合；胕肿者，治其经。

咳在五脏，当治其俞，五脏之俞，皆在于背，欲知背俞，先度其两乳间，以草度其背，是谓五脏之俞，灸刺之度也。合治内腑，故咳在六腑者，取之于合，胃合于三里，大肠合入于巨虚、上廉，小肠合入于巨虚、下廉，三焦合入于委阳，膀胱合入于委中央，胆合入于阳陵泉。胕肿者，取肺胃之经脉以治之。

举痛论篇第三十九

黄帝问曰：余闻善言天者，必有验于人；善言古者，必有合于今；善言人者，必有厌于己。如此则道不惑而要数极，所谓明也。

《本经》云："气伤痛。盖痛在有形之形身，而伤于无形之气分，是病皆生于寒热七情，而证见于脏腑经脉，举痛而论百病皆然。能会通此道，庶明而不惑。是以帝言知天道者，苟能验于人；知往古者，苟能合于今；善言人者，必有足于己。如此则道不惑，而知要数之极，斯所谓之明道者也。"

今余问于夫子，令言而可知，视而可见，扪而可得，令验于己，而发明解惑，可得而闻乎？

经云："知一为工，知二为上，知三为神。"知斯三者，望见其色，按其脉，问其病也。是以帝欲闻此三者之应验，而开发于未明。

岐伯再拜稽首对曰："何道之问也？

请示问端也。

帝曰：愿闻人之五脏猝痛，何气使然？岐伯对曰：经脉流行不止，环周不休，寒气入经而稽迟，涩而不行，客于脉外则血少，客子脉中则气不通，故猝然而痛。

经气流转，如环无端，寒气客之则凝涩而不行矣。客于脉外，则脉缩蜷而血少；客于脉中，则脉满而气不通，故猝然而痛也。张兆璜曰："气为阳，血为阴，气无形，血有形，气行脉外，血行脉中，客于脉外则血少，客于脉中则气不通，正言其形气交感之要道。"

帝曰：其痛或猝然而止者，或痛甚不休者，或痛甚不可按者，或按之而痛止者，或按之无益者，或喘动应手者，或心与背相引而痛者，或胁肋与少腹相引而痛者，或腹痛引阴股者，或痛宿昔而成积者，或猝然痛死不知人，有少间复生者，或痛而呕者，或腹痛而后泄者，或痛而闭不通者，凡此诸痛，各不同形，别之奈何？

"形"，证也，言痛证之各有不同，将何以别之？

岐伯曰：寒气客于脉外则脉寒，脉寒则缩蜷，缩蜷则脉绌急，绌急则外引小络，故猝然而痛。得炅则痛立止。因重中于寒则痛久矣。

　　"绌"，音屈。"炅"，音炯。"重"，平声。"绌"犹屈也。寒则血凝涩，故脉缩踡，缩踡则绌急而外引小络。夫经脉为里，浮而外者为络，外内引急，故猝然而痛也。炅气，太阳之气也。脉寒而得阳热之气，则缩绌即舒，故其痛立止。若复感于寒，则阳气受伤，故痛久而不止。莫子晋曰："太阳，日中之火也。太阳主诸阳之气，阳气之甚者也。此受天之寒邪，得吾身之阳气以化热，故痛立止。"

　　寒气客于经脉之中，与炅气相薄则脉满，满则痛而不可按也。寒气稽留，炅气从上，则脉充大而气血乱，故痛甚不可按也。

　　荣血行于脉中，阳气行于脉外，寒邪在脉与阳气相搏，则血气淖泽而脉满矣，脉满故痛，而不可按也。寒气稽留于脉中，阳气惟升而从上，血气不能相将而循行，则乱矣。

　　寒气客于肠胃之间，膜原之下，血不得散，小络急引故痛，按之则血气散，故按之痛止。

　　膜原者，连于肠胃之脂膜，亦气分之腠理。《金匮要略》云："腠者，是三焦通会元真之处；理者，皮肤脏腑之文理也。"盖在外则为皮肤肌肉之腠理，在内则为横连脏腑之膜原，皆三焦通会元气之处，如寒气客于肠胃膜原之间，则内引小络，故痛也。夫痛者，阴也，气为阳，经络为阴，是以本篇论痛，皆邪伤于经脉。如邪客于脉外之气分，而迫于经络为痛者，或得炅，或按之则痛止，盖寒邪得气而易散也。如邪入于经络而为痛者，甚则不可按，或虽按之无益，盖阴分之邪难散也。此邪在膜原之气分，牵引小络而痛，故按之即止。张兆璜曰："邪在肌腠之脉外，则外引小络而痛，邪在膜原之脉外，则内引小络而痛，盖膜原之间有血络也。"

　　寒气客于侠脊之脉则深，按之不能及，故按之无益也。

　　侠脊之脉，伏冲之脉也。伏冲之脉，上循背里，邪客之则深，按之不能及，故按之无益也。倪冲之曰："则深者，谓邪客于侠脊之冲脉则深，在于腹之冲脉，则浮于外而浅矣。"

　　寒气客于冲脉，冲脉起于关元，随腹直上，寒气客则脉不通，脉不通，则气因之，故喘动应手矣。

　　此言冲脉之循于腹者，会于咽喉，而散于脉外也。夫冲脉之循于背者，注于经，其浮而外循于腹者，至胸中而散于脉外之气分，故脉不通则气因之，而喘动应手，谓脉逆于胸之下，而气因病于胸之上。喘动应手者，人迎气口，喘急应手也。倪冲之曰："分别冲脉之有侠脊循腹，故曰随腹直上，则气因之。"

寒气客于背俞之脉则脉涩，脉涩则血虚，血虚则痛，其俞注于心，故相引而痛，按之则热气至，热气至则痛止矣。

此言太阳为炅热之气，虽寒客于经俞，得气至则痛止矣。背俞之脉者，足太阳之脉也。太阳之脉循于背，而五脏六腑之俞皆在太阳之经，故曰：背俞之脉，脏腑之血气，皆注于俞，故寒客之则脉涩而血虚，血虚则痛矣。夫心主血脉，五脏六腑之俞皆注于心，故相引心而痛。心为阳中之太阳，盖与太阳之气，标本相合，是以按之则热气至而痛止矣。

寒气客于厥阴之脉，厥阴之脉者，络阴器，系于肝。寒气客于脉中，则血涩脉急，故胁肋与少腹相引痛矣。

肝主血，故寒气客于厥阴之脉则血涩脉急，肝脉布胁肋，循阴器，故胁肋与少腹相引而痛。倪冲之曰："五脏六腑之经俞荣血，发原于冲脉，而藏于厥阴之肝经，寒伤荣，故客于冲脉背俞厥阴也。"

厥气客于阴股，寒气上及少腹，血涩在下相引，故腹痛引阴股。

此承上文而言寒气在上，厥气在下，上下相引，而为痛也。厥阴之脉上抵少腹，下循阴股，故痛引阴股，盖言经气上下相通，故邪正相引而为痛。

寒气客于小肠膜原之间，络血之中，血涩不得注于大经，血气稽留不得行，故宿昔而成积矣。

此言膜原之间亦有血络，寒气客于膜原之血络，不得入于大经而成积也。《百病始生篇》曰："虚邪之中人，在络之时，痛于肌肉，其痛之时息，大经乃代，留而不去，传舍于肠胃之外，膜原之间，留著于脉，稽留而不去，息而成积。"盖言脉在于外内之络脉者，必转入于大经而后乃代谢。如血气稽留于络脉，则宿昔而成积矣。"宿昔"，稽留久也。"息"，止也。"大经"，脏腑之大络也。

寒气客于五脏，厥逆上泄，阴气竭，阳气未入，故猝然痛死不知人，气复反则生矣。

寒气客于五脏，脏阴之气，厥逆于上，而从上泄，则阴气内竭矣。阳热之气，又未入于内，则里气虚伤，故猝然痛死不知人，得阴阳之气，复返于内则生矣。

寒气客于肠胃，厥逆上出，故痛而呕也。

寒气客于肠胃之间，从胃上出，故痛而呕。愚按在脏之邪，溜腑而解；在肠胃之邪，从下泄而解。今脏腑之邪，皆从上逆而出者，病气而不入经也。

寒气客于小肠，小肠不得成聚，故后泄痛矣。

此言寒气客于小肠之间，转入于肠内，故不成积聚而为后泄腹痛也。杨元如曰："邪在于膜原血络之中，转注于大经，则入于肠内，盖邪入于经则溜于腑。"

热气留于小肠，肠中痛，瘅热，焦渴，则坚干不得出，故痛而闭不通矣。

此承上文而言，小肠之邪，不得后泄而为热闭也。热气者，寒气稽留而化热也。小肠为赤肠，乃心脏之腑，故感火气而化热。"瘅"，消瘅也。小肠主液，肠中热则液消而为瘅热矣。焦者，火之气，感火热之气，而为焦渴也。液消热燥，则受盛之物坚干而不得出，故痛闭不通矣。杨元如曰："此篇论寒气，而末结热气一条者，谓寒邪稽留不去，得阳热之气而能化热者也。"

帝曰：所谓言而可知者也，视而可见奈何？

"言而可知者"，言其病而知其处也。视而可见者，观其色而见其病也。

岐伯曰：五脏六腑，固尽有部，视其五色，黄赤为热，白为寒，青黑为痛，此所谓视而可见者也。

五脏六腑之气色，皆见于面，而各有所主之部位，视其五色而可见其病矣。中有热则色见黄赤，寒则血凝涩，故面白脱色也。青黑乃阴寒凝滞之色，故为痛。〔眉批：脏腑气色见于面之部位，详《灵枢·五色篇》。玉师曰："皮亦有部，故曰尽。"〕

帝曰：扪而可得奈何？

谓按其脉而得其病也。

岐伯曰：视其主病之脉，坚而血及陷下者，皆可扪而得也。

主病之脉者，脏腑所主之病脉也。坚而血者，邪气实也。陷下者，真气虚也。言邪正虚实，皆可扪而得之。

帝曰：善。余知百病生于气也。

夫寒暑运行，天之阴阳也。喜怒七情，人之阴阳也。是以举痛而论阴阳寒热，知百病之皆生于气焉。董子《繁露》曰："天有春夏秋冬，人有喜怒哀乐。"张兆璜曰："智者之养生，顺四时而适寒温，和喜怒而安居处，则苛疾不起，百病不生。"〔眉批：《灵枢经》曰："百病之始生也，皆生于风雨寒暑，阴阳喜怒。"寒暑天之气也，喜怒人之气也，盖因气而病气者也。〕

怒则气上，喜则气缓，悲则气消，恐则气下，寒则气收，炅则气泄，惊则气乱，劳则气耗，思则气结，九气不同，何病之生？

问寒热七情皆伤人气，而气有上下消耗之不同，是何病之所生也。

岐伯曰：怒则气逆，甚则呕血及飧泄，故气上矣。

怒为肝志，肝主藏血，怒则肝气上逆，故甚则呕血，木气乘脾，故及为飧泄，脾位中州，肝脏居下，故呕血飧泄皆为气上。

喜则气和志达，营卫通利，故气缓矣；

喜乃阳和之气，故志意和达，营卫疏通，其气舒徐而和缓矣。

悲则心系急，肺布叶举，而上焦不通，营卫不散，热气在中，故气消矣。

心气并于肺则悲，心悲气并则心系急，心系上连于肺，心系急则肺布而叶举矣。肺主气而位居上焦，主行营卫阴阳，肺脏布大而肺叶上举，则上焦之气不通，而营卫不能行散矣。气郁于中则热中，气不运行故潜消也。

恐则精却，却则上焦闭，闭则气还，还则下焦胀，故气不行矣。

气者，水中之生阳也。肾为水脏，主藏精，而为生气之原，恐伤肾，是以精气退却而不能上升。膻中为气之海，上出于肺以司呼吸，然其原出于下焦，故精气却则上焦闭，闭则生升之气还归于下，而下焦胀矣。上下之气不相交通，故气不行矣。

寒则腠理闭，气不行，故气收矣。

腠理者，肌肉之文理，乃三焦通会元真之处，寒气客之，则腠理闭而气不通，故气收于内矣。

炅则腠理开，营卫通，汗大泄，故气泄。

卫行脉外之腠理，汗乃荣血之阴液。夫气为阴之固，阴为阳之守，炅则腠理开，汗大泄，则阳气从而外泄矣。

惊则心无所倚，神无所归，虑无所定，故气乱矣。

惊则心气散而无所倚，神志越而无所归，思虑惑而无所定，故气乱矣。

劳则喘息汗出，外内皆越，故气耗矣。

劳则肾气伤，而喘息于内，阳气张而汗出于外，外内皆越，故气耗散矣。

思则心有所存，神有所归，真气留而不行，故气结矣。

所以任物谓之心，心之所之谓之志，因志而在变谓之思，故思则心神内存，真气留中而不行，故气结矣。

腹中论篇第四十

黄帝问曰：有病心腹满，旦食则不能暮食，此为何病？

此篇论外不涉于形身，内不关乎脏腑，在于宫城空郭之中，或气或血，或风或热，以至于女子之妊娠，皆在于空腹之中，故篇名《腹中论》。帝曰心腹满者，谓胸膈间乃心主之宫城，腹中乃脏腑之郭郭也。

岐伯对曰：名为鼓胀。

鼓胀者，如鼓革之空胀也。此因脾土气虚不能磨谷，故旦食而不能暮食，以致虚胀如鼓也。

帝曰：治之奈何？岐伯曰：治之以鸡屎醴，一剂知，二剂已。

"鸡矢"，取鸡屎上之白色者，鸡之精也。鸡属阳明秋金，在卦配《巽》风木，此乃脾土艰于运化，以致胀满不食，风木制化土气，阳明燥合太阴，醴乃熟谷之液，酿以稻米，炊之稻薪，主补益中土，而先行于营卫者也。故一剂则腹中温和，二剂其病则已。张兆璜曰："鸡鸣于寅酉之时，鸣则先鼓其翼，风木之象也，盖木击金而后鸣矣。"又说者曰："羽虫无肺，故无前阴，屎中之白者，精也。"〔眉批：太阴湿土主气，喜阳明中见之燥化。〕

帝曰：其时有复发者，何也？岐伯曰：此饮食不节，故时有病也。虽然，其病且已时，故当病气聚于腹也。

饮食不节则复伤其脾，故时有复发也。或虽非饮食不节，值其病且已之时，而即受其饮食，故当病气聚于腹，此深戒其慎节于饮食也。

帝曰：有病胸胁支满者，妨于食，病至则先闻腥臊臭，出清液，先唾血，四肢清，目眩，时时前后血，病名为何？何以得之？

上节论腹中气虚其病在脾，此论腹中血脱所伤在肝也。夫血乃中焦水谷之汁，专精者行于经隧为经脉之血；其流溢于中者注于肾脏而为精，复奉心化赤而为血；从胞中而注于冲脉，循腹上行，至胸中而散，充肤热肉，淡渗于皮肤而生毫毛；卧则归脏于肝，寤则随卫气而复行于皮肤之气分；男子络唇口而生髭须，女子以时下为月事。此流溢于中，布散于外之血也。是以此血虚脱，则肝气大伤，有病胸胁支满者，肝虚而胀满也。食气入胃，散精于肝，肝气伤故妨于食也。肝臭臊，肺臭腥，不能淡渗皮毛则肺虚，无所归藏于肝则肝虚，肝肺两虚，是以病至则先闻腥臊臭也。肺气虚，出清液，肝脏虚，先唾血也。不能充肤热肉，则四肢冷，肝开窍于目，故目眩也；肝主疏泄，时时前后血者，肝无所藏而虚泄矣。

岐伯曰：病名曰血枯，此得之年少时，有所大脱血，若醉入房中，气竭肝伤，故月事衰少不来也。

有所大脱血则伤肝，肝伤在女子则月事衰少不来矣；醉以入房，在男子则伤精，精伤则无从而化赤矣。气生于精血，精血虚脱则气竭矣。杨元如曰："《伤寒论》'热入血室刺肝经之期门。'《本经》曰：'肝伤故月事衰少'，是女子之月事发原于胞中，上行于冲任，布散于皮毛，归藏于肝脏，而后下为月事者也。"〔眉批：人患吐血甚多，而不致于死者，乃冲脉行藏于肝经之血也。又：举女子之月事，以明胞中之血上藏于肝。〕

帝曰：治之奈何？复以何术？

问治以何药，复以何法救之？

岐伯曰：以四乌鲗骨一芦茹，二物并合之，丸以雀卵，大如小豆，以五丸为后饭，饮以鲍鱼汁利肠中，及伤肝也。

"芦茹"，当作茹芦。"乌鲗骨"，乌鲗鱼之骨也。鲗鱼状若胞囊，腹中有墨，脊上只生一骨，轻脆如通草，盖乌者肾之色，骨乃肾所生，主补益肾脏之精血者也。"茹芦"，一名茜草，又名地血，汁可染绛，其色紫赤，延蔓空通，乃生血通经之草也。夫鱼乃水中动物，属阴中之阳，血中之气，故用乌贼骨四者，以布散于四肢也。血乃中焦所生，用茹芦一者主生，聚于中焦也。夫飞者主气，潜者主血，卵白主气，卵黄主血。雀乃羽虫，潜入大水为蛤，故丸以雀卵者，因气竭肝虚，补血而补气也。豆乃肾之谷，五者土之数，气血皆中焦所生，故宜饭后而服五豆许也。鲍鱼味咸气臭，主利下行，故饮鲍鱼汁，以利肠中，而后补及于肝之伤也。张二中曰："乌贼亦寒乌所化。"又按《甲乙经》芦茹作蕳茹。鲗，贼同。

帝曰：病有少腹盛，上下左右皆有根，此为何病？可治不？岐伯曰：病名曰伏梁。

"盛"，满也。"少腹"，脐下也。上下左右皆有根，此病在血分，有脉络之连络于上下四旁也。"伏梁"。如梁之横伏于内也。按上二节论气血之虚胀，此下二节论血气之实胀也。

帝曰：伏梁因何而得之？岐伯曰：裹大脓血，居肠胃之外，不可治，治之每切按之致死。

"裹大"，如囊之裹物而大也。"居肠胃之外"，在空郭之间也。不可治，不可治以按摩也。如急切欲其解散而按摩之，必致痛而欲死，盖有形之邪不易散也。

帝曰：何以然？岐伯曰：此下则因阴必下脓血，上则迫胃脘，生膈夹胃脘内痛，

"此下"，谓少腹。"阴"，前后二阴也。冲脉起于胞中，并足阳明夹脐左右，循腹上行，此因阴中必下脓血，循经而上则迫及胃脘，生膈夹胃脘内痛，以致留积脓血于肠胃之外，而如囊裹之大也。张兆璜曰："胃脘正当膈间，曰膈夹胃脘内痛者，谓痛生于膈胃之间，乃在胃外之膜原，而非胃上也。"朱圣公曰：此系热中之病，故在阴则下脓血，上则迫生胃痛。

此久病也，难治。居脐上为逆，居脐下为顺。

久病者，谓痛生于膈胃之间，病者不觉，故痛脓渐积于腹中，而成裹大也。脐上乃腹中之气分，故为逆；脐下乃胞中之血分，易于行泄，故为从。

勿动亟夺，论在《刺法》中。

勿动者，不可按摩引动也。"亟"，急也。言亟当迎而夺之，以泻之，其刺取之法，用圆利针，微大其末，反小其身，令可深纳以取痛痹，此论在《针经》之刺法中。

帝曰：人有身体髀股胻皆肿，环脐而痛，是为何病？岐伯曰：病名伏梁，此风根也。

此论邪留气分而为伏梁也。气行于肌腠之间，是以身体股胻皆肿，风为阳邪，伤人阳气，此风邪伤气而留于脐腹之间，故曰此风根也。

其气溢于大肠，而着于肓，肓之原在脐下，故环脐而痛也。

"肓"，音荒。"大肠"，谓大肠之外，空郭之间，风邪之气，充溢于大肠之外，而留着于肓，肓乃膏肓，即膜原之属，肓之原，出于脖胦，正在脐下，故绕脐而痛也。

不可动之，动之为水，溺涩之病。

不可动者，不可妄攻以动之也。盖风邪之根留于脐下，动之则风气淫佚，而鼓动其水矣，水溢于上，则小便为之不利矣。〔眉批：此言腹中乃

脾土所主，土位中央，其气冲缓，故不可过施升降。〕

帝曰：夫子数言热中消中，不可服高粱芳草石药，石药发癫，芳草发狂。

"热中"，谓脓血风邪留中而为热也。"消中"，谓气虚血脱而为消中之虚满也。"高粱"，厚味也。"芳草"，芳香之草。"石药"，金石之药也。芳草之气，升散为阳，故令人发狂。金石之药，沉重为阴，故令人发癫也。〔眉批：此言过于高粱至伤脾土，若再服芳草石药，是重虚也。〕

夫热中消中者，皆富贵人也。今禁高粱，是不合其心；禁芳草石药，是病不愈，愿闻其说。

"富贵之人"，形乐而志苦，华食而纵淫。夫四体不劳，则血气留滞；心志烦苦，则中气内伤；高粱华食则脾胃有亏；放纵淫欲，则精血耗竭。是以热中消中，多生于富贵之人。如不丰美其食，是不合其心，留中之病，宜于上下分消，若禁芳草石药，故病不能愈。

岐伯曰：夫芳草之气美，石药之气悍，二者其气急疾坚劲，故非缓心和人，不可以服此二者。

芳草者，其气急疾于馨散。石药者，其性坚劲于下沉。故非中心和缓之人，服之则中气易于虚散也。〔眉批：此言恬淡和缓之人，土气厚者，可服此而使之上下分消。〕

帝曰：不可以服此二者，何以然？岐伯曰：夫热气慓悍，药气亦然，二者相遇，恐内伤脾，脾者，土也，而恶木，服此药者，至甲乙日更论。

此言腹中之气，脾所主也。和柔敦化，土之德也。热中消中，有虚有实，皆为热气留中，若更服芳香悍热之药，二者相遇，则内伤中和之脾土矣。脾病者，加于甲乙，至甲乙日恐有胜克之变，故至期更当别论也。

帝曰：善。有病膺肿颈痛，胸满腹胀，此为何病？何以得之？岐伯曰：名厥逆。

以下三节复申明腹中之气与血焉。腹气者，脾气也，内主于腹，外主于饥，与手足三阴三阳之气不同也。腹中之血者，起于胞中，散于脉外，与十二经脉之血不同也。是以腹中之气血虚脱，则为消中之虚胀，腹中之血裹气伤，皆为有馀之伏梁，今复论腹中之气反厥逆于上，则为膺颈，胸腹之肿痛满胀。下节论腹中之血气和平，则为怀子之且生；末节论三阳之气反下，入于阴则为腹中之月真胀，当知血气流行而又各有所主之部署也。倪冲之曰："胸腹胀满者，因中气厥逆于上而虚胀也。"

帝曰：治之奈何？岐伯曰：灸之则喑，石之则狂，须其气并，乃可治也。帝曰：何以然？岐伯曰：阳气重上，有馀于上，灸之则阳气入阴，入则喑。石之则阳气虚，虚则狂，须其气并而治之，可使全也。

夫诸阳之气上升，而腹气又厥逆于上，是阳气重上，而有馀于上矣。夫阳气陷下则灸之，今阳盛于上而反灸之，则阳热之气，反入于经脉之阴，则为喑。若以石砭之，则阳气外泄而虚，虚则狂矣。气并者，血气合并也。须其厥逆之气与血相并，而后治之，可使全也。张兆璜曰："脾气主于腹中，行于肌肉，乃五脏元真之气也。冲脉之血，亦从胸中而散于肌腠皮肤之间，故与脾气并合。须其气并者，使气归于肌腠，而与血交并，如石之则泄于皮肤之外，灸之则逆于经脉之中。"

帝曰：善。何以知怀子之且生也？岐伯曰：身有病而无邪脉也。

此论腹中之血气和平，而有生成之造化也。夫气主生物，血主成物。怀子者，血气之相和也。且生者，谓血气之所以成胎者，虚系于腹中，而无经脉之牵带，故至十月之期，可虚脱而出，当知月事怀妊之血，在气分，而不在经脉也。身有病者，月事不来也。无邪脉者，血气和平也。杨元如曰："至哉《坤》元，资生万物，腹中之气，《坤》土之气也。是以白术补脾，为养胎之圣药，冲任之血原于肾脏之精，阳主施化，阴主成形，是以归芎熟地乃胎产之神方。"〔眉批：腹中之血气和平，在女子则为怀妊，在男子则为无病。〕

帝曰：病热而有所痛者，何也？岐伯曰：病热者，阳脉也，以三阳之动也，人迎一盛少阳，二盛太阳，三盛阳明，入阴也。夫阳入于阴，故病在头与腹，乃月真胀而头痛也。帝曰：善。

此言三阳之气，主于形身之表，如下入于阴中，则为腹胀矣。夫病热者，阳脉盛也。阳脉盛者，三阳之气动之也。是以人迎之脉一盛，盛在少阳之气。二盛，盛在太阳之气。三盛，盛在阳明之气。三阳俱盛，当主病热头疼。腹为阴，阴中之至阴脾也。如阳入于阴，又当病在头与腹，乃月真胀而头痛也。盖言表里阴阳之气，各有所主之部署，如阴气厥逆于上，则为膺颈肿痛，阳气下入于阴中，则为腹中膜胀也。莫仲超曰："伯言病热者，阳脉也"。以三阳之动也，谓阳脉之盛，乃三阳之气动之，兼申明阳入于阴，乃是三阳之气，而非三阳之经脉也。《伤寒论》曰："脏腑相连，邪高痛下。"此言经病于表阳之上，而下连于里阴，经脉上下相连，故病在上而痛在下也。当知病在经脉，而随经下入于里阴者，则痛而不胀，此病在气分而阳气下入于腹中，故胀而不痛也。〔眉批：此篇大意重在腹中之血，非经脉之血也；腹中之气，非三阳之气也。是以阳盛而内入于阴中，则为腹胀。〕

刺腰痛篇第四十一

足太阳脉，令人腰痛，引项脊，尻背如重状。

按此篇承上章而复记病在形身之外，经络之间，令人腰痛者，有刺取之法也。夫身半之中，在内为腹，在外为腰，腹中之血气，不循经而灌于膜原郭郭之间，是以为病则胸满腹胀，为治所不宜灸砭；至于阴阳经脉，皆从腰而循转，是以为病，则痛于有形，为治皆所当刺取，此形身外内之各有别也。所谓经脉者，足之三阴三阳，及奇经之八脉，皆循腰而上，惟足太阴之脉，从膝股内廉入腹属脾，以主腹中，故不论于外也。张兆璜问曰："足之三阴三阳及奇经八脉，有从腰脊而上循于头项，有从胸腹而上属于膺喉，今独主腰痛者，何也？"曰："腰以上为天，腰以下为地，而带脉横束于其间，是以无病则天地交而经脉调，病则经气阻滞于其间而为痛，故诸脉皆令人腰痛也。"〔眉批：《举痛篇》论病在气，《腰痛篇》论病在经，《腹中论》兼气与血，而又与在外之气血各别。又：腰者，要也。前后围转一周，皆谓之腰。"要"，平声。〕

刺其郄中，太阳正经出血，春无见血。

足太阳之脉，从巅别下项，侠脊抵腰中，经脉阻滞于其间则腰痛，上下不能疏通，故引项脊，尻背如重状也。王冰以委中为郄中，在膝后屈处。出血者，泻而疏之也。春无见血者，正月太阳寅，故不宜出血，以泄太阳方盛之气。按此篇记经脉为病，而痛于腰之实征，与内伤肝肾，外病筋骨之虚痛者不同也。

少阳令人腰痛，如以针刺其皮中，循循然不可以俯仰，不可以顾。

少阳之气主夏，而夏气在皮肤，故皮中如针刺。"循循"，渐次也。少阳主枢，循循不可以俯仰者，经脉病而枢折也。足少阳之脉，从目锐眦循颈至肩，故不可以回顾。

刺少阳成骨之端，出血，成骨在膝外廉之骨独起者，夏无见血。

膝外廉阳陵泉之下，有独起之骨为成骨。盖足少阳主骨，至此筋骨交会之处，为成骨也。少阳为心之表，主夏之三气，故夏无见血。莫仲超曰："太阳之气生于水中，故主正月寅而始盛。少阳为君火之相，故为心之所表。夫少阳主初生之气者，少阳先天之所生也。少阳为心之表者，少阳之上相火主之也。太阳正月寅者，太阳从水中之所生也，太阳主夏火之气者，太阳之后天也。阴阳之道，推散无穷，学者当详究其妙。"

阳明令人腰痛，不可以顾，顾如有见者，善悲。

"顾"，回视也。足阳明之脉循喉咙，入缺盆，经脉强急于前，故不可回顾于后。夫血脉营卫，阳明之所生也。血脉和则精神乃居，故神者，水谷之精气也，阳明脉病则神气乃虚，精神虚乱，猝然见非常物，神不足则悲也。

刺阳明于骱前三痏，上下和之出血，秋无见血。

骱前三痏者，足之三里及上廉下廉也。阳明居中土，故当上下以和之。阳明主秋令，故秋无见血。杨元如曰："少阳太阳之气，生于下焦水中，而合于上焦君相之火，故有先后天之分。阳明之气，生于中焦水谷，而居中土，故独主于秋令也。"

足少阴令人腰痛，痛引脊内廉。

足少阴之脉上股内廉，贯脊属肾，故痛引脊内廉也。

刺少阴于内踝上二痏，春无见血，出血太多，不可复也。

"内踝上二痏"，取左右之太谿也。夫血乃精水之所生，肾主闭藏，以奉春生之气，春时出血则泄其所藏，是以多则不可复矣。

厥阴之脉，令人腰痛，腰中如张弓弩弦。

足厥阴之脉，抵少腹，布胁肋，故腰痛，如张弓弦。盖奭弱端长，肝之平脉也。肝脉病，故强急如弓弩弦。

刺厥阴之脉，在腨踵鱼腹之外，循之累累然乃刺之。

"腨"，腿肚也。"踵"，足跟也。"鱼腹"，谓腨之形如鱼腹也。视腨踵之间，鱼腹之外，循之有脉，累累然者乃刺之。

其病令人善言，默默然不慧，刺之三痏。

肝主语，故其病令人善言。"默默"，安静貌。谓虽善言而不狂妄也。"不慧"，语言之不明爽也。其病若此者，于腨踵之外刺之三痏，三痏者，取经外穴也。按腰中如弓弦者，所病在经也。善言不慧者，病厥阴之气而有是证也。三阴三阳之主腰痛，有单病在经者，有病经而及于气者，故以此节分而论之。

解脉令人腰痛，痛引肩，目䀮䀮然，时遗溲。

解脉者，散行横解之络脉也。盖经脉为里，浮而横者为络，络脉横散于皮肤之间，故名曰解脉。诸络脉者，在皮之部，皮主太阳之气分，故痛引肩目，目眦眦然不明，时遗溲，而宜取太阳之郄也。"散"，上声。

刺解脉在膝筋肉分间，郄外廉之横脉出血，血变而止。

"膝后筋肉分间"，太阳之委中穴也。"郄外廉之横脉"，穴外之横络也。《针经》云："支而横者为络，络之别者为孙，盛而血者疾诛之，故宜泻出其血，黑变赤而止。"倪冲之曰："邪在横解之络脉，故亦取横脉以泻之。"

解脉令人腰痛，如引带，常如折腰状，善恐。

此复论横络盛加于大经，令之不通，是以令人腰痛如引带。腰似折者，太阳之气病也。横盛于中则上虚下实，下实则气并于阴，故善恐也。

刺解脉在郄中，结络如黍米，刺之血射以黑，见赤血而已。

有结络如黍米，视而泻之，此所谓解结也。

同阴之脉令人腰痛，痛如小锤居其中，怫然肿。

此论阳跷之脉而令人腰痛也。跷脉有阴阳，男子数其阳，女子数其阴，当数者为经，不当数者为络，是男女阴阳，经络交并，故为同阴之脉。其脉行健，故名曰跷。有阻于中，则不上行，故痛如小锤居其中。"怫然"，怒意，言肿突如怒起也。按跷脉为病，少腹痛，里急，腰及髋窌下相连，阴中痛，阴疝。《本经》言："痛如小锤居其中"，即"里急阴疝"之证也。

刺同阴之脉，在外踝上绝骨之端为三痏。

阳跷者，足太阳之别脉，起于跟中，出于外踝，下足太阳申脉穴，当踝后绕跟，以仆参为本，上外踝三寸，以附阳为郄，直上循股外廉，故宜取外踝绝骨之处。

阳维之脉，令人腰痛，痛上怫然肿。

此论阳维之脉而令人腰痛也。阳维总维一身之阳，阳气盛，故痛上怫然肿。

刺阳维之脉，脉与太阳合腨下间，去地一尺所。

阳维起于诸阳之会，其脉发于足太阳金门穴，在足外踝下一寸五分，上外踝七寸，会足少阳于阳交，为阳维之郄，故当与太阳合腨下间而取之，盖取阳维之郄也。郄上踝七寸，是离地一尺所矣。

衡络之脉令人腰痛，不可以俯仰，仰则恐仆，得之举重伤腰，冲络绝，恶血归之。

此论带脉为病而人腰痛也。衡，横也。带脉横络于腰间，故曰横络之脉。夫足之三阳，循腰而下，足之三阴及奇经之脉，皆循腰而上，病则上下不通，阴阳间阻，而为腰痛之证，惟带脉横束于其间，无上下之相贯，故必因举重伤腰，以致横络之脉绝伤，而恶血归之，令人腰痛不可以俯仰也。

刺之在郄阳筋之间，上郄数寸，横居为二痏出血。

"郄阳"，谓足太阳之浮郄，在臀下腿筋之间，上郄数寸，是在腰尻之下矣。横居二痏者，盖随带脉之横形而取之。按《灵枢经》曰："足少阴之正，主腘中，别走太阳而合，上至肾，当十四椎，出属带脉。"是带脉之下，连于足少阴太阳，故当从浮郄而上，循太阳之络以取之。

会阴之脉，令人腰痛，痛上漯漯然汗出，汗干令人欲饮，饮已欲走。

此论任脉为病，而令人腰痛也。任脉起于至阴，与督脉交会，分而上行，故名曰会阴。任脉统任一身之阴，汗乃阴液，故漯漯然汗出也。汗干则液竭，故令人欲饮，走者阳象也，任与督脉，上下相交，饮已欲走者，阴液周而交于阳也。

刺直阳之脉，上三痏，在跷上郄下五寸，横居视其盛者出血。

"直阳之脉"，督脉也。督脉总督一身之阳，贯脊直上，故曰直阳。其原起于肾下胞中，循阴器，绕臀至少阴，与太阳中络者合，故取跷上郄下者，循足太阳之络以泻之也。按"会阴"节后，当有刺条；"刺直阳"前，宜有腰痛，或简脱欤？抑督与任交病在阴而取之阳耶？滑伯仁曰："任督二脉，一源而二岐，一在于身之前，一行于身之后。又，督脉别络，自长强走任脉者，由小腹直上，贯脐中央，入喉，上颐，会太阳于睛明穴。是任督二脉，阴阳合并，分而上行，然其间又有交会之处。"张兆璜曰："饮已欲走，是阴入于阳，故当从督以泻任。且任脉循于腹而其痛在腰，是所病之因在任，而所成之证在督也"。〔眉批：督脉又与足太阳始终并行。〕

飞阳之脉，令人腰痛，痛上怫怫然，甚则悲以恐。

此论阴维之脉而令人腰痛也。足太阳之别，名曰飞阳，去踝七寸，别走少阴，阴维之脉，起于足少阴筑宾穴，为阴维之郄，故名飞阳者，谓阴维之原，从太阳之脉，走少阴而起者也。"怫怫"郁怒貌。肾病者，意不乐，气并于肾则恐也。朱永年曰："任督二脉，与阳维阴维阳跷阴跷，皆阴阳互相交会而起。"

刺飞阳之脉，在内踝上五寸，少阴之前，与阴维之会。

阴维之脉，在内踝上五寸，踹肉分中，上循股内廉，上行入腹，故于此取之。盖内踝上五寸，少阴之前，乃足少阴与阴维交会之处。

昌阳之脉，令人腰痛，痛引膺，目䀮䀮然，甚则反折，舌卷不能言。

此论阴跷之脉，而令人腰痛也。阴跷者，足少阴之别，其脉起于跟中，同足少阴上内踝之上二寸，以交信为郄，直上循阴股，入阴，上循胸里，出入迎之前，至咽喉，交目内眦，合于太阳阳跷，是以痛引膺，目䀮䀮然；交足太阳，故甚则反折；循咽喉，故舌卷不能言也。马莳曰："昌阳，即足少阴穴名，一名复溜，又名伏白。"

刺内筋为二痏，在内踝上大筋前，太阴后，上踝二寸所。

"内筋"，谓大筋之前分肉也。"太阴后大筋前太阴后上踝二寸所"，即阴跷之郄交信穴也。

散脉令人腰痛而热，热甚生烦，腰下如有横木居其中，甚则遗溲。

此论冲脉为病，而令人腰痛也。冲脉者，起于胞中，上循背里，为经络之海，其浮而外者，循腹右上行，至胸中而散，灌于皮肤，渗于脉外，故名散脉也。冲脉为十二经脉之原，心主血脉，故痛而热，热甚生烦；其循于腹者，出于气街，侠脐下两旁，各五分，至横骨一寸，经脉阻滞于其间，故腰下如有横木；居其中起于胞中，故甚则遗溺。

刺散脉在膝前骨肉分间，络外廉束脉为三痏。

冲脉者，其输上在于大杼，下出于巨虚之上下廉，故取膝前外廉者，取冲脉之下俞也。以上论奇经之八脉皆循腰而上，故并主腰痛。

肉里之脉，令人腰痛，不可以咳，咳则筋缩急。

此论肉里之脉，而令人腰痛也。肉者，分肉；里者，肌肉之文理也。经云："肉之大会为谷，肉之小会为谿，分肉之间，谿谷之会，以行营卫，以会大气，其小痹淫溢，循脉往来，微针所及，与法相同。"盖谓谿谷分肉之间，亦有穴会，循脉往来，邪气淫溢，用微针取之，与取络脉之法相同。夫分肉起于筋骨属于气分，咳则动气，故不可以咳，咳则筋缩急也。

刺肉里之脉为二痏，在太阳之外，少阳绝骨之后，

为二痏者，取左右二足穴也。足少阳阳辅穴，又名分肉穴，在太阳膀胱经之外，少阳绝骨穴之后，去足外踝四寸，乃其脉也。夫肌肉之文理，属骨而生。从筋而起，足少阳属骨主筋，故取少阳之分肉穴也。按分肉之

间，谿谷之会，小痹淫溢，循脉往来，能令人腰痛也。孙络之脉，别经者，其血盛而当泻者，亦令人腰痛，是以首论横解之络脉为痛，末论肉里之间，亦循脉而为腰痛也。

腰痛侠脊而痛，至头几几然，目䀮䀮欲僵仆，刺足太阳郄中出血。

"几"，音除。此论经俞为病，而令人腰痛也。夫五脏六腑之俞，皆在太阳之经，而足太阳之脉侠脊抵腰，上至于头目，是以腰痛侠脊。而上及于头目者，邪入于经俞也。"几几"，短羽之鸟，背强欲舒之象。阳盛者，不能俯，故欲僵仆也。夫邪之伤于人也先客于皮肤，传入于孙络，孙络满则传入于络脉；留而不去，传舍于经脉；留而不去，传入于经俞，邪中于人，虽有浅深，然皆在于形身上下之间，故并主腰痛。是以论肉里之肤腠，解脉之横络，足之三阴三阳，及奇经之经脉，以至于太阳侠脊之经俞，为痛之见证，各有不同，而取刺亦各有法也。〔眉批：本经云："谿谷属骨，皆肾所起。"〕

腰痛上寒，刺足太阳阳明；上热，刺足厥阴；不可以俯仰，刺足少阳；中热而喘，刺足少阴，刺郄中出血。

此论阴阳之气不和，而令人腰痛也。痛上寒者，腰以上寒也；痛上热者，腰以上热也。夫阴阳二气皆出于下焦，阳气不能上升，则腰痛而上寒；阴气不能上升，则腰痛而上热。盖气阻于阴阳上下之间，故腰痛也。"太阳"，巨阳也。为诸阳主气，阳明间于二阳之间，为阳盛之经，故上寒者，当取此二经以疏三阳之气。少阳主枢，故不可俯仰者，当取足少阳也。厥阴主一阴初生之气，故上热者，取足厥阴。少阴之气，中合于阳明，上合于肺脏，阴气逆于下，故中热而喘也。"郄"，隙也。谓经穴之空隙为郄，阴郄者，足少阴之筑宾穴也。

腰痛上寒不可顾，刺足阳明。

按此以下至"此脊内廉，刺足少阴"，系衍文。谨照王氏原注。王冰曰："'上寒'，阴市主之，在膝上三寸，伏兔下陷者中，足阳明脉气所发。'不可顾'，三里主之，在膝下三寸，胻外廉两筋肉分间，足阳明脉之所入也。"

上热刺足太阴。

王冰曰："地机主之，在膝下五寸，足太阴之郄也。"

中热而喘，刺足少阴。

王冰曰："涌泉大钟悉主之。'涌泉'，在足心陷者中，足少阴脉所出，大钟在足跟后街中动脉，足少阴之经也。"

大便难，刺足少阴。

王冰曰："涌泉主之。"

少腹满，刺足厥阴。

王冰曰："太冲主之，在足大趾本节后内间，动脉应手，足厥阴脉之所主也。"

如折，不可以俯仰，不可举，刺足太阳。

王冰曰："'如折'，束骨主之。'不可以俯仰'，京骨昆仑悉主之。'不可举'，申脉仆参悉主之。束骨在足小趾外侧本节后，赤白肉际陷者中，足太阳脉之所注也。京骨在足外侧大骨下，赤白肉际陷者中，按而得之，足太阳脉之所过也。昆仑，在足外踝后跟骨上陷者中，细脉动应手，足太阳脉之所行也。申脉，在外踝下五分，容爪甲，阳跷之所在也。仆参在跟骨下陷者中，足太阳阳跷二脉之会。"愚按王氏所取之穴，不过承袭前人，或彼时俗任取，非出于经旨也。"

引脊内廉，刺足少阴。

王冰曰："复溜主之，从'腰痛上寒不可顾'至此，件经语除注并合朱书。"《新校正》云："按全元起本及《甲乙经》并《太素》，自'腰痛上寒'至此并无，乃王氏所添也。今注云从'腰痛上寒'至'并合朱书'十九字，亦非王冰之语，盖后人所加也。"

腰痛引少腹控月少，不可以仰。

此复结足太阴之络，而为腰痛也。"控"，引也。"月少"，季胁空处也。足太阴之络从髀合阳明，上贯尻骨中与厥阴少阳结于下髎而循尻内，入腹，上络嗌，故腰痛引少腹而控月少也，腹月少拘急，故不可以仰息。按此篇承上章之论腹中，而并记刺形身之腰痛，足之三阴三阳。皆循腰而上下，而足太阴之脉，从股内廉人腹属脾，以主腹中，是以首节只论少阴厥阴，而不及于足太阴也。然太阴之支别，从髀贯尻，亦令人腰痛，故复记病于篇末，以使后学知形身之外内经络之各有别也。〔眉批：此件云云，件字疑处字之误，因各本皆作件，姑存之。章炳森注。〕

刺腰尻交者，两踝肿上，以月生死为痛数，发针立已。

"肿"，音申。"腰尻交者"，腰下胯骨间，及足太阴厥阴少阳，三脉左右交结于其间，故曰腰尻交也。"两踝"，即腰下两旁起骨。"肿"，即两踝骨上陇起肉也。以月生死为数者，月生一日一痏，二日二痏，渐多之十五日十五痏，十六日十四痏，渐少之。盖月生则人之血气渐盛，月亏则人之血气渐衰。用针者，随气盛衰以为痏数，盖针过其日数则脱气，不及日数则气不泻，故以月之生死为期。张兆璜曰："月晦始苏曰朔，每月朔日是月始生之一日也。"

左取右，右取左。

脉之大络，左注右，右注左，此邪客于大络，故当以左右两间取之。若在横解之浮络，是又当总取郄外廉之横脉矣。

风论篇第四十二

黄帝问曰：风之伤人也，或为寒热，或为热中，或为寒中，或为疠风，或为偏枯，或为风也。其病各异，其名不同，或内至五脏六腑，不知其解，愿闻其说。

风乃阳动之邪，而人之表里阴阳血气脏腑，又有虚有实，故其为气也，善行而数变。因其善行数变，是以或为寒热，或为偏枯，或外在于形身，或内至于脏腑，其病各异，其名不同。

岐伯对曰：风气藏于皮肤之间，内不得通，外不得泄，风者善行而数变，腠理开，则洒然寒，闭则热而闷。其寒也，则衰食饮；其热也，则消肌肉。故使人怢栗而不能食，名曰寒热。

此论风邪客于肤腠，而为寒热也。皮肤肌腠之间，乃三焦通会元真之处，风邪客之，则气不内通，邪不外泄。风动之邪，善行而数变，动而腠理开，则元气驰而洒然寒；变而腠理闭，则邪热留，而胸膈闷。其为寒也，则三焦虚而食饮衰；其为热也，则邪热盛而肌肉铄。"怢栗"，振寒貌。盖言邪之所凑，其正必虚，真气为邪所伤，故使人怢栗而不能食也，名曰寒热。"怢"，音秩。

风气与阳明入胃，循脉而上，至目内眦。其人肥，则风气不得外泄，则为热中而目黄；人瘦则外泄而寒，则为寒中而泣出。

此论风邪客于脉中而为寒热也。夫血脉生于阳明胃腑，如风伤阳明，邪正之气并入于胃，则循脉而上至于目，盖诸脉皆系于目也。其人肥厚，则热留于脉中，而目黄；其人瘦薄，则血脉之神气外泄，而为寒。脉中寒，则精神去，而涕泣出。

风气与太阳俱入，行诸脉俞，散于分肉之间，与卫气相干，其道不利，故使肌肉愤䐜而有疡，卫气有所凝而不行，故其肉有不仁也。

此论风邪伤卫，而为肿疡不仁也。足太阳之脉，从巅入络脑，还出别下项，循背膂而络脏腑之脉俞，卫气一日一夜大会于项之风府，亦循背膂，而日下一节。是以风客太阳，与太阳之气俱入于项背之间，行诸脉俞，散于分肉，转干卫气，以致卫气所行之道不利，故使肌肉贲然高起，而有痛疡；卫气凝滞于项背之间，不能循行于周身之肤腠，故其肌肉麻痹而不知痛痒也。张兆璜曰："风伤阳明之气，入胃而循于脉中，风行太阳之脉俞，复散于肌肉，而转干卫气，是太阳之气主表，阳明主肌而主脉也。"〔眉批："月真"，音瞋，起也，引起也。邪气胀肉曰月真，股脚月真如，维身之疾。月真，大也。枝大于干为疾也。上节论风从气而人于脉，此论风行脉而散于气，营卫外内之交通也。又：寒热在脉中，故曰寒中热中。脉中之邪复从皮肤面出。〕

疠者，有荣气热胕，其气不清，故使其鼻柱坏，面色败，皮肤疡溃。

此论风伤荣气而为疠病也。"胕"，肉也。夫营卫皆精阳之气，浮气之不循于经者，为卫，精气之荣于经者为荣。有荣气热胕者，言有因风伤荣气，搏而为热，热出于胕肉之间，则肌脉外内之气不清矣。鼻者肺之窍，脏真高于肺，主行营卫阴阳，风邪与荣热搏于皮肤之外，则营卫之气不清，故使其鼻柱陷坏而色败恶，而皮肤溃癞也。

风寒客于脉而不去，名曰疠风，或名曰寒热。

此承上文而言，如风寒之邪，客于脉中而不去者，亦名曰疠也。"风寒"，寒风也。风寒之邪客于脉中而不去，则荣气受伤，亦名曰疠风。夫荣之生病也，寒热少气，故或名曰寒热，盖亦或为寒中热中之病。以上二节论风伤荣气，皆名曰疠。如荣热搏于脉外者，为败坏之疠疡；风寒留于脉中者，为寒热之疠风。故曰"疠者，有荣气热胕"。言有一种疠者，因荣气之热外出于胕肉之间，营卫邪正之气相搏，阴阳清浊之气不清，以致鼻柱败坏，皮肤癞疡，此毒疠之甚者也。有因风寒客于脉中，久而不去，或为紫云白癜之疠风，故为寒中热中之荣病，此为疠之轻者也。张兆璜曰："寒伤荣，故风寒客于脉中而不去。风乃阳热鼓动之邪，故与荣气为热，而复出于胕肉之外。"应略曰："前二节论风伤气血，后二节论风伤营卫，荣与血，气与卫，各有分别，故为病不同。"

以春甲乙伤于风者，为肝风；以夏丙丁伤于风者，为心风；以季夏戊己伤于邪者，为脾风；以秋庚辛中于邪者，为肺风；以冬壬癸中于邪者，为肾风。

此论风伤五脏之气，而为五脏之风也。夫天之十干化生地之五行，地之五行以生人之五脏，是以人之脏气，合天地四时五行十干之气化，而各以时受病也。风者，虚向不正之邪风，故曰风、曰邪、曰伤、曰中。盖言不正之风，或伤之轻或中之重也。

风中五脏六腑之俞，亦为脏腑之风；

此论风中五脏六腑之俞，而亦为脏腑之风也。夫五脏之气外合于四时，故各以时受病者，病五脏之气也。如风中于经俞，则内连脏腑，故亦为脏腑之风，病五脏之经也。以上答帝问脏腑之风有二因也。愚按此二因与《金匮》之所谓"邪入于腑，即不识人；邪入于脏，舌即难言，口吐涎"之因证不同。《金匮》之所谓中脏、中腑者，邪直中于脏腑而伤脏腑之元神。本篇之论，一因随时而伤脏气，一因经络受邪而内连于脏腑，是以五脏之风状，只现色证，而不致如伤脏神之危险者也。

各入其门户所中，则为偏风；

此论风邪偏客于形身，而为偏风也。门户者，血气之门户也。夫上节之所谓风伤血气者，乃通体之皮肤脉络也。如各入其门户而中其血气者，则为偏枯，谓偏入于形身之半也。

风气循风府而上，则为脑风；

此论风气循风府而上为脑风也，"风府"，穴名，在项后中行乃督脉阳维之会，上循于脑户，故风气客于风府，循脉而上则为脑风。

风入系头，则为目风眼寒；

此论风客于头，而为目风也。足太阳有通项入于脑者，正属目本，名曰眼系。风入于头，干太阳之目系，则为目风。足太阳寒水主气，故为眼寒也。

饮酒中风，则为漏风；

此论饮酒中风，而为漏风也。酒者，热谷之液，其性慓悍，其气先行于皮肤，故饮酒中风，则腠理开，而为汗液之漏风也。

入房汗出中风，则为内风；

此论入房中风，而为内风也。夫内为阴，外为阳，精为阴，气为阳，阳为阴之卫，阴为阳之守。入房则阴精内竭，汗出则阳气外弛，是以中风，则风气直入于内而为内风矣。

新沐中风，则为首风；

此论新沐中风，而为首风也。以水灌首曰沐，新沐则首之毛腠开，中风则风入于首之皮肤，而为首风矣。

久风入中，则为肠风飧泄，外在腠理，则为泄风。

此论久在肌腠之风，入中则为肠风飧泄，在外则为泄风。盖脾胃之气外主肌腠，内主腹中，风邪久在肌腠而入于中，则脾胃之气受伤，而为肠风、飧泄，盖大肠小肠皆属于胃也。若久在外之腠理，则阳气外弛而为泄风。泄风者，腠理开而汗外泄也。以上论风气之善行数变，所中不一其处，而见证各有不同。

故风者，百病之长也。至其变化，乃为他病也，无常方，然致有风气也。

"长"，上声。风乃东方之生气，为四时之首，能生长万物，亦能害万物，如水能浮舟，亦能覆舟，故为百病之长。至其变化无常，故为病不一。如春时之非东风，夏时之非南风，或从虚向来之刚风、谋风之类，皆其变化而为他病也。"方"，处也。言风邪之客于人，无有常处。如风气客于皮肤之间，则为寒热；客于脉中则为寒中、热中；客于脏腑，则为脏腑之风；循于风府，则为脑风；风入系头，则为目风。无有常处，而致有风气也。上三句言风气之变化，下二句论风客于人而无有常方。王子方问曰："按此篇岐伯所答，详于帝问，后人乃疑之，或言帝有所缺问者，或有增补其问者，果属缺文欤？"曰："圣经安可改也？夫帝曰或为风也，其病各异，其名不同，则百般风证，尽括三句之中，故复曰风者，百病之长也。盖言风之变化无常，即此论中不能尽其变证，岂可以胶执之识见，而增改圣经乎？"

帝曰：五脏风之形状不同者何？愿闻其诊，及其病能。

"诊"，视也，验也。帝问五脏之风证，见于形身之外，其状不同者，所在何处，愿闻其诊验之法。病能者，谓脏气受邪能为形身作病也。

岐伯曰：肺风之状，多汗恶风，色皏然白，时咳，短气，昼日则差，暮则甚，诊在眉上，其色白。

"皏"，普梗切。差，瘥同。风为阳邪，开发腠理，故多汗。风气伤阳，邪正不合，故恶风也。"皏然"，浅白貌。肺属金，其色白，肺主气，在变动为咳，风邪薄之，故时咳短气也。昼则阳气盛，而能胜邪，故瘥；暮则气衰，故病甚也。"眉上"，乃阙庭之间，肺之候也。张兆璜问曰："五脏之色，如肺始言皏然白，而复曰诊在眉上，其色白，有似乎重见矣？"曰："所谓皏然白者，谓肺气受风，而脏气之见于色也。所谓诊在眉上，其色白者，谓五脏之病，色见于面也。《灵枢·五色篇》曰：'五色各有脏部，有外部，有内部也。色从外部走内部者，其病从外走内。其色从内走外部者，其病从内走外。病生于内者，先治其阴，后治其阳，反者益甚；其病生于阳者，先治其外，后治其内，反者益甚。'故先言五色而复言五色之见于面部者，谓病之从内而外也。圣人设教浑然，后虽不言治，而治法已在其中矣。"〔眉批：四时之风，始于脏气，而后病出于形证。又：诸病论中，独此篇不言治。〕

心风之状，多汗恶风，焦绝，善怒吓，赤色，病甚则言不可快，诊在口，其色赤。

心为火脏，风淫则火盛，故唇舌焦而津液绝也。风化木，木火交炽，故善为怒吓。心主舌病，甚则舌本强而言不可快，心和则舌能知五味，故诊验在口。口者，兼唇舌而言也。〔眉批：焦者，火之气。〕

肝风之状，多汗恶风，善悲，色微苍，嗌干，善怒，时憎女子，诊在目下，其色青。

肝开窍于目而主泣，故善悲。本经曰："心悲名曰志悲，志与心精共凑于目，是以俱悲，故泣出也。"盖言悲而后泣出也。"微苍"，淡青色也。足厥阴之脉，循喉咙之后，上入颃颡，风木合邪，则火热盛而嗌干，肝气病，故善怒也。怒胜思，故时憎女子。目者，肝之官也，故诊在目下。

脾风之状，多汗恶风，身体怠惰，四肢不欲动，色薄微黄，不嗜食，诊在鼻上，其色黄。

脾主肌肉四肢，身体怠惰，四肢不欲动，脾气病也。足太阴之脉，属脾络胃，上膈挟咽，连舌本。《经络篇》云："是主脾所生病者，食不下。"土位中央，故所诊在鼻。张兆璜曰："五脏四时之风，始干脏气，而后病于形身，自内而外也。夫邪干脏则死，此病在脏气而不伤于脏真也。如风中五脏六腑之俞，乃经络受邪，亦内干脏腑，然身之中于风也，不必动脏，故邪入于阴经，则溜于腑。是以后只言胃风者，乃经络之邪，总归于胃，阳明为万物之所归也。"

肾风之状，多汗恶风，面庞然胕肿，脊痛不能正立，其色炱，隐曲不利，诊在肌上，其色黑。

庞，音芒。炱，音台。风邪干肾，则水气上升，故面庞然胕肿，风行则水涣也。肾主骨，故脊痛不能正立。"炱"，烟煤，黑色也。肾主藏精，少阴与阳明会于宗筋，风伤肾气，故隐曲不利。水气上升，故黑在肌上，水乘土也。应略曰："诊在眉间目上者，肺肝之本部也。心诊在口，脾诊在鼻者，母病而传见于子位也。肾病而见肌色黑者，乘其所不胜也。是以本篇五脏之诊，与《灵枢经》之《五阅》《五色》篇之法少有不同，盖言五脏之色，有见于面邪之本位，而又有乘传之变者也。"〔眉批：恐后人认为一色，故曰苍、曰炲、曰肼然、曰微黄，大意与《五脏生成篇》之论色同。〕

胃风之状，颈多汗，恶风，食饮不下，鬲塞不通，腹善满，失衣则月真胀，食寒则泄，诊形瘦而腹大。

颈有风池、风府，乃经脉之要会，故颈多汗。胃腑受邪，故饮食不下，隔塞不通，腹善满也；胃气不足，则身以前皆寒，腹胀满，是以形寒则月真胀；饮冷则泄者，胃气虚伤也。胃者，肉其应；腹者，胃之郭，故主形瘦而腹大。

首风之状，头面多汗，恶风，当先风一日则病甚，头痛不可以出内，至其风日，则病少愈。

头乃诸阳之会，因沐中风，则头首之皮腠疏而阳气弛，故多汗恶风也。风者，天之阳气，人之阳气，以应天之风气，诸阳之气上出于头，故先一日则病甚，头痛不可以出户内，盖风将发而气先病也。至其风发之日，气随风散，故其病少愈。张兆璜曰："风将发而所舍之风亦发，故先一日病甚，人气之通于天也。"〔眉批：从经脉而入腑，复从腑而病气。〕

漏风之状，或多汗，常不可单衣，食则汗出，甚则身汗，喘息恶风，衣常濡，口干善渴，不能劳事。

饮酒者，胃气先行皮肤，先充络脉，或因胃气热而腠理疏，或络脉满而阴液泄，故常多汗也。酒性悍热，与风气相搏，故虽单衣而亦不可以常服。酒入于胃，热聚于脾，脾胃内热，故食则汗出，甚则上薄于肺，而身汗喘息恶风，身常湿也。津液内竭，故口干善渴，阳气外张，故不能烦劳于事。

泄风之状，多汗，汗出泄衣上，口中干，上渍其风，不能劳事，身体尽痛则寒。帝曰：善。

泄风之病，风久在腠理而伤气，故多汗，汗泄衣上，渐渍渗泄，玄府不闭也。津液外泄，故口中干燥。上渍其风者，谓身半以上，风湿相搏，则阳气受伤，故不能烦劳其事，若妄作劳，则身体尽痛，而发寒矣。按偏风而下，止论首风、漏风、泄风之状，盖此三者皆在皮肤气分，风气相搏而善行数变，故曰肺风之状，肾风之状，首风之状，言风气变动之病状也。如入于经脉，在偏风则为半身不遂，循经入脑则为脑风，循系入头则为目风眼寒，不复再有变证，故不复论也。〔眉批：诸阳之气上升，烦劳则阳张而精绝。〕

痹论篇第四十三

黄帝问曰：痹之安生？岐伯对曰：风、寒、湿三气杂至，合而为痹也。

"痹"，音避。痹者，闭也，邪闭而为痛也。言风、寒、湿三气，错杂而至，相合而为痹。

其风气胜者为行痹，

风者，善行而数变，故其痛流行而无定处。

寒气胜者为痛痹，

寒为阴邪，痛者阴也，是以寒气胜者为痛痹。

湿气胜者为着痹也。

湿流关节，故为留着之痹。按《灵枢经》有风痹，《伤寒论》有湿痹，是感一气而为痹也。本篇论风寒湿三气杂至，合而为痹，是三邪合而为痹也。《灵枢·周痹篇》曰："风寒湿气，客于外分肉之间，迫切而为沫，沫得寒则聚，聚则排分肉而分裂也。分裂则痛，痛则神归之，神归之则热，热则痛解，痛解则厥，厥则他痹发，发则如是。"是寒痹先发，而他痹复发也。本篇论风气胜者为行痹，湿气胜者为著痹，是三气杂合而以一气，胜者为主病也。经论不同，因证各别，临病之士，各宜体认。〔眉批：三者，谓此三邪也。〕

帝曰：其有五者，何也？

帝问三气之外，而又有五痹也。上节论天之三邪，此下论人之五气。

岐伯曰：以冬遇此者，为骨痹；以春遇此者，为筋痹；以夏遇此者为脉痹；以至阴遇此者，为肌痹；以秋遇此者，为皮痹。

皮肉筋骨，五脏之外合也。五脏之气合于四时五行，故各以其时而受病，同气相感也。

帝曰：内舍五脏六腑，何气使然？岐伯曰：五脏皆有合，病久而不去者，内舍于其合也。

肺合皮，心合脉，脾合肌，肝合筋，肾合骨，邪之中人，始伤皮肉筋骨，久而不去，则内舍于所合之脏，而为脏腑之痹矣。

故骨痹不已，复感于邪，内舍于肾；筋痹不已，复感于邪，内舍于肝；脉痹不已，复感于邪，内舍于心；肌痹不已，复感于邪，内舍于脾；皮痹不已，复感于邪，内舍于肺。所谓痹者，各以其时，重感于风寒湿之气也。

所谓五脏之痹者，各以其五脏所合之时，重感于风寒湿之气也。盖皮肉筋骨，内合于五脏。五脏之气，外合于四时，始病在外之有形，复伤在内之五气，外内形气相合，而邪舍于内矣。所谓舍者，有如馆舍，邪客留于其间者也。邪薄于五脏之间，干脏气而不伤其脏真，故曰舍曰客，而止见其烦满喘逆诸证，知其入脏者则死矣。张兆璜曰："首言以冬遇此为骨痹者，谓痹病之多深入也。故先言骨而筋，筋而脉，脉而皮肤。"〔眉批：此复从皮肤而及于筋骨。〕

凡痹之客五脏者：肺痹者，烦满喘而呕；

此论五脏之气受邪，而形诸于病也。肺主气而司呼吸，其脉起于中焦，还循胃口，上膈属肺，故痹则烦喘而呕。张兆璜曰："脏气受邪，则病在五脏，五脏受病，复转及于经脉形层。"

心痹者，脉不通，烦则心下鼓，暴上气而喘，嗌干，善噫，厥气上则恐；

心主脉，故痹闭而令脉不通，邪薄心下，鼓动而上干心脏则烦，故烦则心下鼓也。肺者，心之盖，而心脉上通于肺，故逆气暴上则喘而嗌干。心主噫，心气上逆而出，则善噫也。夫水火之气上下时交，心气厥逆于上，则不能下交于肾，肾气虚，故悲也。张兆璜曰："心下鼓暴上气，谓邪气上逆也。厥气上，谓真气厥逆也。"〔眉批："噫"，音医，痛伤之声也，恨声亦叹声，《檀弓》不窹之声。又作意，《五噫之歌》，又噫嘻成王。又，音衣，哀痛声，又隐已切，义同。又音呃，饱食息也，于界切，《庄子》"大块噫气。"〕

肝痹者，夜卧则惊，多饮，数小便，上为引如怀；

肝藏魂，卧则神魂不安，故发惊骇。肝脉循阴股，入毛中，过阴器，抵小腹，挟胃，属肝络胆，上贯膈，循喉咙，入颃颡，肝气痹闭则木火郁热，故在上则多饮，在下则便数，上引于中而有如怀妊之状也。〔眉批：随神往来，谓之魂。〕

肾痹者善胀，尻以代踵，脊以代头；

"尻"，苦高切，音嵩。肾者胃之关，关门不利，则胃气不转，故善胀也。脊椎尽处为尻，肾主骨，骨痿而不能行，故尻以代踵。阴病者，不能仰，故脊以代头。

脾痹者，四肢解堕，发咳呕汁，上为大塞；

脾气不能行于四肢，故四肢解堕，脾脉上膈挟咽，气痹不行，故发咳也。入胃之饮上输于脾肺，脾气不能转输，故呕汁；肺气不能通调，故上为大塞。

肠痹者，数饮而出不得，中气喘争，时发飧泄；

肠痹者，兼大小肠而言。小肠为心之府，而主小便，邪痹于小肠，则火热郁于上而为数饮，下为小便不得出也。大肠为肺之府，而主大便，邪痹于大肠，故上则为中气喘争，而下为飧泄也。

胞痹者，少腹膀胱，按之内痛，若沃以汤，涩于小便，上为清涕。

胞者，膀胱之室，内居少腹，邪闭在胞，故少腹膀胱按之内痛，水闭不行，则蓄而为热，故若沃以汤，且涩于小便也。膀胱之脉从巅入脑，脑渗则为涕，上为清涕者，太阳之气痹闭于下，不能循经而上升也。愚按六腑之痹，只言其三，盖荣气者，胃腑之精气也；卫气者，阳明之悍气也。营卫相将，出入于外内，三焦之气游行于上下，甲胆之气，先脏腑而升。夫痹者，闭也。真气运行，邪不能留，三腑之不病痹者，意在斯欤！〔眉批："相将"，偕也，从也，随也。〕

阴气者，静则神藏，躁则消亡。

此言脏气不藏，而邪痹于脏也。阴气者，脏气也。神者，五脏所藏之神也。五脏为阴，阴者主静，故静则神气藏，而邪不能侵；躁则神气消亡，而痹聚于脏矣。

饮食自倍，肠胃乃伤。

此言肠胃伤而邪痹于腑也。夫居处失宜，则风寒湿气，中其俞矣。然当节其饮食，勿使邪气内入，如食饮应之，邪即循俞而入，各舍其腑矣。

淫气喘息，痹聚在肺；淫气忧思，痹聚在心；淫气遗溺，痹聚在肾；淫气乏竭，痹聚在肝；淫气肌绝，痹聚在脾。诸痹不已，亦益内也。其风气胜者，其人易已也。

此申明阴气躁亡，而痹聚于脏也。淫气者，阴气淫佚不静藏也。淫气而致于喘息，则肺气不藏，而痹聚在肺矣；淫气而致于忧思，则心气不藏，而痹聚在心矣；淫气而致于遗溺，则肾气不藏，而痹聚在肾矣；淫气而致于阴血乏竭，则肝气不藏，而痹聚在肝矣；淫气而致于肌肉焦绝，则脾气不藏而痹聚在脾矣。是以在脏腑经俞，诸痹留而不已，亦进益于内，而为脏腑之痹矣。夫寒湿者，天之阴邪，伤人经俞筋骨；风者，天之阳邪，伤人皮肤气分。是以三邪中于脏腑之俞，而风气胜者，其性善行，可从皮腠而散，故其人易已也。愚按下文云六腑亦各有俞，盖言五脏六腑俱各有俞，如风寒湿气中于五脏之俞，而脏气淫躁，则邪循俞内入，而各聚于脏矣；中于六腑之俞，而饮食自倍，肠胃乃伤，邪亦循俞而入，各舍其腑矣。上节所谓各以其时，重感于风寒湿之气，而为五脏之痹者，合五脏之气而舍于内也。此节论邪中脏腑之俞，循俞而亦进益于内，先言阴气消亡，痹聚在脏，故后只言六腑亦各有俞云。〔眉批：以时而合于内曰舍，循俞而入曰聚。又：亦者，言不止在皮肉筋骨之合于内也。〕

帝曰：痹其时有死者，或疼久者，或易已者，其故何也？岐伯曰：其入脏者，死；其留连筋骨间者，疼久；其留皮肤间者，易已。

此言五脏之痹，循俞而入脏者死也。夫风寒湿气中其俞，其脏气实则邪不动脏，若神气消亡，则痹聚在脏而死矣。按邪从皮肉筋骨，而内舍于五脏者，此邪干脏气，而不伤于脏真。故痹客于脏，则为烦满喘呕，脉不通，心下鼓，嗌干，善噫诸证；其留连筋骨间，而不内舍于其合者，疼久；其留皮肤间者，随气而易散，若中其俞，则内通五脏，兼之阴气不藏，则邪直入于脏，而为不治之死证矣。

帝曰：其客于六腑者，何也？岐伯曰：此亦其食饮居处，为其病本也。

此言六腑之痹，乃循俞而内入者也。夫居处失常，则邪气外客，饮食不节，则肠胃内伤，故食饮居处，为六腑之病本。张兆璜曰："痹聚在五脏者，因其阴气不藏，神气消亡。痹舍于六腑者，亦其饮食居处。此节用三'亦'字，俱当着眼。"

六腑亦各有俞，风寒湿气中其俞，而食饮应之，循俞而入，各舍其腑也。

食饮入胃，大小肠济泌糟粕，膀胱决渎水浊，蒸化精液，荣养经俞，如居处失常，而又食饮应之于内，则经脉虚伤，邪循俞而入舍其腑矣。张兆璜曰："邪中五脏之俞，而阴气淫躁应之；邪中六腑之俞，而食饮应之。"故曰六腑亦各有俞，而食饮应之。再按《灵枢·口问篇》曰："夫百病之始生也，皆生于风雨寒暑，阴阳喜怒，饮食居处，大惊猝恐。"夫风寒雨湿合而为痹矣；居处失常，则邪中脏腑之俞矣；喜怒病脏，惊恐伤阴，则阴气消亡矣；饮食自倍，则肠胃乃伤矣。是以上古之人，食饮有节，起居有常，不妄作劳，和于阴阳，故能形与神居，度百岁乃去。〔眉批：《要略》曰："经络受邪入脏腑，为内所因。"〕

帝曰：以针治之，奈何？岐伯曰：五脏有俞，六腑有合，循脉之分，各有所发，各随其过，则病瘳也。

此论治脏腑之痹，而各有法也。夫荣俞治经，故痹在脏者，当取之于俞，合治内腑，故痹在腑者取之于合也。又当循形身经脉之分，皮肉筋骨，各有所发，各随其有过之处而取之，则其病自瘳矣。〔眉批：痹乃留著之病，营卫乃水谷之气，行而不留，故不为痹。谓阳刚而阴柔。〕

帝曰：营卫之气，亦令人痹乎？岐伯曰：荣者，水谷之精气也，和调于五脏，洒陈于六腑，乃能入于脉也，故循脉上下，贯五脏，络六腑也。

《灵枢经》云："人受气于谷，谷入于胃，以传于肺，五脏六腑皆以受气，其清者为荣，浊者为卫，荣行脉中，卫行脉外。"《荣气篇》曰："荣气之道，内谷为宝，谷入于胃，乃传之肺，流溢于中，布散于外。专精者，行于经隧，常荣无已"。是水谷之精气，从肺气而先和调于脏腑，五脏六腑，皆以受气，而乃能入于脉也。入于脉故循脉上下，复贯五脏，络六腑，盖言五脏六腑受谷精之气，荣行于经脉，经荣之气，复贯络于脏腑，互相资生而资养者也。

卫者，水谷之悍气也，其气慓疾滑利，不能入于脉也，故循皮肤之中，分肉之间，熏于肓膜，散于胸腹。

卫者，水谷之悍气，其气慓疾滑利，故不能入于脉；不入于脉，故循于皮肤分肉之间。分肉者，肌肉之腠理；理者，皮肤脏腑之文理也。盖在外，则行于皮肤肌理之间；在内，则行于络脏络府之募原。募原者，脂膜也，亦有文理之相通，故曰皮肤脏腑之文理也。络小肠之脂膜，谓之肓。是以在中焦，则熏蒸于肓膜；行于胸膈之上，则散于心肺之募理；行于腹中，散于肠胃肝肾之募原。是外内上下，皮肉脏腑，皆以受气，一日一夜，五十而周于身。

逆其气则病，从其气则愈，不与风寒湿气合，故不为痹。

营卫之气，荣行脉中，卫行脉外，荣周不休，五十而复大会，阴阳相贯，如环无端，旋转而不休息者也。故逆其气则病，从其气则愈，不与风寒湿邪合，而留连于皮肤脉络之间，故不为痹也。盖言痹在皮者，肺气之所主也；痹在肌者，脾气之所主也；痹在脉者，心气之所主也。营卫之气虽在皮肤络脉之间，行而不留，故不与邪合。

帝曰：善。痹或痛或不痛，或不仁，或寒或热，或燥或湿，其故何也？

"不仁"，不知痛痒也。燥者，谓无汗，湿者，多汗而濡湿也。

岐伯曰：痛者，寒气多也，有寒，故痛也。

寒气胜者，为痛痹，故痛者，寒气多也。《终始篇》曰："病痛者，阴也。"人有阴寒故痛也。上"寒"字言天之寒邪，下"寒"字言人之寒气。盖天有阴阳，人有阴阳，如感天之阴寒，而吾身之阳盛，则寒可化而为热，如两寒相搏，凝聚而为痛痹矣。

其不痛不仁者，病久入深，营卫之行涩，经络时疏，故不痛；皮肤不荣，故为不仁。

病久入深者，久而不去，将内舍于其合也。邪病久，则营卫之道伤，而行涩；邪入深，则不痹闭于形身，而经络时疏，故不痛也。营卫行涩，则不能荣养于皮肤，故为不仁。

其寒者，阳气少，阴气多，与病相益，故寒也。

此言寒热者，由人身之阴阳气化也。人之阳气少，而阴气多，则与病相益，其阴寒矣。邪正惟阴，故为寒也。

其热者，阳气多，阴气少，病气胜，阳遭阴，故为痹热。

人之阳气多而阴气少，邪得人之阳盛而病气胜矣。人之阳气盛而遇天之阴邪，则邪随气化而为痹热矣。兆璜曰："与病相益者，言人之阴气多，而益其病气之阴寒也。病气胜者，言人之阳气多，而益其病气之热胜也。此论天有阴阳之邪，而人有寒热之气化。"

其多汗而濡者，此其逢湿甚也。阳气少，阴气盛，两气相感，故汗出而濡也。

湿者，天之阴邪也。感天地之阴寒，而吾身阴气又盛，两气相感，故汗出而濡也。张兆璜曰："阳热盛者多汗出，濡湿之汗，又属阴寒，医者审之。"

帝曰：夫痹之为病，不痛何也？岐伯曰：痹在于骨，则重；在于脉，则血凝而不流；在于筋，则屈不伸；在于肉，则不仁；在于皮，则寒。故具此五者，则不痛也。

经云："气伤痛。"此论邪痹经脉骨肉之有形，而不伤其气者，则不痛也。夫骨有骨气，脉有脉气，筋有筋气，肌有肌气，皮有皮气，皆五脏之气而外合于形身。如病形而不伤其气，则只见骨痹之身重，脉痹之血凝不行，筋痹之屈而不伸，肉痹之肌肉不仁，皮痹之皮毛寒冷，故具此五者之形证，而不痛也。

凡痹之类，逢寒则虫，逢热则纵。帝曰：善。

此承上文而言，凡此五痹之类，如逢吾身之阴寒，则如虫行皮肤之中；逢吾身之阳热，则筋骨并皆放纵。又非若病气之有寒则痛，阳气多则为痹熟也。此言形气之病各有分别，故帝嘉其善焉。张兆璜曰："在外者，皮肤为阳，筋骨为阴。如逢寒则阳亦阴寒，故皮肤则虫；逢热则阴亦阳热，故筋骨弛纵。"

痿论篇第四十四

黄帝问曰：五脏使人痿何也？

痿者，四肢无力委弱，举动不能，若委弃不用之状。夫五脏各有所合，痹从外而合病于内，外所因也；痿从内而合病于外，内所因也。故帝承上章而复问曰："五脏使人痿何也。"

岐伯对曰：肺主身之皮毛，心主身之血脉，肝主身之筋膜，脾主身之肌肉，肾主身之骨髓。

夫形身之所以能举止动静者，由脏气之响养于筋脉骨肉也。是以脏病于内，则形痿于外矣。

故肺热叶焦，则皮毛虚弱急薄，著则生痿躄也。

肺属金，肺热则金燥而叶焦矣。肺主皮毛，肺热叶焦则皮毛虚薄矣。夫食饮于胃，其精液乃传之肺，肺朝百脉，输精于皮毛，毛脉合精，行气于脏腑，是五脏所生之精神气血，所主之皮肉筋骨，皆由肺脏输布之精液，以资养皮肤，薄著则精液不能转输，是以五脏皆热而生痿躄矣。《灵枢经》云："皮肤薄著，毛腠夭焦。"著者，皮毛燥著而无生转之气，故曰著则生痿躄矣。

心气热，则下脉厥而上，上则下脉虚，虚则生脉痿，枢折挈，胫纵而不任地也。

心为火脏，心气热则气惟上炎，心主脉，故脉气亦厥而上矣。上则身半以下之脉，虚而成脉痿也。夫经脉者，所以行气血而荣阴阳，濡筋骨以利关节，故经脉虚则枢折于下矣。"枢折"，即骨繇而不安于地。骨繇者，节缓而不收。故筋骨繇挈不收，足胫缓纵而不能任地也。〔眉批："繇"，音摇。"挈"，叶弃。〕

肝气热，则胆泄，口苦，筋膜干，筋膜干则筋急而挛，发为筋痿。

胆者，中精之腑，其应在筋，是周身之筋膜由胆脏之精汁以荣养。胆附于肝，肝气热则胆汁泄，而口苦矣；胆汁泄，则筋膜无以荣养，而干燥矣；筋膜干，则挛急而发为筋痿也。

脾气热，则胃干而渴，肌肉不仁，发为肉痿。

阳明燥金主气，从中见太阴之湿化，是以脾气热则胃干而渴矣。脾胃之气并主肌肉，阳明津液不生，太阴之气不至，故肌肉不仁而发为肉痿也。

肾气热，则腰脊不举，骨枯而髓减，发为骨痿。

肾主藏精，肾气热则津液燥竭矣。腰者，肾之府，是以腰脊不能伸举，肾生骨髓，在体为骨，肾气热而精液竭，则髓减骨枯而发为骨痿也。

帝曰：何以得之？岐伯曰：肺者，脏之长也，为心之盖也，有所失亡，所求不得，则发肺鸣，鸣则肺热叶焦。故曰：五脏因肺热叶焦，发为痿躄，此之谓也。

此申明五脏之热而成痿者，由肺热叶焦之所致也。脏真高于肺，朝百脉而行气于脏腑，故为脏之长。肺属乾金而主天，居心主之上，而为心之华盖，有所失亡，所求不得，则心志靡宁而火气炎上，肺乃心之盖，金受火刑，即发喘鸣而肺热叶焦矣。肺热叶焦，则津液无从输布，而五脏皆热矣。故曰："五脏因肺热叶焦，而成痿躄者，此之谓也。"躄者，足痿而不能任地。"故曰"，谓下经《本病篇》有此语也。〔眉批：以上论肺热叶焦而成五脏之热，此下论五脏各有所因，而自成脉肉筋骨之痿。〕

悲哀太甚，则胞络绝，胞络绝，则阳气内动，发则心下崩，数溲血也。

此以下复论心肝脾肾，各有所因而自成痿躄也。胞络者，胞之大络，即冲脉也。卫脉起于胞中，为十二经脉之海，心主血脉，是以胞络绝则心气虚而内动矣。"阳气"，心气也。心为阳中之太阳，故曰阳气。夫水之精为志，火之精为神，悲哀太甚则神志俱悲，而上下之气不交矣。是以胞络绝而阳气内动，心气动则心下崩而数溲血矣。

故《本病》曰：大经空虚，发为肌痹，传为脉痿。

《本病》即本经第七十三篇之《本病论》。"大经"，胞之大络也。胞乃血室，中焦之汁奉心化赤，流溢于中，从冲脉而上循背里者，贯于脉中，循腹右上行者，至胸中而散于脉外，充肤热肉生毫毛，是胞络之血，半行于脉中，半行于皮腠，脉外之血少则为肌痹，脉内之血少则为脉痿，是溲崩之血，从大经而下，先伤皮肤气分之血，而复及于经脉之中，故曰："大经空虚，发为肌痹，传为脉痿。"按皮肤之血，卧则归肝。《五脏生成篇》曰"人卧血归于肝"，正此血也。故卧出而风吹之，血凝于肤者为痹。再按男子络唇口而生髭须，女子月事以时下者，肝经冲脉之血也，是以崩溲或大吐衄，而不致于死。若心主脉中之血，一息不运，则机缄穷；一毫不续，则穹壤判矣。

思想无穷，所愿不得，意淫于外，入房太甚，宗筋弛纵，发为筋痿，及为白淫。

此论肝气自伤，而发为筋痿也。肝者，将军之官，谋虑出焉，思想无穷，所愿不得，则肝气伤矣。前阴者，宗筋之所聚，足厥阴之脉循阴股入毛中，过阴器。意淫于外，则欲火内动，入房太甚，则宗筋纵弛，是以发为阴痿及为白淫。白淫者，欲火盛而淫精自出也。

故《下经》曰：筋痿者，生于肝，使内也。

《下经》即以下七十三篇之《本病论》，今遗亡矣。言本篇所论筋痿者，又生于所愿不遂而伤肝，兼之使内，入房之太甚也。

有渐于湿，以水为事。若有所留，居处相湿，肌肉濡渍，痹而不仁，发为肉痿。故《下经》曰：肉痿者，得之湿地也。

有渐于湿者，清湿地气之中于下也。以水为事者，好饮水浆，湿浊之留于中也。若有湿浊之所留，而居处又兼卑下，外内相湿，以致肌肉濡渍，痹而不仁，发为肉痿也。

有所远行劳倦，逢大热而渴，渴则阳气内伐，内伐则热舍于肾，肾者，水脏也，今水不胜火，则骨枯而髓虚，故足不任身，发为骨痿。故《下经》曰：骨痿者，生于大热也。

此论劳倦热渴，而成骨痿也。远行劳倦则伤肾，逢大热则暑喝伤阴，渴则阴液内竭，是以阳热之气内伐其阴，而热合于肾矣。肾者，水脏，水盛则能制火，今阳盛阴消，水不胜火，以致骨枯髓虚，足不任用于身，而发为骨痿也。

帝曰：何以别之？岐伯曰：肺热者，色白而毛败；心热者，色赤而络脉溢；肝热者，色苍而爪枯；脾热者，色黄而肉蠕动；肾热者，色黑而齿槁。

痿病之因，皆缘五脏热而精液竭，不能荣养于筋脉骨肉。是以有因肺热叶焦，致五脏热而成痿者；有因悲思内伤，劳倦外热，致精血竭而脏气热者，皆当诊之于形色也。爪者，筋之应。齿者，骨之馀。

帝曰：如夫子言可矣，论言治痿者，独取阳明何也？

论言即《本病论》中之言也。帝以伯言痿病之因于脏热，当从五脏所合之皮肉筋骨以治之，如夫子言可矣，然论言治痿，何独取于阳明？

岐伯曰：阳明者，五脏六腑之海，主润宗筋，宗筋主束骨而利机关也；

"阳明者"，水谷血气之海，五脏六腑皆受气于阳明，故为脏腑之海。宗筋者，前阴也。前阴者，"宗筋"之所聚，太阴阳明之所合也。诸筋皆属于节，主束骨而利机关，宗筋为诸筋之会，阳明所生之血气为之润养，故诸痿独取于阳明。

冲脉者，经脉之海也，主渗灌谿谷，与阳明合于宗筋；

谿谷者，大小分肉腠理也。冲脉起于胞中，上循背里为经络之海，其浮而外者，渗灌于谿谷之间，与阳明合于宗筋，是以宦者去其宗筋，则伤冲任，血泻不复，而须不生。

阴阳总宗筋之会，会于气街，而阳明为之长；

少阴、太阴、阳明、冲任督脉，总会于宗筋，筋腹上行，而复会于气街。气街者，腹气之街，在冲脉于脐左右之动脉间，乃阳明之所主，故阳明为之主。"长"，主也。

皆属于带脉，而络于督脉。

带脉起于季胁，围身一周，如束带然。三阴三阳十二经脉，与奇经之任督冲维，经循于上下，皆属带脉之所约束，督脉起于会阴，分三岐为任冲，而上行腹背，是以冲任少阴阳明，与督脉皆为连络。

故阳明虚，则宗筋纵，

阳明为水谷之海，主润宗筋。阳明虚则宗筋纵，宗筋纵弛不能束骨而利机关，则成痿楚矣，故诸痿独取于阳明。

带脉不引，故足痿不用也。

阴阳经脉，皆属带脉之所约束，如带脉不能延引，则在下之筋脉纵弛，而足痿不用矣。

帝曰：治之奈何？岐伯曰：各补其荥，而通其俞，调其虚实，和其逆从，筋脉骨肉各以其时受月，则病已矣。帝曰：善。

伯言治痿之法，虽取阳明，而当兼取其五脏之荥俞也。"各补其荥者，补五脏之真气也"。通其俞者，通利五脏之热也。调其虚实者，气虚则补之，热盛则泻之也。和其逆从者，和其气之往来也。筋脉骨肉内合五脏，五脏之气外应四时，各以其四时受气之月，随其浅深而取之，其病已矣。按《诊要经终篇》曰："正月二月，人气在肝；三月四月，人气在脾；五月六月，人气在头；七月八月，人气在肺；九月十月，人气在心；十一月十二月，人气在肾。故春刺散俞，夏刺络俞，秋刺皮肤，冬刺俞窍，春夏秋冬，各有所刺。"谓各随其五脏受气之时月，合其浅深而取之，不必皮瘘治皮，而骨瘘刺骨也。

厥论篇第四十五

黄帝问曰：厥之寒热者，何也？

"厥"，逆也。气逆则乱，故发为眩仆，猝不知人，此名为厥，与中风不同。有寒热者，有阴有阳也。

岐伯对曰：阳气衰于下，则为寒厥；阴气衰于下，则为热厥。

阴阳二气，皆从下而上，是以寒厥热厥之因，由阴阳之气衰于下也。

帝曰：热厥之为热也，必起于足下者，何也？

"足下"，足心也。热为阳厥，而反起于阴分，故问之。

岐伯曰：阳气起于足五趾之表，阴脉者，集于足下，而聚于足心，故阳气胜，则足下热也。

足三阳之血气，出于足趾之端。表者，外侧也。三阴之脉集于足下，而聚于足心，若阳气胜则阴气虚，而阳往乘之，故热厥起于足下也。张兆璜曰："足心，足少阴经脉之所出。《阴阳类论》曰：'三阳为表，二阴为里。'盖太阳为诸阳主气，少阴为诸阴主气也。"

帝曰：寒厥之为寒也，必从五趾而上于膝者，何也？

上节论阳胜于阴则为热厥，而寒厥起于阴之本位，故问之。兆璜曰："阴阳二气，阴为之主也。"

岐伯曰：阴气起于五趾之里，集于膝下，而聚于膝上，故阴气胜，则从五趾至膝上寒，其寒也，不从外，皆从内也。

足三阴之血气起于五趾内侧之端。里者，内侧也。集于膝下者，三阴交于踝上也。聚于膝上者，三阴经脉皆循内股而上，故其寒也，不从外皆从内也。兆璜曰："阴阳二气皆起于足，是以伤寒病足经，而不病手经也。"张应略曰："阴阳六气只合六经，足之六经复上合于手者也。"〔眉批：经云："冲脉者，经脉之海也，主渗灌谿谷。"夫阴阳二气，发原于少阴肾脏，冲脉与少阴之大络，入足下，出趾间，盖气从经而下行，从井穴而出于脉外，故曰所出为井，复从趾井而循经上行，故阳气起于足五趾之表，阴气起于足五趾之里。〕

帝曰：寒厥何失而然也？

此下二节论寒厥热厥之因。寒厥因失其所藏之阳，故曰失。

岐伯曰：前阴者，宗筋之所聚，太阴阳明之所合也。

"宗筋"，根起于胞中，内连于肾脏，阴阳二气生于胃腑，输于太阴，藏于肾脏，太阴阳明合取于宗筋者，中焦之太阴、阳明与下焦之少阴、太阳，中下相合而会合于前阴之间"。张兆璜曰："论寒厥曰'太阴阳明之所合'，论热厥曰'脾主为胃行其津液'，是阴阳二气本于先天之下焦，而生于后天之中焦也。"

春夏则阳气多而阴气少，秋冬则阴气盛而阳气衰，此人者质壮，以秋冬夺子所用，下气上争不能复，精气溢下，邪气因从之而上也。

此言寒厥之因，因虚其所藏之阳而致之也。夫秋冬之时，阳气收藏，阴气外盛。此寒厥人者，因恃其质壮，过于作劳，则下气上争，不复藏于下矣，阳气上出，则阴脏之精气亦溢于下矣，所谓烦劳则张，精绝也。邪气者，谓阴脏水寒之邪。夫阳气藏于阴脏，精阳外出，则阴寒之邪因从之而上矣。

气因于中，阳气衰，不能渗荣其经络，阳气日损，阴气独在，故手足为之寒也。

此言气因于中焦水谷之所生，然藉下焦之气，为阳明釜底之燃，如秋冬之时过于作劳，夺其阳气，争扰于上，阴寒之邪又因而从之，则中焦所生之阳亦衰，不能渗荣于经络矣。中下之气不能互相资生，阳气日损，阴气独在，故手足为之寒也。张兆璜曰："渗者，渗于脉外；荣者，荣于脉中。荣气、宗气，皆精阳之气，荣行于脉中，诸阳之气，淡渗于脉外，非独卫气之行于脉外也。"〔眉批：前阴者，肾之窍。此言阴阳二气由中焦阳明太阴之所生，而聚合于五脏。〕

帝曰：热厥何如而然也？岐伯曰：酒入于胃，则络脉满而经脉虚，脾主为胃行其津液者也。阴气虚则阳气入，阳气入则胃不和，胃不和则精气竭，精气竭则不荣于四肢也。

此言热厥之因，因伤其中焦所生之阴气也。《灵枢经》云："饮酒者，卫气先行皮肤，先充络脉。"夫卫气者，水谷之悍气也，酒亦水谷悍热之液，故从卫气先行于皮肤，从皮肤而充于络脉，是不从脾气而行于经脉，故络脉满而经脉虚也。夫饮入于胃，其津液上输于脾，脾气散精于肺，通调于经脉，四布于皮毛，是从经脉而行于络脉，从络脉而散于皮肤，自内而外也。酒入于胃，先行于皮肤，先充于络脉，是从皮肤而入于络脉，反从外而内矣，不从脾气通调于经脉，则阴气虚矣。悍热之气，反从外而内，则阳气入矣。阳明乃燥热之府，藉太阴中见之阴化，阴气虚而阳热之气内入，则胃气不和矣，胃不和则所生之精气竭，精气竭则不能荣于四肢，而为热厥矣。

此人必数醉，若饱以入房，气聚于脾中不得散，酒气与谷气相薄，热盛于中，故热遍于身，内热而溺赤也。夫酒气盛而慓悍，肾气日衰，阳气独胜，故手足为主热也。

夫饮酒数醉，则悍热之气反从外而内，而酒气聚于脾中矣。若饱以入房，则谷食留于胃中，脾脏不能转输其精液，而谷气聚于脾中矣。气聚于中而不得散，酒气与谷气交相侵薄，则热盛于中矣。中土之热灌于四旁，故热遍于身也。入胃之饮食，不能游溢精气，下输膀胱，故内热而溺赤也。夫肾为水脏，受水谷之精而藏之，酒气热盛而慓悍，能藏之精气日衰，阴气衰于下，而阳气独胜于中，故手足为之热也。张兆璜曰："寒厥因失其所藏之阳，而致中气日损；热厥因伤其所生之阴，而致肾气日衰。当知中下二焦，互相资生者也。"张应略曰："上古之人，食饮有节，起居有常，不妄作劳。今时之人，以酒为浆，以妄为常，醉以入房。是人之所当调养者，阴阳精气耳。苟得其养，可同归于生长之门；苟失其养，则为暴仆猝厥。"〔眉批：阴阳二气发原于下，而生于中，生于中而复藏于下，欲以伤其肾精，则中焦之阴气日损，伤中焦之脾胃，则下焦之肾气日衰。〕

帝曰：厥，或令人腹满，或令人暴不知人，或至半日，远至一日，乃知人者，何也？

"暴不知人"，猝然昏愦，或仆扑也。半日气周之半，一日气行之周。

岐伯曰：阴气盛于上，则下虚；下虚，则腹胀满。

阴气盛于上，谓中焦之阳气日损，阴气独盛于上也。阴盛于上，则下焦之阳气亦虚，阳虚于下，是以腹胀满也。

阳气盛于上，则下气重上，而邪气逆；逆则阳气乱，阳气乱，则不知人也。

"下气"，谓上焦之元阳。"邪气"，肾脏水寒之邪也。"阳气盛于上"，谓阴气虚而阳气独胜也。阳盛于上，则下气重上，下气上乘，则寒邪随之而上逆，逆则阳气乱于上，而猝不知人。《灵枢经》曰：

"清浊之气乱于头，则为厥逆眩仆。"此论阴阳二气之并逆也。兆璜曰："前论下气上争，则中焦之阳气日损，阴气虚中，则下焦之肾气日衰。此复论阴气盛于上，则下气亦虚；阳气盛于下，则下气重上，又一辙也。"

帝曰：善。愿闻六经脉之厥状病能也。

上节论阴阳二气之厥，故帝复问其经脉之厥状焉。病能者，能为奇恒之病也。夫奇恒之病不应四时，多主厥逆，是以六经之厥能为诸脉作病者，皆属奇恒，因于论厥，故列于《厥论》篇中。原属厥逆奇恒之病，故先提曰病能，而列于《病能篇》之前也。

岐伯曰：巨阳之厥，则肿首头重，足不能行，发为眴仆；

"巨阳"，太阳也。足太阳脉起于目内眦，上额交巅，从巅入络脑，还出别下项，循背侠脊，抵腰中，下贯臀，入腘中，循腨内，出外踝之后。是以厥逆于上，则为首肿头痛；厥逆于下，则为足不能行；神气昏乱则为眴仆，太阳为诸阳主气也。此病在经而转及于气分，故曰发。

阳明之厥，则癫疾，欲走呼，腹满不得卧，面赤而热，妄现而妄言；

癫狂走呼，妄言妄现，阳明之脉病也。其脉循腹里，属胃络脾，经气厥逆，故腹满胃不和，不得卧也。阳明乃燥热之经，其经气上出于面，故面赤而热。

少阳之厥，则暴聋，颊肿而热，胁痛，骱不可以运；

足少阳之脉起于目锐眦，从耳后入耳中，下颊车，循胸过季胁，出膝外廉，循足跗，故逆则暴聋，颊肿胁痛，足骱不可以运行。〔眉批："骱"，何庚切。〕

太阴之厥，则腹满䐜胀，后不利，不欲食，食则呕，不得卧；

"月真"音嗔，引起也。足太阴之脉，入腹，属脾络胃，故厥则腹满月真胀；食饮入胃，脾为转输，逆气在脾，故后便不利；脾不转运，则胃亦不和，是以食则呕，而不得卧也。

少阴之厥，则口干，溺赤，腹满，心痛；

足少阴之脉属肾，络膀胱，贯肝膈，入肺中，出络心，注胸中，循喉咙，挟舌本。经脉厥逆，而阴液不能上资，是以口干心痛；肺金不能通调于下，故溺赤；水火阴阳之气上下不交，故腹满也。

厥阴之厥，则少腹肿痛，腹胀，泾溲不利，好卧屈膝，阴缩肿，骱内热。

足厥阴之脉，内抵少腹，挟胃属肝，络胆，故厥则少腹肿痛而腹胀；其下循阴股，入毛中，环阴器抵少腹，是以泾溲不利，阴缩而肿。肝主筋，膝者经之会，经脉厥逆不能濡养筋骨，故好卧而屈膝；其脉起于大趾丛毛之际，上循足跗，厥阴木火主气，荥俞厥逆，故胻内肿热也。阴阳二气，皆起于足，故止论足之六经焉。

盛则泻之，虚则补之，不盛不虚，以经取之。

此厥在经脉，故当随经以治之。如经气盛者，用针泻而疏之；经气虚者，以针补之；不盛不虚，即于本经以和调之，名曰经刺。

太阴厥逆，胻急挛，心痛引腹，治主病者；

此复论三阴三阳之气厥也。夫手足三阴三阳之气，五脏六腑之所生也。脏腑之气，逆于内，则阴阳之气厥于外矣，故复论手足十二经气之厥逆也。中土之气，主溉四旁，足太阴气厥，故胻为之急挛。食气入胃，浊气归心，脾气逆而不能转输其精气，是以心气虚而痛引于腹也。此是主脾所生之病，故当治主病之脾气焉。按首言阳气起于足五趾之表，阴气起于足五趾之里，是以先论足六经脉之厥状，次言阴阳二气出中焦水谷之所生，脾主为胃行其精液，是太阴为之行气于三阴，阳明为之行气于三阳，五脏六腑皆受气于阳明，故复论手足三阴三阳之气厥也。

少阴厥逆，虚满呕变，下泄清，治主病者；

少阴之气，上与阳明相合，而主化水谷。少阴气厥，以致中焦虚满，而变为呕逆；上下水火之气不交，故下泄清冷也。按"呕变。"当作"变呕"。《灵枢经》云："苦走骨，多食之令人变呕。"言苦寒之味，过伤少阴，转致中胃虚寒，而变为呕逆，与此节大义相同。且有声无物曰呕，故不当作呕出变异之物解。

厥阴厥逆，挛，腰痛，虚满，前闭，谵言，治主病者；

挛者，肝主筋也。腰者，肝之表也。虚满者，食气不能输精于肝也。前闭者，肝主疏泄也。肝主语，谵语者，肝气郁也。

三阴俱逆，不得前后，使人手足寒，三日死。

"三阴俱逆"，是阴与阳别矣。不得前后者，阴厥于下也。诸阳之气皆生于阴，三阴俱逆则生气绝灭，是以手足寒而三日死矣。此厥在气分，故主三日死，谓三阴之气厥绝也。若厥在经脉，则为厥状病能，而不至于死矣。

太阳厥逆，僵仆，呕血，善衄，治主病者；

太阳主诸阳之气，阳气厥逆，故僵仆也，阳气上逆则呕血，阳热在上则衄血，此太阳之气厥逆于上，以致迫血妄行。

少阳厥逆，机关不利，机关不利者，腰不可以行，项不可以顾，

少阳主枢，是以少阳气厥，而机关为之不利也。颈项者，乃三阳阳维之会。腰脊者，身之大关节也。故机关不利者，腰不可以转行，项不可以回顾。

发肠痈，不可治，惊者死；

少阳相火主气，火逆于内，故发为肠痈。不可治者，谓病在气分而痈肿在内，非针刺之可能治也。若发惊者，其毒气干脏，故死。

阳明厥逆，喘咳，身热，善惊，衄呕血。

阳明气厥则喘，上逆则咳也。阳明之气，主肌肉，故厥则身热，经云："三阳发病主惊骇。"衄血呕血者，阳明乃悍热之气，厥气上逆，则迫血妄行，此病在气而及于经血，故皆曰善。

手太阴厥逆，虚满而咳，善呕沫，治主病者；

"手太阴厥逆"，肺气逆也。肺主气，故虚满而咳；不能通布水津，故善呕沫。此是主肺所生之病，故当治主病之肺气焉。夫阴阳之气皆出于足，此论脏腑之气，故并及于手焉。

手心主少阴厥逆，心痛引喉，身热，死不可治；

手心主者，手厥阴胞络之气也。手少阴者，心脏之气也。胞络为君主之相火，二火并逆，将自焚矣，故为死不可治。

手太阳厥逆，耳聋泣出，项不可以顾，腰不可以俯仰，治主病者；

手太阳所生病者，耳聋；小肠主液，故逆则泣出也。夫心主血脉，小肠主液，而为心之表，小肠气逆，则津液不能荣养于经脉，是以项不可以顾，腰不可俯仰，盖腰项之间乃脉络经俞之大会也。

手阳明少阳厥逆，发喉痹，嗌肿，痓，治主病者。

手阳明者，肺之腑也。手少阳者，手厥阴三焦也。阳明主嗌，肺主喉，兼三焦之火气并逆，是以发喉痹而嗌肿也。阳明乃燥热之经，三焦属龙雷之火，火热并逆，故发痓也。张兆璜问曰："手之六经，独心主少阴，与阳明少阳合论者何也？"曰："天之六气，化生地之五行，地之五行，以生人之五脏，五脏配合五腑，是止五脏五腑，以应五方、五行、五色、五味、五音、五数也。所谓六脏六腑者，心主与三焦，为表里，俱有名而无形，合为六脏六腑，复应天之六气，是以论手心主而兼于少阴，论手阳明而合少阳也。"曰："手厥阴为心脏之胞络，固可合并而论，手阳明与少阳并论者，其义何居？"曰："三焦者，中渎之腑也。中上二焦，并出于胃口，下焦别手阳明之回肠而出，故论手阳明而兼于少阳也。"

病能论篇第四十六

黄帝问曰：人病胃脘痈者，诊当何如？

按以下四篇论奇恒之为病。篇名《病能》者，言奇病之不因于四时六气，而能为脏腑经脉作病也。《疏五过论》曰："《上经》《下经》，揆度阴阳，奇恒五中，决以明堂，审于终始，可以横行。"《方盛衰论》曰："诊有大方，坐起有常，出入有行，以转神明，必清必静，上观下观，司八真邪，别五中部，按脉动静，循尺滑涩，寒温之意，视其大小，合之病能，逆从以得，复知病名，诊可十全。"盖言本经之《上经》论气之通于天，《下经》言病之变化。临病之士，审证辨脉，察色观形，分时候气，别正甄邪，再当比类奇恒，合之病能，诊可十全，方为得道。是以本卷一十五篇，自《热病论》至《厥论》，论疾病之变化，而以奇恒四篇续于其后，谓疾病变化之外，而又有奇恒之病。诊恒病之脉证，又当合参之于病能，庶不致有五过四失之误。首论胃脘痈者，言营卫血气，由阳明之所生。血气壅逆，则为痈肿之病，与外感四时六淫，内伤五志七情之不同也。张兆璜曰："病能者，言奇病之形能也。"

岐伯对曰：诊此者，当候胃脉，其脉当沉细，沉细者气逆，逆者人迎甚盛，甚盛则热。

胃脉者，手太阴之右关脉也。人迎者，结喉两旁之动脉也。盖胃气逆，则不能至于手太阴，而胃脉沉细矣。气逆于胃，则人迎甚盛，人迎甚盛则热聚于胃矣。

人迎者，胃脉也，逆而盛，则热聚于胃口而不行，故胃脘为痈也。

人迎者，胃之动脉也。故胃气逆则人迎脉盛，热聚于胃口而不行，则留滞而为痈矣。

帝曰：善。人有卧而有所不安者，何也？岐伯曰：脏有所伤，及精有所之，寄则安，故人不能悬其病也。

此言胃不和，而卧不安也。夫五脏所以藏精者也。精者，胃腑水谷之所生，而分走于五脏，如脏有所伤，及精有所往而不受，则为卧不安矣。盖五味入胃，津液各走其道，是胃腑所生之精，能分寄于五脏则安，逆留于胃，即为卧不安之病。上节论胃中气逆则为脘痛，此言胃腑精逆则卧有所不安。是奇恒之道，如璇玑玉衡，神转不回；如回而不转，则失其相生之机；如有所留阻，则为痛逆之病，故人不能少空悬其病也。张兆璜曰："夫百病之始生，必起于燥湿寒暑风雨，阴阳喜怒，饮食居处，而又有奇恒之病，故人不能少悬其病。"玉师曰："奇恒之病，病经气之厥逆，血气生于胃腑水谷之精，故先论阳明精气之逆。"

帝曰：人之不得偃卧者，何也？岐伯曰：肺者，脏之盖也。肺气盛则脉大，脉大则不得偃卧，论在《奇恒阴阳》中。

此言肺气逆而为病也。脏真高于肺，为五脏之华盖，朝百脉而输精于脏腑，肺气逆则气盛而脉大，脉大则不得偃卧矣。"偃"，仰也。《奇恒阴阳》中，谓《玉机》诸论篇中，言行奇恒之法，以太阴始也。张兆璜曰："此处提'奇恒'二字。"〔眉批：气血亦太阴也，营卫气血藉手足太阴之输转。〕

帝曰：有病厥者，诊右脉沉而紧，左脉浮而迟，不然，病主安在？

此论肾气逆而为病也。夫左脉主血当沉，右脉主气当浮，今脉不然，其所主之病安在？"

岐伯曰：冬诊之，右脉固当沉紧，此应四时；左脉浮而迟，此逆四时。在左当主病在肾，颇关在肺，当腰痛也。

脉合四时，故冬诊之左右脉皆当沉紧，今左脉反浮而迟，是逆四时之气矣。肾主冬气，而又反浮在左，故当主病在肾，颇关涉于肺，当为腰痛之病。〔眉批：此论始传之逆，始传一逆，则五脏之气皆逆矣。五脏逆证已论于《玉机篇》中，故下节复论顺传之病。〕

帝曰：何以言之？岐伯曰：少阴脉贯肾络肺，今得肺脉，肾为之病，故肾为腰痛之病也。

行奇恒之法，以太阴始，五脏相通，移皆有次，是水谷所生之精气，先至于手太阴，太阴肺金相生而顺传于肾，肾当复传之于肝，今反见浮迟之肺脉，是肾脏有病，而气反还逆之于母脏，故当主肾病之腰痛，而颇关涉之于肺也。

帝曰：善。有病颈痈者，或石治之，或针灸治之，而皆已，其真安在？

经曰："肾移寒于肝，痈肿少气。"此言五脏相通，虽顺传有次，然不得相生之真气，而反受母脏之寒邪，则为痈肿之病矣。

岐伯曰：此同名异等者也。

"等"，类也。痛虽同名，而为病之因，各有其类。

夫痛气之息者，宜以针开除去之。

《灵枢·痈疽篇》曰："阴阳已张，因息乃行。"又曰："寒邪客于经络之中则血涩，血涩则不通，故痈肿。"盖言邪客于脉络之中而为痈肿者，宜用针开除以去之。夫肾脉上贯肝膈，肾与肝脉皆循喉咙，入颃颡，故痈肿在颈，此病因于肾也。

夫气盛血聚者，宜石而泻之，此所谓同病异治也。

肝脏之血，行于皮肤气分，如肾脏之寒邪顺传于肝，肝气盛而血聚于皮肤之间，而为痈肿者，宜石而泻之。盖石者，砭其皮肤出血；针者，刺入经穴之中。故病在脉络者宜针，病在皮肤者宜石。是以同病异治，而皆已也。张兆璜曰："陷下者，又宜灸。始言针灸而后止言针石者，盖此篇论五脏之相传，而肾脏之气已传于肝，故只宜针、宜石。设或有回陷于肾者，又当灸之。此虽不明言，盖欲人意会，读者宜潜心参究，不可轻忽一字。"〔眉批：肝脏之血，一行于脉中，一行于脉外，故有二因之痈。〕

帝曰：有病怒狂者，此病安生？

经曰："肝移寒于心，狂，隔中。"又，"肝病者，善怒。"此肝虽顺传于心，而不得相生之真气，反受肝之寒邪，寒凌心火，故为怒狂。

岐伯曰：生手阳也。帝曰：阳何以使人狂？岐伯曰：阳气者，因暴折而难决，故善怒也，病名曰阳厥。

"折"，屈逆也。"决"，流行也。《本经》曰："所谓少气善怒者，阳气不治。阳气不治，则阳气不得出，肝气当治而未得，故善怒。善怒者，名曰煎厥。"此言肝气上逆，则阳气暴折而不得出，阳气难于流行，则肝气亦未得而治，故善怒也。

帝曰：何以治之？岐伯曰：阳明者常动，巨阳少阳不动，不动而动大疾，此其候也。

心为阳中之太阳，巨阳者，心之标阳也。少阳者，肝之表气也。夫阳明乃胃之悍气，故独动而不休，巨阳少阳不动者也，今不动之气反动而大疾，故使人怒狂也。〔眉批：太阳少阴根本相合，因不得出，故动疾也。〕

帝曰：治之奈何？岐伯曰：夺其食即已。夫食入于阴，长气于阳，故夺其食则已。

食气入胃，散精于肝；食气入胃，浊气归心。淫精于脉，毛脉合精，行气于腑，是食入于阴，而长气于阳也。此言巨阳少阳受气于心肝二脏之阴，肝心之气上逆，以致巨阳少阳之动大疾，故夺其食则阴气衰，而阳动息矣。

使之服以生铁洛为饮，夫生铁洛者，下气疾也。

夫所谓怒狂者，肝邪上乘于心，铁乃乌金，能伐肝木，故下肝气之疾速也。

帝曰：善。有病身热解堕，汗出如浴，恶风少气，此为何病？岐伯曰：病名曰酒风。

此言脾气逆而为病也。夫饮酒数醉，气聚于脾中，热盛于中，故热偏于身而四肢懈坠也。热盛则生风，风热相搏，是以汗出如浴而恶风少气。张兆璜曰："饮酒者，先充络脉，从络脉而反逆于脾中，在心主脉，是从心气之传于脾也。"〔眉批：太阳少阴，根本相合，因不得出，故动疾也。〕

帝曰：治之奈何？岐伯曰：以泽泻术各十分，麋衔五分，合以三指撮，为后饭。

酒气聚于脾，则不能上输于肺，而下输膀胱矣。《易》曰："山泽通气"，泽泻服之，能行水上，如泽气之上升为云，而复下泻为雨也。术乃山之精，得山土之气能通散脾气于四旁。"麋衔草"有风不偃，无风独摇，能去风除湿者也。合三指撮者，三乃木之生数，取制化土气之义。后饭者，复以谷气助脾也。夫奇恒之病，行所不胜曰逆，逆则死。今论胃腑所生之精气，以太阴始，而顺传于肾，肾传之肝，肝传之心，心传之脾，是五脏相通，移皆有次，而又有不得偃卧，腰痛颈痛诸病，是四时六淫七情五志之外，而有奇恒之逆传，奇恒之中而又有顺传之奇病，故人不能虚悬其病也。按本经八十一篇内论疾病者，止二十有奇，而论奇恒者，有十篇，当知人之生病也，多起于厥逆。〔眉批：《玉版》《玉机》《诊要经终》诸篇，皆论逆传之奇病。〕

所谓深之细者，其中手如针也，摩之切之，聚者坚也，搏者大也。

此论切求奇恒之脉法也。夫胃腑五脏之病能者，其气逆者，其脉沉细，故所谓沉之而细者，其应手如针之细而细沉也。再按而摩之，切而求之，如胃精之聚于胃，脾气之聚于脾者，其脉坚牢而不鼓也。又如肺气之盛，肾气之上搏于肝，肝气之上搏于心者，其脉应指而大也。

《上经》者，言气之通天也；《下经》者，言病之变化也；《金匮》者，决死生也。

《上经》者，谓《上古天真》《生气通天》至《六节脏象》《脏气法时》诸篇，论人之脏腑阴阳，地之九州九野，其气皆通于天气。《下经》者，谓《通评虚实》以下至于《脉解》诸篇，论疾病之变化。《金匮》者，如《金匮真言》《脉要精微》《平人气象》诸篇，论脉理之要妙，以决死生之分，藏之《金匮》，非其人勿教，非其真勿授，故曰："《金匮》者，所以决死生也。"按本经以七七四十九篇为上下经，后附论刺论穴、论五运六气、五过四失，如《易》之以八八六十四卦，分上下经而后附《系辞》《说卦》诸篇之义。张兆璜曰："按新校正云：晋皇甫士安序《甲乙经》云：《素问》亦有亡失，隋人全元起注本亦无第七卷，唐时王冰以《天元纪大论》《五运行论》《六微旨论》《气交变论》《五常政论》《六元政纪论》《至真要论》七篇乃《阴阳大论》之文，取以补所亡之卷，是以《上经》《下经》之说，不合八十一篇之平分也。"〔眉批：张应略曰："四十九篇之中，内加亡失者，则不止于四十九篇矣。"〕

《揆度》者，切度之也；《奇恒》者，言奇病也。

揆度者，切度奇恒之脉病。奇恒者，言奇病之异于恒常也。〔眉批：奇恒之中又分奇恒。〕

所谓奇者，使奇病不得以四时死也；恒者，得以四时死也。

所谓奇者，病五脏之厥逆，不得以四时之气应之。所谓恒者，奇恒之势，乃六十首，亦得以四时之气，而为死生之期。

所谓揆者，方切求之也，言切求其脉理也；度者，得其病处，以四时度之也。

揆度奇恒，所指不同，故当切求其脉理，而复度其病处。如本篇论五脏之病能，当摩之切之，以脉求之。如太阳之肿腰椎，少阳之心胁痛，阳明之振寒，太阴之病胀，又当得其病处，而以四时度之。

奇病论篇第四十七

黄帝问曰：人有重身，九月而喑，此为何也？

此论奇恒之腑，而为奇恒之病也。《五脏别论》曰："脑髓骨脉胆女子胞，此六者，名为奇恒之腑。"是以本篇之所论，有犯大寒，内至骨髓，上逆于脑之脑髓骨病，《脉解篇》之脉病口苦之胆病，九月而喑及母腹中受惊之女子胞病，皆奇恒之腑而为病也。盖此六者，地气之所生，皆藏于阴而象于地，与气之通于天，病之变化者之不同，故所谓奇病也。张兆璜曰："一因子以病母，一因母以病子，妊娠子母，性命相关。"

岐伯对曰：胞之络脉绝也。

"胞之络脉"，胞络之脉也。"绝"，谓阻隔不通也。盖妊至九月，胞长已足，设有碍于胞络，即使阻绝而不通。

帝曰：何以言之？岐伯曰：胞络者，系于肾，少阴之脉，贯肾，系舌本，故不能言。

声音之道，在心主言，在肺主声，然由肾间之动气，上出于舌，而后能发其音声，故曰："舌者，音声之机也。"胞之络脉系于肾，足少阴之脉贯肾系舌本，胞之络脉阻绝，则少阴之脉亦不通，是以舌不能发机而为喑矣。

帝曰：治之奈何？岐伯曰：无治也，当十月复。

十月胎出，则胞络通，而音声复矣。

《刺法》曰：无损不足，益有馀，以成其疹，然后调之。

"刺法"，谓《针经》内之法也。"疹"，病也，言毋损其不足，益其有馀，使成其病而后复调治之。

所谓损不足者，身羸瘦无用镵石也。

"镵"，谓针。"石"，砭石也。《针经》曰："形气不足，病气不足，此阴阳气俱不足也。不可刺之，刺之则重不足，重不足则阴阳俱竭，血气皆尽，五脏空虚，筋骨髓枯，老者绝灭，壮者不复矣"。是以身羸瘦者，不可妄用针石，此章重在有馀而兼引其不足。

无益其有馀者，腹中有形而泄之，泄之则精出，而病独擅中，故曰疹成也。

"泄"，谓用针泻之。《针经》曰："刺之害，中而不去，则精泄，精泄则病益甚而恇。"按腹中胞积，皆为有形。在女子胞则曰无益其有余，在息积曰不可灸刺，在伏梁曰不可动之，是腹中有形者，皆不可刺泄。刺虽中病，而有形之物不去，则反泄其精气，真气出而邪病反独擅于其中，故为疹成也。朱圣公曰："女子胞，腹中积，皆为有余。"

帝曰：病胁下满气逆，二三岁不已，是为何病？岐伯曰：病名曰息积，此不妨于食，不可灸刺，积为导引服药，药不能独治也。

此肺积之为病也。肺主气而司呼吸定息，故肺之积曰息奔。在《本经》曰息积。积者，渐积而成，是以二三岁不已。夫肝肺之积皆主胁下满，积在肝则妨于食，此积在肺，故不妨于食也。此病腹中有形，不可灸刺。凡积当日用导引之功，调和之药，二者并行，斯病可愈。若只用药而不导引，则药不能以独治也。

帝曰：人有身体髀股胻皆肿，环齐而痛，是为何病？岐伯曰：病名曰伏梁，此风根也。其气溢于大肠，而著于肓，肓之原在齐下，故环齐而痛也，不可动之，动之为水溺涩之病也。

此其气积于大肠之外，而为伏梁也。大肠为肺之腑，气逆不通，是以身体髀股胻皆肿，此根因于风邪伤气，留溢于大肠之间，而著于肓。肓者，即肠外之膏膜，其原出于脐眹，正在脐下，故环脐而痛也。不可动者，不可妄攻以动之。盖风气留溢于脐下，与水脏水腑相连，动之则风行水涣，而为水病矣。水逆于上，则小便为之不利矣。张兆璜曰："奇恒之病，多因于积聚厥逆，前论腹中，此论奇恒，不可谓之重出，而置之勿论。"张应略曰："腹积有五，止论肺与大肠者，谓病在气也，故在肺曰气逆，在大肠则曰其气溢于大肠。"

帝曰：人有尺脉数甚，筋急而现，此为何病？岐伯曰：此所谓疹筋。

此论诸筋之为病也。夫奇恒之势，诊有十度，度脉度脏度肉度筋度俞度阴阳气。如心脉满大，肝脉小急，脉来悬钩，脉至如喘之类，皆所以度脉也；如肝满、肾满、肺满则为肿，肝气予不足，木叶落而死，肾气予不足，去枣华而死，皆所以度脏也；如肌气予不足，肤胀身肿，大肉陷下，皆所以度肉也；诊筋之病，所以度筋也；如十二俞之予不足，水凝而死，所以度俞也；如正月太阳，三月厥阴，五月阳明，十月少阴，所以度阴阳气也，皆为病之异于恒常者也。夫内有阴阳，外有阴阳，在外者皮肤为阳，筋骨为阴，是以筋病急，而尺脉数也。

是人腹必急，白色黑色，见则病甚。

诸筋之会，聚于宗筋，冲脉者，主渗灌谿谷，与阳明合于宗筋，是以筋病而腹必急也。夫十二经之筋病，惟手太阴甚，则成息贲胁急吐血，是少阴筋病甚者，死不治，是以白色黑色见者，则病甚也。

帝曰：人有病头痛，以数岁不已，此安得之？名为何病？岐伯曰：当有所犯大寒，内至骨髓，髓者以脑为主，脑逆，故令头痛，齿亦痛，病名曰厥逆。帝曰：善。

此论脑骨髓之为病也。夫在地为水，在天为寒，寒生水，水生咸，咸生肾，肾生骨髓，故所犯大寒之热，而内至骨髓也。诸髓皆属于脑，故以脑为主，髓邪上逆，则入于脑，是以头痛，数岁不已。齿乃骨之余，故齿亦痛也。此下受之寒，上逆行巅顶，故名曰厥逆。

帝曰：有病口甘者，病名为何？何以得之？岐伯曰：此五气之溢也，名曰脾瘅。

五气者，土气也。土位中央，在数为五，在味为甘，在臭为香，在脏为脾，在窍为口，多食甘美则臭味留于脾中，脾气溢而证见于外窍也。"瘅"，热也。按《金匮要略》曰："一者经络受邪，入脏腑为内所因；二者四肢九窍，血脉相传，壅塞不通，为外皮肤所中也；三者房室金刃，虫兽所伤，若人能养慎，更能无犯王法，禽兽灾伤，房室勿令竭乏，服食节其冷、热、苦、酸、辛、甘，如此人数食甘美，而致口甘消渴者，乃不内外因之病也，故列于奇病之中。

夫五味入口，藏于胃，脾为之行其精气，津液在脾，故令人口甘也。此肥美之所发也，此人必数食甘美而多肥也。肥者令人内热，甘者令人中满，故其气上溢，转为消渴。

脾主为胃行其津液者也。五味入口，津液各走其道，苦先入心，酸先入肝，甘先入脾，辛先入肺，咸先入肾。"此人必数食甘美而多肥"，美者，香美。肥者，厚味也。厚味令人内热，甘者主于留中，津液不能输布于五脏，而独留在脾，脾气上溢发为口甘，内热不清转为消渴。

治之以兰，除陈气也。

"兰"，香草。"陈气"，积气也。盖味有所积，以臭行之，从其类而治之也。〔眉批：兰者，其味甘，其臭香。又：其寒热者，则非奇恒矣。〕

帝曰：有病口苦，取阳陵泉，口苦者，病名为何？何以得之？

胆病者，口苦。"阳陵泉"，胆之合穴也。帝言有病口苦，取阳陵泉而口苦者，病名为何？何以得之？按《灵枢经》曰："其寒热者，取阳陵泉。"夫寒热，实证也。此系胆虚气溢，当取募俞，不当取其合穴，故口苦之不愈也。

岐伯曰：病名曰胆瘅。夫肝者，中之将也，取决于胆，咽为之使。

肝者，将军之官，谋虑出焉。胆者，中正之官，决断出焉。夫谋虑在肝，决断在胆，故肝为中之将而取决于胆也。肝脉夹胃贯膈，循喉咙，入颃颡，环唇内，故咽为肝之外使，是以肝病而亦证见于口也。〔眉批：《本经》曰：邪在胆，逆在胃，胆液泄则口苦，胃气逆则呕苦，盖胆之苦汁从胃咽而出于口，故咽为之使。〕

此人者，数谋虑不决，故胆虚气上溢，而口为之苦。

谋虑不决，则肝气郁，而胆气虚矣，胆之虚气上溢，而口为之苦矣。上节论脾气实，此论胆气虚，虚实之气，皆能为热而成瘅。

治之以胆募俞，治在《阴阳十二官相使》中。

王冰曰："胸腹曰募，背脊曰俞，胆募在乳下二肋外，期门下，同身寸之五分。俞在脊第十四椎两旁，相去脊中各一寸五分。其所治之法，在阴阳十二官相使中，今经已亡。"愚谓七十二篇系《刺法论》，抑或在此篇中，今所补遗经二篇，乃后人伪撰者也。

帝曰：有癃者，一日数十溲，此不足也，身热如炭，颈膺如格，人迎躁盛，喘息气逆，此有馀也；太阴脉微细如发者，此不足也，其病安在？名为何病？

此论阴阳二气，生于太阴阳明，阴阳不和，而为死证也。夫水谷入胃，脾主行其津液，太阴为之行气于三阴，阳明为之行气于三阳。太阴不足，则阳明甚盛；太过不及，则阴阳不和；阴阳不和，则表里之气皆绝矣。夫入胃之饮，上输于脾，脾气散精，上归于肺，通调水道，下输膀胱。今太阴病而不能转输于上，颇在肺而不能通调于下，则病癃矣。夫地气升而为云，天气降而为雨，今地气不能上升而惟下泄，是以一日数十溲，此太阴之不足也。阳明者，表也。身热如炭，阳明盛也。阳明脉挟喉，其输在膺中，颈膺如格，胃气强也，阳明盛强，则人迎躁急，颇关在肺，故喘息气逆，此阳明之有馀也；阳明盛强，则与脾阴相绝，太阴不得受水谷之精，是以脉微如发，此太阴之不足也。

岐伯曰：病在太阴，其盛在胃，颇在肺，病名曰厥，死不治。

此病在太阴与胃肺也。夫阳明乃燥热之经，从中见太阴之湿化，太阴不足则胃气热，而人迎躁盛矣。胃气上逆，颇关在肺，而为喘息气逆矣。胃气盛强，不能游溢精气，而太阴不足矣；太阴不足，则五脏六腑皆无所受气，而为厥逆之死证也。张兆璜曰："《伤寒论》云：'胃气生热，其阳则绝。'盖胃气主热，则阳明与太阴绝，而太阴不足矣；太阴不足，则太阴与阳明绝，而胃中燥盛矣，阴阳表里之相关也。"〔眉批：上篇有论胃腑之精气厥逆，此篇末结太阴不得为胃行其精气，皆奇恒厥逆之始，盖微者逆及于五脏而后死，甚者逆在脾。〕

此所谓得五有馀，二不足也。帝曰：何谓五有馀二不足？岐伯曰：所谓五有馀者，五病气之有馀也；二不足者，亦病气之不足也。

此言有馀不足之皆为病也。五有馀者，谓身热如炭，颈膺如格，人迎躁盛，喘息而气逆，此五病气之有馀也。二不足者，病癃，一日数十溲，太阴脉微细如发，亦病气之不足也。张兆璜曰："在阳明曰五病气，在太阴曰亦病气，是先因有馀而致病不足也。"

今外得五有馀，内得二不足，此其身不表不里，亦正死明矣。

阳明者，表也，外得五有馀，不能行气于表之三阳矣；太阴主里，内得二不足，不能行气于里之三阴矣。此其身之表里阴阳皆为断绝，亦正死也明矣。

帝曰：人生而有病巅疾者，病名曰何？安所得之？岐伯曰：病名为胎病，此得之在母腹中时，其母有所大惊，气上而不下，精气并居，故令子发为巅疾也。

此女子胞之为病也。有所大惊，则气暴上而不下，夫精以养胎，而精气并居者也。母受惊而气上，则子之精气亦逆，故令子发为癫疾也。按婴儿癫痫，多因母腹中受惊所致，然癫疾者，逆气之所生也，故因气逆而发为癫疾。兆璜曰："胎中受病，非只惊痫，妊娠女子，饮食起居，大宜谨慎，则生子聪俊，无病长年。"

帝曰：有病庬然，如有水状，切其脉大紧，身无痛者，形不瘦，不能食，食少，名为何病？

"庬然"，附肿貌。如有水状者，水气上乘，非有形之水也。是少阴寒水主气，大则为风，紧则为寒，故其脉大紧也。夫病风水者，外证骨节疼痛，此病在肾，非外受之风邪，故身无痛也。水气上乘，故形不瘦，风木水邪，乘侮土气，故不能食，即食而亦不能多也。张兆璜曰："邪干上焦，则不能食，在中焦则食少也。"

岐伯曰：病生在肾，名为肾风。

肾为水脏，水生风木，此肾脏自生之风，非外受之邪，故曰病生在肾。张兆璜曰："天有六淫，人亦有六气，奇恒之病多不因于外邪。"

肾风而不能食，善惊，惊已心气痿者死。帝曰：善。

水者，火之胜。不能食者，水邪直入于上焦也。善惊者，水气薄于心下也。夫心不受邪，惊已而心气痿者，心受邪伤也。〔眉批：肾风非死证，此病生在肾，逆传其所败故死。〕

大奇论篇第四十八

此承上章记奇病之广大。

肝满、肾满、肺满皆实，即为肿。

"满"，谓脏气充满也。夫五脏者，藏精气而不泻，故满而不实，如满而皆实，是为太过，当即为肿。然此论脏气实而为肿，与气伤痛，形伤肿之因证不同也。

肺之雍，喘而两胠满；肝雍，两胠满，卧则惊，不得小便；肾雍，脚下至少腹满，胫有大小，髀胻大跛，易偏枯。

雍者，谓脏气满而外壅于经络也。盖满在气，则肿在肌肉，壅在经，则随经络所循之处而为病也。肺主呼吸，其脉从肺系横出腋下，故喘而胠满。肝脉环阴器，抵小腹，属肝络胆，上贯膈，布胁肋，故两胠满而不得小便。脏气雍满，卧则神魂不安，故发惊也。肾脉起于足下，循内踝上腨内，属肾络膀胱，故自脚下至少腹满。肾主骨而寒水主气，故足胫有大小，髀胻大而跛，变易为偏枯。此论脏气雍于经脉，而为此诸病，与邪在三焦之不得小便，虚邪偏客于形身，而发为偏枯之因证不同也。

心脉满大，痫瘛筋挛。

"痫瘛"，抽掣也。"挛"，拘挛也。心为火脏，火热太过，是以脉大而痫瘛筋挛。

肝脉小急，痫瘛筋挛。

肝主筋，而主血，小则为虚，急则为寒，此肝脏虚寒而不能荣养于筋，故为挛瘛之病。此论筋之为病，有因心气之有余，有因肝气之不足，与风伤筋脉，筋脉乃应之为病不同也。

肝脉鹜暴，有所惊骇。

"鹜"，音务。"鹜"，疾奔也，又乱驰也。言肝脉之来疾而暴乱者，必有所惊骇故也。此言因惊骇而致肝脉暴乱，非东方肝木，其病发惊骇也。兆璜曰："七情之中，心肝主惊，因惊骇而致肝脉鹜暴者，所谓病生于情也。东方肝木，其病发惊骇者，所谓情生于病也。"

脉不至，若喑，不治自已。

脉络阻于下则音不出于上，脉络疏通，其音自复，故脉不至而喑者，不须治之，其病自己，此系经脉所阻之病，与邪搏于阴，则为喑之不同也。〔眉批：奇恒之病，多系阻逆，逆者病深，阻者易愈，此与九月而喑之因相同。在妊娠有胞阻之暗，在男子又有脉阻之喑者。〕

肾脉小急，肝脉小急，心脉小急，不鼓，皆为瘕。

"小急"，虚寒之脉。"瘕"，聚也。脏气有所留聚，故脉见小急而不鼓。

肾肝并沉，为石水；

肝乃东方春生之木，主透发冬令闭藏之气，如肝肾之脉并沉，是二脏之气皆闭逆于下，而为石水矣。石水者，肾水也。如石之沉，腹满而不喘。

并浮，为风水；并虚，为死；

肝主风木，肾主寒水，如肝肾之脉并浮，是二脏所主之气皆发于外，故名曰风水。如浮而并虚，是脏气不藏而外脱故死。此言肝肾之气过于闭藏，则沉而为水；过于发越，则浮而兼风，皆本脏所主之气，而自以为水为风，与本经之《热病论》《水热穴论》《灵枢·论疾诊尺篇》及《金匮要略》诸经，皆论石水风水之不同也。〔眉批：诸经之风水无死证。〕

并小弦欲惊。

小者，血气皆少，弦则为减为寒，肝脏之气生于肾，脉并小弦，是二脏之气皆虚，而欲发惊也。前论肝雍之惊，病有馀；今弦小欲惊，病不足，皆本脏本气之为病也。上节言虚脱于外者死，此言本虚于内者惊。

肾脉大急沉，肝脉大急沉，皆为疝；

大则为虚，急则为寒，沉为在下在里，故皆为疝。

心脉搏滑急，为心疝；肺脉沉搏，为肺疝。

心疝之有形在少腹，其气上搏于心，故心脉搏而滑急也。肺脉当浮而反沉搏，是肺气逆聚于内而为肺疝矣。

三阳急为瘕；三阴急为疝。

此言疝瘕之病，病三阴三阳之气而见于脉也。子繇曰："瘕者，假也，假物而成有形。疝字从山，有艮止高起之象。故病在三阳之气者，为瘕；三阴之气者，为疝。"玉师曰："瘕在肠胃之外，故三阳急；疝病五脏之气，故三阴急。"

二阴急为痫厥，二阳急为惊。

"二阴"，少阴也。痛厥者，昏迷仆扑，猝不知人。此水气乘心，是以二阴脉急。"二阳"，阳明也。阳明者，土也，土气虚寒，则阳明脉病，故发惊也。

脾脉外鼓沉为肠澼，久自已。

"肠澼"，下痢也，《著至教论》曰："三阳者，至阳也。"积并则为惊，病起疾风，至如霹雳，九窍皆塞，阳气滂溢，干嗌喉塞，并于阴则上下无常迫为肠辟，此三阳并至，干迫脏阴，乃奇恒之下痢，与外受六淫之邪，迫于经络，而为下痢脓血者不同，故病见于脏脉，而各有死生之分。脾为阴脏，位居中央，受三阳阳盛之气迫而上行，则其脉外鼓；搏而下沉，则为肠澼下痢，盖言阳气上下之无常也。脾为阴中之至阴，故虽受阳热之气，其病久而自已。玉师曰："疝瘕肠澼，皆病在三阴三阳之气分。首节论阳热之气，伤脾脏之津液，而为肠澼，次论阳热之气，伤肝肾心藏之血，而为肠澼下血，后论三阳之气甚，而三阴之气伤者死"。

肝脉小缓，为肠澼，易治。

经云："缓者多热，小者血气皆少。"此阳热之气干薄脏阴，致肝脏之血气下泄而虚，故其脉小缓也。肝主藏血，故虽受阳邪，尚为易治。

肾脉小搏沉，为肠澼，下血。

肠澼下血者，或下痢赤色，或下血也。肾主藏精，为精血之原，阳热之气下薄于肾，故为肠澼下血。阴血伤，故脉小。热邪干肾，故沉而搏也。

血温身热者死。

夫阴阳相和则生，偏害则死。三阳为阳，三阴为阴，气为阳，血为阴，三阳之热薄于阴血，血受热伤，故血温也。身热者，三阳盛而三阴之气绝也。

心肝澼，亦下血，二脏同病者可治。

此承上文而言阴血盛者，虽受阳薄，尚为可治，盖重阴血以待阳也。夫心主生血，肝主藏血，是以心肝二脏，受阳盛之气，而为肠澼者，亦下血。如二脏同病，则阴血盛而可以对待阳邪，故尚为可治之证。

其脉沉小涩为肠澼，其身热者死，热见七日死。

上节分血气为阴阳，此复以三阴三阳之气论阴阳也。脉小沉滞者，三阴之气为阳迫所伤也。"其身热者"，阳盛而阴绝也。七日死者，六脏之阴气终也。按此系奇恒之病缘于阴阳不和，非关外淫之气，医者大宜体析。如因表邪而发热者，其脉必浮，或见滑大，初起之时，必骨痛头疼，或恶寒喘急，表证始盛，里证尚微，盖先表而后入于里也。此系三阳之气，直并于阴，阴气受伤，是以脉小沉涩，初起之时，里证即急，或禁口腹痛，或下重痢甚，或发惊昏沉，或嗌干喉塞，身虽热而热微，外证轻而里急，此三阳之气疾起，如风至，如霹雳，当急用抑阳养阴之药以救援。若见身有微热，而用表散之轻剂，因脉小涩而用和调之缓方，三日之后即成不救矣。存德好生之士，当合参诸经，细心体认，辛勿以人命为轻忽也。张兆璜曰："危险之证，当用瞑眩之药以急救，若用平和汤而愈者，原不死之病也。服平和汤而后成不救者，医之罪也。"张应略曰："当汗而急汗之，正所以养阳也；当急下而大下之，正所以养阴也。常须识此，勿令误也。"〔眉批：上节分论五脏，此即总言其脉，复曰七日死者，言病在气也。因于外感者曰发热，因于内伤者曰身热。此证当急用大承气汤以抑阳，次加芩莲归芍，以养阴。不死之病，勿药亦可。如不识病之重轻，仅以橘皮汤误人性命，此之谓庸医杀人。〕

胃脉沉鼓涩，胃外鼓大，心脉小坚急，皆鬲偏枯。

此言营卫血气虚逆，而成偏枯也。夫经脉者，所以行气血而荣阴阳，濡筋骨以利关节。卫气者，所以温分肉，充皮肤，肥腠理，司开阖，是故营卫调，则筋骨强健，肌肉致密。如血气虚逆，则皮肤筋骨失其荣养，而成偏枯之患矣。营卫之气由阳明之所生，血脉乃心脏之所主，阳明气血皆多，其脉当浮大，今脉沉而鼓动带涩，《灵枢经》曰"涩为少气"；《伤寒论》曰"涩则无血"，是血气虚于内矣。推而外之，胃外以候形身之中，其脉鼓大，大则为虚，此血气虚于外矣，是以成鬲偏枯。鬲者，里之鬲肉，前连于胸，旁连于胁，后连于脊之十一推。盖营卫血气皆从此内鬲，而外达于形身，营卫不足则鬲气虚矣；鬲气虚，是以胸胁脊背之间，而成麻痹不仁之证，故名曰鬲偏枯也。夫心主血脉之气，小则血气皆少，坚急为寒，心气虚寒则血脉不行，筋骨无所荣养，而亦成鬲外之偏枯。夫邪之偏中于身，及风之伤人而成偏枯者，乃外受之邪，当主半身不遂，此由在内所生之血气虚逆，故主于鬲偏枯。鬲偏枯者，只病在胸胁腰脊之间，而不及周身之上下也。〔眉批：先言胃脉而后言胃外，是病之从内而外也。〕

男子发左，女子发右。

左右者，阴阳之道路也。男子血气从左而转，女子气血从右而旋，是

以男子之病发于左，而女子之病发于右也。〔眉批：从内而发于外，故曰发。〕

不喑舌转可治，三十日起。

夫营卫气血虽生于阳明，主于心脏，然始于先天之肾中，少阴之脉贯肾，系舌本，不喑舌转，是先天之根气不伤，故为可治。偏枯而主三十日起者，言其愈之速也。

其从者喑，三岁起。

谓男子发左，女子发右，阴阳血气虽顺而喑者，至三岁之久而后能复也。兆璜曰："不喑舌转，先天之气在也。其顺者喑，后天之气复也。"

年不满二十者，三岁死。

年不满二十者，脏腑正盛，血气方殷，而反有此衰败之证，比及三年，五脏胃腑之气，渐次消灭而死矣。兆璜曰："如外感风邪者，值此少壮之年，更易愈矣。"此因于内损，故名曰膈偏枯。

脉至而搏，血衄身热者死，脉来悬钩浮，为常脉。

"血衄"，血出于鼻也。脉搏击而血衄者，经热盛而迫血妄行，血脱故身热也。脉来悬钩者，心之脉也。浮者，肺之脉也。心主血脉，肺主皮肤，而开窍在鼻，心脉来盛，上乘于肺，而致衄者，此血衄之常脉也。夫因外感风寒，表阳盛而迫于经络之衄者自愈。若心脉盛而迫于皮肤之血以致衄者，为常脉，此表里阴阳，外内出入，而皆为衄病之常。若脏气不守，经血沸腾，脉至而搏击应手者，此热盛而血流妄行，一丝不续，则穹壤判矣。玉师曰："搏者，阴阳相搏。血衄身热者，血气俱脱故死。悬钩浮脉，乃血衄之常脉，故不死。不死者，如奇恒之衄也。"

脉至如喘，名曰暴厥。暴厥者，不知与人言。

如喘者，脉来滑急也。此痰水上壅，故脉来急滑，名曰暴厥。暴厥者，一时昏厥而不能与人言。

脉至如数，使人暴惊，三四日自己。

夫有形之邪上乘，则脉至如喘；无形之气上逆，则脉至数疾。邪薄心下，故发惊也。盖心不受邪，至三四日邪自下而惊厥之病自己，非比外淫猝厥之难愈也。

脉至浮合，浮合如数，一息十至以上，是经气予不足也，微见九十日死。

此论脏腑经俞之气不足而各有死期也。浮合者，如浮波之合，来去之无根也。浮合如数，而一息十至以上，是经气予之不足也。微见此脉，至九日十日之交而死。盖九者阳之终，十者阴之尽，此三阴三阳十二经脉之气终也。"予"，与同。夫五脏相通，移皆有次，脏腑之气，各传与之。如五脏有病而逆传其所胜者，死。如顺传其所生而受所与之气不足者，亦死。故曰："气予之不足也。"又，五脏各以其时，而主于手太阴者，脏气传与之俞，俞气传与之经，脉气与之络，络与之肌，此经脉之气，受五脏所与之气不足，故脉至如此，虚数之极也。兆璜曰："络与之肌，肌络之气，外内相通。故脉急者，尺之皮肤亦急；脉缓者，尺之皮肤亦缓。"士宗曰："微对显言，微现此脉，期以九十日而死，若显露之不逾时日矣。后之交漆，亦犹是也。"

脉至如火薪燃，是心精之予夺也，草干而死。

如火薪燃者，心气不藏，虚炎之极也。精者，五脏主藏精，谓所与之气，精气也。曰夺、曰虚、曰不足者，谓夺其所与之精气，以致虚而不足也。草干冬令之时，当遇胜克之气而死，所谓脉至者，概左右三部而言也。玉师曰："心脉如火薪，肝脉如散叶，胃脉如泥丸，太阳如涌泉，肌脉如颓土，皆以五行之气，效象形容。盖此乃五脏虚败之气，变见于脉，非五脏之病脉也，斯之谓奇恒之脉。"应略曰："予者，谓脏腑之气，传与之脉也。"

脉至如散叶，是肝气予虚也，木叶落而死。

"散叶"，飘零虚散之象，肝木之气虚，故当至秋令之时而死。

脉至如省客，省客者，脉塞而鼓，是肾气予不足也。悬去枣花而死。

脉塞而鼓，谓脉始来充塞于指下，旋即鼓动而去，有如省问之客，方及门而即去也。"悬"，隔也。悬去枣华者，谓相隔于枣华之时而死也。张兆璜曰："脏腑之气外合五行之生克，而草木之荣枯，止以四时之气候之，火土之气皆主于夏，故曰悬去枣华者，谓相去枣华之初夏，而死于土令之长夏也。"应略曰："脉始于肾，故肾气虚而脉至如省客。"

脉至如丸泥，是胃精予不足也，榆荚落而死。

丸泥者，如泥丸而不滑也。胃为阳土，位居中央，其性柔，其体圆，故曰脉弱以滑，是有胃气。盖往来流利如珠曰滑，如丸泥者，无滑动之象，胃将死败之征也。榆荚至春而落，木令之时也。脏腑之气生于胃腑水谷之精，故曰精予不足。

脉至如横格，是胆气予不足也，禾熟而死。

胆属甲子，主一阳初生之气，胆气升，十一脏腑之气皆升。如横格者，有如横拒而不得上下，是胆气虚而不能升也。《灵枢经》曰："其胆乃横。"是胆气横而脉亦见其横格也。"禾熟"，秋深之时也。张兆璜曰："人生于寅，天三生木，故在人脏腑阴阳之生死，应四时草木之荣枯。"〔眉批：按《宋史·钱乙传》曰："一乳妇因悸而目张不得瞑，乙曰：'此气结而胆横不下，用青郁李酒，饮之而愈'。"〕

脉至如弦缕，是胞精予不足也，病善言，下霜而死，不言可治。

弦缕者，精血虚而如缕之细也。"胞精"，胞络之精气也。胞络者，系于肾，少阴之脉贯肾系舌本，善言者，胞气泄也，驯见而陨霜，九月之候也。九月万物尽衰，则气去阳而之阴，应收藏之气，而反泄于外，故死。胞主藏精血，故曰精予不足。

脉至如交漆，交漆者，左右旁至也，微见，三十日死。

此承上文而言冲任之脉绝也。冲任起于胞中，循腹上行为经血之海，胞精不足，冲任将绝矣。"交"，绞也。如绞漆之左右旁流，无中通一贯之象，是循中而上之冲任绝矣。精血为阴，故至三十日而死，三十日者，月之终也。兆璜曰："冲任为经脉之原，故亦曰：'微见。'吴氏曰：'微见，始见也。'"

脉至如涌泉，浮鼓肌中，太阳气予不足也，少气味，韭英而死。

"至如涌泉"，本盛而不返也。"浮鼓肌中"，无根外脱之象也。太阳者，巨阳也，为诸阳主气，而生于膀胱之水中，是以标阳而本寒。夫水为阴，火为阳，阳为气，阴为味，少气味者，太阳之标本皆虚也。盖言太阳之气不足而水腑未虚，阳生于阴，尚有根而可复，如标本皆少，不免于死亡矣。韭乃肝之菜，至春而英，韭英之时，更疏泄其本气，则死矣。兆璜曰："太阳为诸阳主气，故六气之中，独举太阳。冲任为经血之海，皆起于胞中，故六腑之中，特提胞脉。膀胱者，胞之室也。"

脉至如颓土之状，按之不得，是肌气予不足也，五色先见黑，白垒发死。

"颓土"，倾颓之顽土也。脾主肌肉，如颓土而按之不得者，无来去上下之象，是肌气受所予之不足也。土位中央，而分旺于四季，当五色俱现而先主黄，若五色之中而先现黑，是土败而水气乘之矣。马氏曰："垒，蘽之属也。蘽色白而发于春，白垒发时木气旺，而颓土之气绝矣。"

脉至如悬雍，悬雍者，浮揣，切之益大，是十二俞之予不足也，水凝而死。

悬雍者，如悬痈也。"揣"，度也。先轻浮而度之，再重按而切之，其本益大，有如痈之头小而本大，此脏腑十二俞气之不足也。夫经俞之气昼夜环转，俞予之不足，是以脉雍滞，而有如痈之象也。天寒地冻，则经水凝涩，雍滞之脉再为凝涩，绝无生动之机矣。

脉至如偃刀，偃刀者，浮之小急，按之坚大急，五脏菀热寒热，独并于肾也。如此其人不得坐，立春而死。

"菀"，音郁，"偃"，仰也。脉如仰起之刀，口利锐而背坚厚，是以浮之小急，而按之坚大也。夫五脏相通，精气各循序而传予之，肾为水脏，又独受五脏之精而藏之，是以传与之外，而又有邪气独并于肾之奇病也。有如此之脉病者，其人当至立春而死。按《灵枢经》曰："肾是动病，喝喝而喘，坐而欲起。"其人不得坐者，肾气伤也。冬令闭藏，以奉春生之气，肾气已伤，再至春而泄之，肾气绝矣。张兆璜曰："'菀热'，久郁之气。'寒热'，新积之邪。盖久则寒亦化热，故曰菀热。按此与《病能》之义大略相同。《病能篇》论五脏之邪气循序相传，此论五脏之寒热独并于肾，盖精气之有传有并，而邪亦随之。此论气予不足中，突提'邪并'一节，经义微妙，学者大宜体会。"〔眉批：张应略曰："因精气之传予，故邪亦从而传之，因肾藏五脏之精，故寒热亦独并于肾"。〕

脉至如丸，滑不直手，不直手者，按之不可得也，是大肠气予不足也，枣叶生而死。

如丸滑而不直手者，圆活流利似于无形，故按之不可得也。大肠为肺之腑，而属庚金，其脉宜奥弱轻浮，气予不足，故脉至若此。枣叶生于夏，火旺则金铄矣。

脉至如华者，令人善恐，不欲坐卧，行立常听，是小肠气予不足也，季秋而死。

脉至如花者，如花之轻微也。小肠为心之腑而属丙火，其脉当来盛，反如花者，气予不足也。腑气不足则脏气亦虚，神虚则恐惧自失，神志不宁，故坐卧不安也。小肠之脉入耳中，属听宫，常有所听者，如耳作蝉鸣，或如钟磬声，皆虚证也，遇金水生旺之时而死。《下经》曰："诊合微之事，通阴阳之变，彰五中之情，定五度之事，如此乃足以诊。"夫五中之情，决奇恒之病也。五度之事，度奇恒之脉也。本篇先论奇恒之病，后论奇恒之脉，与经常之脉证大不相同，故曰《大奇论》。张兆璜曰："《大奇》《脉解》二篇，皆无君臣问答之辞，而曰论曰解者，乃伯承上章解论奇恒之脉病也。"

脉解篇第四十九

太阳所谓肿腰脽痛者，正月太阳寅，寅，太阳也。正月阳气出在上，而阴气盛，阳未得自次也，故肿腰椎痛也。

〔眉批：皆自相问答之辞，以解释奇恒之脉，故曰《脉解》。〕
此篇论奇恒之势，乃六十首，盖以三阴三阳之气各主六十日为首，六六三百六十日，以终一岁之周。阴阳六气，各自盛衰，而能为经脉作病，故名之曰《脉解篇》。然此篇之论，与诸经之论阴阳，各不相同，乃解奇病之脉也。太阳为诸阳主气，生于膀胱水中，故以太阳之气为岁首，正月阳气虽出于上，而阴寒之气尚盛，阳气未得次序而出，故太阳所谓肿腰脽痛者，因太阳之气尚为阴气所郁，故肿腰脽痛也，此论阳气之微也。兆璜问曰："奇恒之势六十首，已释于《诊要篇》中，但脏腑阴阳之气，与此篇各有异同，请明示其旨。"曰："《诊要篇》中论五脏之气，各主六十日为首，而取刺诸俞，各有浅深之法，所谓度脏度俞也。此篇论三阴三阳之气分主一岁，各有盛衰，而能为经脉作病，所谓度阴阳气度人脉也。阴阳之道，有名无形，数之可十可百，推之可万可千，明乎阴阳常变之理，然后可与言医。"

病偏虚为跛者，正月阳气冻解，地气而出也。所谓偏虚者，冬寒颇有不足者，故偏虚为跛也。

此言太阳之气生于冬令水中，寒水之气有所不足，以致太阳之气亦虚，而为偏枯跛足也。夫正月阳气解冻，从地气而上出，则阳气当自次而盛矣。言有所谓偏虚而为跛者，又缘冬令寒水之气颇有不足，以致所生之阳气偏虚而为经脉作病。上节论阳气微而为时所遏抑，此论根气不足而所生之气亦虚，以下论阳气之渐盛。

所谓强上引背者，阳气大上而争，故强上也。

强上引背者，头项强而引于肩背也。太阳之脉上额交巅，从巅别下项，挟脊抵腰中，阳气大上而争扰于上，故使其强上也。

所谓耳鸣者，阳气万物盛上而跃，故耳鸣也。

此言阳气之更盛也。春三月所谓发陈，天地俱生，万物以荣，天地万物之气皆盛上而跃，而人之阳气亦虚于上，是以经脉上壅而耳鸣也。

所谓甚则狂巅疾者，阳尽在上，而阴气从下，下虚上实，故狂巅疾也。

此言阳气之盛极于上也。所谓狂巅疾者，乃阳气尽甚于上，而阴气从之于下，不得与阳气相和，下虚上实，故使狂癫疾也。《本经》曰："阳盛则狂。"又曰："气上不下，头痛癫疾。"以下论阳气之从下而上，自微而盛，由盛而极，太过不及与时消息，而皆能为病。

所谓浮为聋者，皆在气也。

此申明经气之有别也。如阳气盛上而所谓耳鸣者，因气而病经也。若所谓浮为聋者，皆在气也。按此篇名曰《脉解》，而篇中上论三阴三阳之气，并不言及经脉。盖解释经脉之气，三阴三阳之气也；经脉之病，三阴三阳之气所致也。故曰所谓曰者，言所谓有如是之病者，乃阴阳气之盛衰而证见于有形也。若所谓浮为聋者，皆在气而不涉于经也。兆璜曰："曰'所谓'，曰者者，释《脉解篇》之'解'字而言也。"

所谓入中为喑者，阳盛已衰，故为喑也。

此言阳盛于外，而复归于阴也。《阴阳离合论》曰："天覆地载，万物方生，未出地者，命曰阴处，名曰阴中之阴；则出地者，命曰阴中之阳。"阳予之正，阴为之主，是阳气离阴而出于地，盛极于外，当复归而与阴相合。所谓入中为喑者，阳盛已衰，入中之气不足，则阴虚而为喑矣。

内夺而厥，则为喑俳，此肾虚也。

内夺者，谓阳盛于外，内夺其所藏之气，则肾虚矣。俳，同痱。俳之为病，四肢不收，盖不能言，而兼之四肢不收，此肾虚厥逆之所致也。兆璜曰："阳受气于四末，阳盛已衰，故四肢不收，肾气不足，则为喑也。"

少阴不至者厥也。

少阴之气，肾所主也。承上文而言，肾虚以致少阴之气不致者，则手足厥冷也。张兆璜曰："少阴之气，阴中之生气也。阳盛已衰，则肾虚，肾虚则少阴之气不至矣。"

少阳所谓心胁痛者，言少阳盛也，盛者心之所表也，九月阳气尽而阴气盛，故心胁痛也。

按少阳之气当主七月八月为首，九月少阴心脏主气，少阳为君火之相，故至九月而为心之表，其气更盛者也。然此时天之阳气尽归于下，而阴气正盛，君相之火，为时所遏，故心胁痛也。张兆璜曰："少阴主心痛，少阳主胁痛。《诊要经终篇》曰：'九月人气在心'。"

所谓不可反侧者，阴气藏物也，物藏则不动，故不可反侧也。

九月之时，万物之气俱收藏于阴，物藏则不动矣。是以少阳之气亦不能枢转，故不可反侧也。上节论少阳正盛之气，为时气所遏，此言少阳之气随万物收藏，而不能转运其枢。

所谓甚则跃者，九月万物尽虚，草木毕落而堕，则气去阳而之阴，气盛而阳之下长，故谓跃。

〔眉批：少阳之上，相火主之，心主无为，相火代君行令。〕此言少阳之气正盛，不肯随时而藏于阴也。夫九月少阳为心之表，其气正盛，然此时万物草木尽皆衰落，则人之气亦当去阳而之阴矣。但少阳之气正盛，阳气入之于下而仍欲上长，故病多跳跃也。夫人之阴阳升降，随四时寒暑往来，此气独与天地万物之气相忤，故谓之奇。张兆璜曰："所谓六十首者，三阴三阳之气，各以六十者为首，自微而盛，盛而极，极而衰，非仅主六十日也。故少阳之气，至九月而正盛。"

阳明所谓洒洒振寒者，阳明者午也，五月盛阳之阴也，阳盛而阴气加之，故洒洒振寒也。

阳明乃盛阳之气，故主五月为首，五月阳盛而一阴始生，故为盛阳之阴。阳盛之气为阴气加之，故洒洒振寒也。

所谓胫肿而股不收者，是五月盛阳之阴也，阳者衰于五月，而一阴气上，与阳始争，故胫肿而股不收也。

五月阳气始衰而下，一阴始生而上，阴与阳交争，以致经脉不和，而为胫肿不收也。

所谓上喘而为水者，阴气下而复上，上则邪客于脏腑间，故为水也。

阴气下而复上者，谓冬至一阳初生，阴气下降，至五月而阴气复上也。"邪"，水邪也，谓阴气下归于水脏，至阴气从上而渐盛，则水邪随气而上升，上客于脏腑之间，故喘而为水也。

所谓胸痛少气者，水气在脏腑也。水者阴气也，阴气在中，故胸痛少气也。

水火者，阴阳之兆征也。在天成象，在地成形，故曰水者，阴气也。上节论有形之水邪上客，而为喘，此论无形之水气上乘，而为胸痛少气。

所谓甚则厥，恶人与火，闻木音，则惕然而惊者，阳气与阴气相薄，水火相恶，故惕然而惊也。

所谓甚者，谓阳气下之甚也，阴气上之甚也；甚则阴阳相薄，水火相恶，而阳明之气厥矣；阳明气厥，则阳明之脉病矣；阳明脉病，则恶人与火，闻木音则惕然而惊也。

所谓欲独闭产牖而处者，阴阳相搏也，阳尽而阴盛，故欲独闭产牖而居。

此言阳气尽归于下，阴气独盛于上，故欲独闭户牖而居。夫阳明之气主五月为首，五月之时阴气始上，阳气始下，至于甚时，则当秋分之候矣。甚至阳尽阴盛，又当冬极之时矣。是阳明之气，但以五月为首，而非独主于五月六月也。六气皆然。

所谓病至则欲乘高而歌，弃衣而走者，阴阳复争而外并于阳，故使之弃衣而走也。

此申明阴阳之气，有上下而复有表里也。阴阳复争者，谓阴阳之气上下相搏，而复交争于外内也。阴阳之气外并于阳，则阳盛而为病矣，阳盛故使之乘高而歌，弃衣而走也。

所谓客孙脉则头痛鼻衄腹肿者，阳明并于上，上者则其孙络太阴也，故头痛鼻衄腹肿也。

此承上章而复申明阴阳之气，上下升降，内外出入，行于脉外之气分也。气分者，皮肤肌腠之间。"上"，谓皮肤之上也。夫诸脉之浮而常见者，皆络脉也。足太阴之脉亦见于皮肤之上，而无所隐，是以阳明之气并于上，则迫于阳明之孙络，与太阴之经脉也。迫于阳明之孙络，则头痛鼻衄；迫于太阴之经脉，则腹肿也。

太阴所谓病胀者，太阴，子也，十一月万物气皆藏于中，故曰病胀。

太阴为阴中之至阴，故主阴尽之十一月也。十一月万物之气皆藏于中，故主病胀。"胀"，谓腹胀也。兆璜曰："十一月，律起黄钟，为一岁之首，行奇恒之法，以太阴始，故以太阴主子也。"

所谓上走心为噫者，阴盛而上走于阳明，阳明络属心，故曰上走心为噫也。

阳明者，太阴之表也。太阴为阴中之至阴，阴极则复，故上走于阳明，阳明络属心，故上走心为噫。噫者，暖气也。《灵枢经》云："脾是动病，腹胀善噫。"《口问篇》曰："气出于胃，则为噫。"《五气论》

曰："心为噫。"是太阴之气从阳明而上出于心，则为噫也。

所谓食则呕者，物盛满而上溢，故呕也。

十一月万物气皆藏于中，则或满而上溢，故呕也。经云："足太阴独受其浊。"太阴之清气，上出则为噫；太阴之浊气，上溢则为呕也。

所谓得后与气，则快然如衰者，十二月阴气下衰，而阳气且出，故曰得后与气，则快然如衰也。

得后者，得后便也。气者，转失气也。十一月一阳初生，至十二月阳气且出，阴气从下而衰，所谓脏中之气得以下行，故快然如衰也。夫土位中央，上走心为噫者，厥逆从上散也；得后与气者，厥逆从下散也。夫奇恒之阴阳，各以六十日为首，而始于太阴，故论太阴之气，曰十一月十二月，则余气可知。张兆璜曰："太阴为诸阳主气，太阴乃阴中之至阴，以正月起太阳，十二月终太阴，用周一岁之气。"

少阴所谓腰痛者，少阴者肾也。十月万物阳气皆伤，故腰痛也。

少阴之气主九月十月为首，十月寒水用事，故主于足少阴肾。少阴之上，君火主之，故九月主手少阴心，然阴阳六气只合六经，皆从下而生，故不及于手，惟少阴主水火阴阳之气，有标本寒热之化，故九月主手少阴，而十月主足少阴也。其余脏有阴阳，只论足而不论手。张兆璜曰："九月虽属心火主气，然止论足少阳之表气正盛，其义微矣。"张应略曰："身半以下，地气主之，阴阳之气，皆从地而出，故《厥论》曰：'阳气起于足五趾之表，阴气起于足五趾之里'。《本输篇》曰：'六腑皆出足之三阳，上合于手者也'。是以六气只合足六经，而不及于手。"

所谓呕咳上气喘者，阴气在下，阳气在上，诸阳气浮，无所依从，故呕咳也。

此言上下阴阳之气，不相交合而为病也。少阴寒水在下，君火之气在上，上下水火不交，则诸阳之气上浮，而无所依从矣。是以阳热上逆，而为呕咳气喘之病。

所谓色色不能，久立久坐，起则目𥆨𥆨无所见者，万物阴阳不定，未有主也，秋气始至，微霜始下，而方杀万物，阴阳内夺，故目𥆨𥆨无所见也。

此节论少阳主七八月为首，因上章论少阳为心之表，其气正盛，在九月，故不复提少阳二字。七月之交，阴气上升，阳气下降，万物阴阳不定，而未有所主，是以色色不能，而亦未有定也。秋气始至，则阳气始下，而未盛于内；阴气正出，而阴气内虚，则阴阳之气夺于内矣；阴阳内夺，故目䀮䀮无所见也。高士宗曰："'色色'，犹种种也。'色色不能'，犹言种种不能自如也，久立久坐而起则目䀮䀮无所见，非色色不能之谓欤！"张兆璜问曰："少阳主一阳初生之气，奚复始于秋？"曰："少阳主初生之气者，乃三阳之次序也。以七月为首者，论阴阳之化运也"。是以少阳主甲子，而复主于寅申，在初生之气，其运风鼓，其化鸣紊启拆；在相火主气，其运暑，其化暄嚻郁烦；气化在申，其运凉，其化雾露清切。阴阳之道有常有变，此论阴阳之变易者也。

所谓少气善怒者，阳气不治，阳气不治，则阳气不得出，肝气当治而未得，故善怒。善怒者，名曰煎厥。

《灵枢经》曰："少阳主气，秋时阳气下降，而不治于外，则少阳之气亦不得出，故少气也。"厥阴肝气与少阳标本相合，少阳之气不得出，则肝气当治而亦未得矣。肝气内郁，故善怒。煎厥者，焦烦颠倒也。按《阴阳系日月论》曰："戌者，九月，主左足之厥阴，故至七八月，少阳主气，而厥阴肝气将当治矣。"张兆璜曰："因首不言少阳，故特提出'肝'字。"

所谓恐如人将捕之者，秋气万物未有毕去，阴气少，阳气入，阴阳相薄，故恐也。

秋时阳气虽入，而阴气尚少，故万物虽衰，而未尽去。阴气少，则阴气正出矣，阳气入，则与所出之阴相薄矣。阴阳相薄，则少阳厥阴之气皆伤，肝气虚则恐。胆病者，心下憺憺，如人将捕之。

所谓恶闻食臭者，胃无气，故恶闻食臭也。

秋深之时，阳尽而阴盛，是以胃无气而恶闻食臭也。论少阳而提胃气者，言奇恒所主之四时，亦皆以胃气为本也。

所谓面黑如地色者，秋气内夺，故变于血也。

秋时阴气正出，则内夺其所藏之阴，阴气上乘，故面黑如地色也。

所谓咳则有血者，阳脉伤也，阳气未盛于上而脉满，满则咳，故血见于鼻也。

阳气未盛于上者，言至九月而少阳始盛也。夫血随气行，气未盛而脉先满，则血留而上逆矣。张兆璜曰："少阳主气，心主血脉，少阳为心之表，故脉满当于阳气盛时。"

厥阴所谓癫疝，妇人少腹肿者，厥阴者辰也，三月阳中之阴，邪在中，故为癫疝，少腹肿也。

厥阴木火主气，故主于三月四月之交。三月阳盛之时，而厥阴主气，故为阳中之阴邪，谓阴气也。厥阴之气在内，而未得尽出，故为癫疝腹肿也。张兆璜曰："有因阳气正出，而为时气所遏抑者；有因时气正盛，而又当阴气所主者。当知奇恒之阴阳，与四时相逆而为病。"

所谓腰脊痛不可以俯仰者，三月一振，荣华万物，一俯而不仰也。

三月阳气振发，万物荣华，草木繁茂，枝叶下垂，一惟俯而不仰，人为万物之灵，是以腰脊痛，而亦不可以俯仰也。

所谓癫癃疝肤胀者，曰阴亦盛，而脉胀不通，故曰癫癃疝也。

阴亦盛者，厥阴之气亦盛于外也。阴盛而脉胀不通，故癫癃而肤胀也。癫癃疝者，阴器肿而不得小便也。按此篇系伯承上章解释奇病之脉气，乃自相问答之辞，故末节添一"曰"字，以申明自相问答之意。张兆璜曰："曰'所谓'，曰者者，是设为之问辞，下文是答辞，故增一'曰'字以别之。"

所谓甚则嗌干热中者，阴阳相薄而热，故嗌干也。

所谓甚者，谓阳气甚盛也。厥阴之气，与甚阳相薄，则阴亦为热矣。热甚故嗌干而热中也。夫人之脏腑阴阳，与天地四时之气，寒暑往来，交相顺序，惟奇恒之势，各以六十日为首，与四时之气相逆而为病。故圣人持诊之道，先后阴阳而持之，先诊阴阳之序，后诊阴阳之奇，审于终始，通于常变，诊道乃具，方可横行。〔眉批：《病能篇》首论胃之精气厥逆，《奇病篇》末论脾不能为胃行其津液。〕

卷 六

刺要论篇第五十

黄帝问曰：愿闻刺要。岐伯对曰：病有浮沉，刺有浅深，各至其理，无过其道。

刺要者，刺之要法也。理者，皮肤肌肉之文理。道者，血气循行之道路也。盖脉肉筋骨之间，各有浅深之理路，随病之浮沉而取之，无使其过与不及也。

过之则内伤，不及则生外壅，壅则邪从之。

刺过其道，则内动五脏，不及其理，则妄伤其外而生壅，壅则血气不行，而邪气从之矣。

浅深不得，反为大贼，内动五脏，后生大病。

不得其浅深之法，反为大害矣。皮伤则内动肺，肉伤则内动脾，后生温疟、腹胀、心痛之大病矣。

故曰：病有在毫毛腠理者，有在皮肤者，有在肌肉者，有在脉者，有在筋者，有在骨者，有在髓者。

此论形层之有次第，而针刺之有浅深也。夫皮肉筋骨，内合五脏，肾主之骨，而有髓之深；肺主之皮，而有毛之浅。是针刺之道，由极浅而至于深也。腠理者，皮肤肌肉之文理，从大小分肉，而至于肌理皮毛之间，皆三焦通会元真之处。"毫毛腠理者"，鬼门玄府也。谓气之理路，内通于脏腑，外出于毫毛，虽极浅而可以致气者也。卢良侯曰："刺毫毛腠理，无伤皮者，即《诊要篇》之所谓以布憿著之，乃从单布上刺是也。"

是故刺毫毛腠理无伤皮，皮伤则内动肺，肺动则秋病温疟，泝泝然寒栗。

"泝"，音素。"刺毫毛腠理"，刺之极浅者也。肺主秋收之令，秋时阳气下降，阴气外出，妄动其肺，则收令化薄，阴阳之气反相得于外，而为温疟矣。逆流而上曰溯，泝泝然者，气上逆而寒栗也。"动"，谓动其脏气也。

刺皮无伤肉，肉伤则内动脾，脾动则七十二日，四季之月，病腹胀，烦不嗜食；

肉为脾之合，脾土寄王于四季月，各一十八日，共为七十二日。妄动其脾，则脾伤而不能运转水谷，是以所主之日，病胀烦而不嗜食也。

刺肉无伤脉，脉伤则内动心，心动则夏病心痛；

脉在肉中，肉有分理，不知其道，则伤脉矣。脉乃心之合，心主夏令，故至夏病心痛。

刺脉无伤筋，筋伤则内动肝，肝动则春病热而筋弛；

筋深于脉，刺过其道则伤筋。筋乃肝之合，肝主春令，故动肝则肝气虚，而春病热，筋伤则驰纵矣。

刺筋无伤骨，骨伤则内动肾，肾动则冬病胀，腰痛；

筋生于骨，骨深于筋矣。骨为肾之合，而主冬令，动肾气则所藏者少，故当病虚胀而腰痛，腰乃肾之府也。夫五脏主藏者也。经云："有故无殒。"无故而动之，则虚其所藏之气，故至其所主之时则病矣。

刺骨无伤髓，髓伤则销铄胻酸，体解㑊然不去矣。

髓者，骨之充，刺骨太过则伤髓，髓伤则销铄而胻酸也。"解㑊"懈惰也。《灵枢经》云"脑为髓之海"，髓海不足，则脑转耳鸣，胻酸眩冒，目无所见，懈怠安卧。卢良侯曰："骨穴多在节之交，节交会过处有髓道，故刺太过则伤髓矣。"按针刺之要，首忌太过，故曰各至其理，无过其道，而此篇先论其太过焉。

刺齐论篇第五十一

黄帝问曰：愿闻刺浅深之分。

齐者，所以一之也，言刺有浅深，一定之分，无使其太过不及。

岐伯对曰：刺骨者，无伤筋；刺筋者，无伤肉；刺肉者，无伤脉；刺脉者，无伤皮；刺皮者，无伤肉；刺肉者，无伤筋；刺筋者，无伤骨。

前四句言宜深者勿浅，后三句言宜浅者勿深，所谓各至其理，无过其道。

帝曰：余未知其所谓，愿闻其解。岐伯曰：刺骨无伤筋者，针至筋而去，不及骨也；刺筋无伤肉者，至肉而去，不及筋也；刺肉无伤脉者，至脉而去，不及肉也；刺脉无伤皮者，至皮而去，不及脉也。

此申明刺宜深者，勿浅而去也。刺骨无伤筋者，言其病在骨，刺当及骨，若针至筋而去不及于骨，则反伤筋之气，而骨病不除，是刺骨而反伤其筋矣。盖皮肉筋骨各有所主之气，故必当至其处，而候其主病之气焉。卢良侯曰："脉在肉中，肉有豁谷，脉有脉道，理路各别者也。所谓至脉去不及肉者，谓刺在皮肤络脉之间，不及里之筋骨，非针从脉而再入于肉也。是以略去刺脉无伤肉句者，使后学之意会也。"

所谓刺皮无伤肉者，病在皮中，针入皮中，无伤肉也；刺肉无伤筋者，过肉中筋也；刺筋无伤骨者，过筋中骨也。此之谓反也。

此言无过其道也。病在皮，针入皮中，以候皮气，不至于肉，则不伤其肉矣。如病在肉，针过肉而中筋，则伤其筋矣。此谓刺之反也。卢良侯曰："皮肉筋骨是属一道，而各有浅深之分。络脉经脉另属一道，而亦有浅深之分。"

刺禁论篇第五十二

黄帝问曰：愿闻禁数。

"数"，几也。言所当禁刺之外，有几也。

岐伯对曰：脏有要害，不可不察。

五脏有紧要为害之处，不可不细察焉。〔眉批："要害"二字，当知非刺中五脏。〕

肝生手左，肺藏于右；

肝主东方乙木，肺主西方辛金，圣人南面而立，前曰广明，后曰太冲，左东而右西，是以肝左而肺右也。曰"生"曰藏者，谓脏体藏于内，脏气之从左右而出于外也。

心部于表，肾治于里；

"部"，分也。心为阳脏而主火，火性炎散，故心气分部于表。肾为阴脏而主水，水性寒凝，故肾气主治于里。张兆璜曰："心部于表，故出于七节之旁；肾治于里，故只注于俞也。"

脾为之使，胃为之市。

脾主为胃行其津液，以灌四旁，故为之使。胃为水谷之海，无物不容，故为之市。〔眉批：心为阳中之太阳，故部于表；肾为阴中之太阴，故治于里。盖以四脏之气，分左右表里上下，脾胃居中故为之市，古以日中为市。〕

膈肓之上，中有父母。

"肓"，音荒。"膈"，膈膜也。内之膈肉，前连于胸之鸠尾，旁连于腹胁，后连于脊之十一椎。肓者，即募原之属，其原出于脐下，名曰脖胦。夫阴阳者，变化之父母；水火者，阴阳之兆征。中有父母者，谓心为阳脏，而居膈之上，肾为阴脏，而居肓之上，膈肓之上，其间有阴阳水火之神脏焉。张兆璜曰："'肓'，膏肓也。膏之原出于鸠尾，肓之原出于脖胦，是膏在上而肓在下也。"

七节之旁，中有小心。

"七节之旁"，膈俞之间也。"小"，微也，细也。中有小心者，谓心气之出于其间，极微极细，不可逆刺以伤其心也。盖背为阳，心为阳中之太阳，是以脏腑之气，皆从膈而出，惟心气之上出于俞也。

从之有福，逆之有咎。

顺之者，顺其脏气之所出，神转而不回者也。逆之者，逆其脏气回还，而有回则不转之咎矣。若刺伤其脏气，则有死亡之大患焉。盖腑脏之气，皆从内膈而出，如逆刺其心气则伤心，逆刺其肝气则伤肝，非针之中心而中肝也。故《诊要经终篇》曰："凡刺胸腹者，必避五脏。避五脏者，知逆从也，所谓顺者，膈与脾肾之处，不知者反之。"所谓膈处者，谓内膈前连胸胁之处，及背之膈俞处也。所谓脾处者，膈肉之下，连于腹胁处也。所谓肾处者，十四椎之间，肾注之俞处也。是肝胆之气出于左胁，肺脏之气出于右间，脾气出于腹，心气出于俞，肾气之注于十四椎也。故所谓从者，知脏气之从此而转，不知而反逆之，则有死伤之咎矣。张兆璜曰："脏腑之经俞，皆属于背，脏腑之气从膈气而转，故曰中者，皆为伤中。"〔眉批：心在膈之上，故心气从膈俞而出。〕

刺中心，一日死，其动为噫；

日为阳，心为阳中之太阳，故环转一周而死。动者，伤其脏真而变动也。心在气为噫，噫则心气绝矣。

刺中肝，五日死，其动为语；

肝在志为语，语则肝气绝矣。夫声合五音，五日者，五音之数终也。

刺中肾，六日死，其动为嚏；

阴终于六，六日者，肾脏之阴气终也。夫肾为本，肺为末，其动为嚏者，肾气从上泄也。

刺中肺，三日死，其动为咳；

脏真高于肺，主行营卫阴阳，刺中肺，故死于天地之生数也。肺在气为咳，咳则肺气绝矣。

刺中脾，十日死，其动为吞；

十日者，阴数之极也。"吞"，吞咽也。盖脾主涎，脾气绝而不能灌溉于四旁，故变动为吞也。夫心为阳中之太阳，肺为阳中之少阴，肝为阴中之少阳，三者皆为阳脏，故死于一、三、五之奇。肾为阴中之太阴，脾为阴中之至阴，故死于六、十日之偶。夫天为阳，地为阴，天主生，地主成，故阳脏死于生数之始终，阴脏绝于成数之始终也。

刺中胆，一日半死，其动为呕；

胆汁泄者呕苦，呕则胆气绝矣。夫十一脏腑皆取决于胆，是胆为脏腑阴阳生气之始，故中胆者，一日半死。盖一者奇之始，二者偶之基。一日半者，死于一二日之间也。按阴阳终始之道，有变有常，理路不一，学者当随文体会，触处贯通，不宜胶执于胸中，而反谓经语之不合也。卢良侯曰："《阴阳别篇》论五脏不得胃腕之阳，而脏真渐绝，故死之缓。"此篇论刺中五脏之真气，而真脏受伤，故死之速。

刺跗上，中大脉，血出不止，死；

此中伤胃气而死也。"跗上"，足跗之上，足阳明之冲阳处也。"大脉"，大络也。胃为脏腑气血之生原，血出不止，原将绝矣。

刺面，中溜脉，不幸为盲；

此中伤小肠之脉而为盲也。溜脉者，脉之支别，浮见于皮肤之间者也。经曰："中于阳则溜于经。"诸阳之会皆在于面，谓邪中于面颊，皮肤之阳从支络而溜入于经，故曰溜脉也。手太阳之脉，其支者，循颈上颊，至目内眦；其支者，别颊上顺，抵鼻，至目内眦，故中手太阳之支别而为盲也。曰不幸者，言刺浮浅之溜脉，而犹有不幸之盲也。夫刺避五脏者，必以布傲着之，乃从单布上刺，如刺深而误逆其脏气者，死；刺脉而中大络，血出不止者死。今刺浮浅之脉，而犹有不幸之误，以戒用针者之慎，毋太过也。即有宜于深者，其要害之处，所当忌避，勿妄忽也。

刺头，中脑户，入脑立死；

此言头颈骨空之间，而更不宜深刺也。"脑户"，督脉穴名。督脉从脑户而上，至于百会。囟会，乃头骨两分，内通于脑，若刺深而误中于脑者立死。

刺舌下，中脉太过，血出不止，为喑；

此刺任脉太过而为喑也。"舌下"，廉泉穴也。《灵枢经》云："会厌者，音声之户也。舌者，音声之机也。"会厌之脉，上络任脉，是以刺任脉而血出不止，则为喑。

刺足下布络中脉，血不出为肿；

此论泻冲脉血不出，而为肿也。冲脉者，经血之海，邪入于经，则血有余而当泻，血不出则气亦不行，故为肿矣。王冰曰："布络，谓当内踝前足下空处。布散之络正当然谷穴分也。络中脉则冲脉也，冲脉者，并少阴之经，下入内踝之后，入足下也。然刺之而血不出，则任脉与冲脉气并，归于然谷之中，故为肿。"

刺郄中大脉，令人仆脱色；

"郄"，同隙。"仆"音付。此刺膀胱之脉太过而为仆也。"郄"，浮郄也。足太阳之脉，循于腰者，下贯臀，至承扶浮郄委阳，入腘中之委中。所谓浮郄者，其脉浮于分肉之隙间，所当浅刺者也。若刺之太过而中大脉，则伤太阳之气矣。太阳为诸阳主气，阳气暴厥则为仆扑，气伤则脱色也。经云："精明五色者，气之华也。"

刺气街中脉，血不出，为肿鼠仆；

气街者，谓胫气之街。经云："气在胫者，止之于气街与承山踝上以下。""气街"，即足阳明之气冲穴，在鼠髎上一寸。承山、足太阳穴，在腨下分肉间。鼠仆，谓肿于鼠髎仆参之间也，鼠髎在横骨尽处，仆参在承山以下踝骨之间，盖气街与承山之踝上以下相交，故直及于踝以下之仆参也。此言刺在上而证见于下，经云："上下之相通也。"

刺脊间，中髓，为伛；

"髓"，脊骨之髓。"伛"，偻也。经云："刺骨无伤髓。"刺脊骨之间，深而中髓则髓销铄，而为伛偻不伸之病。

刺乳上，中乳房，为肿，根蚀；

"蚀"，食同。乳上之穴名曰乳中，其内为乳房，其下为乳根穴，皆属足阳明胃经。刺乳上误中乳房则肿。其下为乳根者，有如虫食之痛痒也。

刺缺盆中，内陷气泄，令人喘咳逆；

缺盆在喉旁两横骨陷中，若缺盆然，故以为名。缺盆之中央，任脉也，在脉侧之动脉，足阳明也，名曰人迎。人迎之旁手阳明也，名曰扶突。刺缺盆中者，刺手阳明大肠脉也。手阳明之脉下入缺盆，络肺，下属大肠。内陷气泄者，脉内陷而气反泄于内也。《针经》曰："人之所以生成者，血脉也。故为之治针，必大其身而圆其末，令可以按脉勿陷，以致其气。"盖刺之要，气至而有效，若脉内陷而气反下泄，则为咳喘之逆证矣。经云："气上冲胸，喘不能久立，病在大肠。"盖大肠为肺之腑也。

刺手鱼腹，内陷为肿；

鱼腹在手大指下，如鱼腹之圆壮，手太阴之鱼际穴也。肺主气而与大肠为表里，脉内陷则血不得散，气不得出，故为肿。以上论手足头项胸背皆有要害之处。

无刺大醉，令人气乱；无刺大怒，令人气逆。无刺大劳人，无刺新饱

人，无刺大饥人，无刺大渴人，无刺大惊人。

此论要害之外，而又有禁刺之人也。饮酒大醉，卫气先充络脉，先行皮肤，刺之则令人气乱矣；怒则气上，刺之则逆其气矣；大劳则阳气外张，刺之则泄其气矣；饮食未挂，则络脉调匀，新饱者，谷气盛满，营卫未舒也；谷入于胃，脉道乃行，饥则脉道虚涩矣；水入于经，而血乃成渴，则血液燥竭矣；惊则气乱，必定其气，而后可刺之。夫针刺之道，通其经肪，调其气血，是以神气不定，血气不调者，皆当避忌也。〔眉批：任脉在缺盆两分之中，扶突又在两缺盆之中也。〕

刺阴股，中大脉，血出不止，死；

"阴股"，足少阴经脉所循之处。"大脉"，大络也。夫血气始于先天足少阴肾，生于后天足阳明胃，刺中大咏，血出不止，则血气皆脱矣。是以刺跗上与阴股，误中大络，而血不止者，俱死，谓其生始之原绝也。愚按先辈注疏，皆谓阴股为脾脉。按《伤寒论·平脉篇》曰："少阴脉不至，肾气微，少精血，奔气促迫，上入胸膈，宗气反聚，血结心下，阳气退下，热归阴股，与阴相动，令身不仁，此为尸厥。"盖谓少阴之虚气奔逆于上，上之阳热，乘虚而下归于阴，与阴相搏，以致少阴之生气不出，而为尸厥也。再按足少阳之脉出于然谷，上股内后廉，在足三阴之后，循足内之鱼腹股上，故曰阴股。卢良侯曰："上节首言刺跗上，中大脉血出不止，死。中以无刺大醉节间之，而此节复首提曰刺阴股中大脉，血出不止，死，节文先后序次，皆有意存，俱当著眼。"〔眉批：大络义详《缪刺篇》。〕

刺客主人，内陷中脉，为内漏，为聋；

"客主人"，足少阳胆经脉也。"内陷中脉"，谓客主人内之脉也。盖手足少阳之脉，盘错于耳前目侧，浮浅之内，而又有陷中之深脉也。足少阳之脉，有从耳后入耳中者，手少阳之脉，亦有从耳后入耳中，出走耳前，过客主人。病则耳聋，浑浑焞焞。此言刺客主人太过，则误中内陷交过之脉，而为耳内漏而聋也。卢良侯曰："浮浅者为络脉，深者为经脉，而经脉之内，又有深隧之大经，所取之脉，而内有交过之陷脉。是以刺跗上阴股太过，则中大经；刺客主人太过，则中交过之脉。当知经脉之内，而又有经脉之交错也。"

刺膝髌，出液，为跛；

"髌"，膝盖骨也。膝乃筋之会。液者，所以灌精濡空窍者也。液脱则筋无以濡养，屈伸不利而为跛矣。

刺臂太阴脉，出血多立死；

"臂"，太阴，肺脉也。肺者主行营卫阴阳，出血过多，则营卫不续，所以一息不运，则穿壤判矣。

刺足少阴脉，重虚出血，为舌难以言；

"足少阴"，肾脉也。肾虚而复出其血，是为重虚，少阴之脉循喉咙系舌本，故难以言。

刺膺中陷中肺，为喘逆仰息；

胸前之两旁谓之膺，足阳明之俞在膺中，肺经之脉，亦循膺中之云门中府而出，若刺膺中之脉，陷而入深，误中肺脉，则令人喘逆、仰息，盖因无故而伤之也。卢良侯曰："此与客主人内陷中脉同义，盖谓经脉所循，有浅深而同道者也。"

刺肘中内陷，气归之，为不屈伸；

"肘中"，手太阴天泽穴也。内陷者，不能泻出其邪，而致气归于内也。气不得出，则血不得散，故不能屈伸也。按《灵枢经》云："肺心有邪，其血留于两肘；肝有邪，其气留于两腋；脾有邪，其气留于两髀；肾有邪，其气留于两腘。凡此八虚者，皆机关之室，真气之所过，血脉之所游，邪气恶血，故不可留住，留住则伤筋络骨节，机关不得屈伸，而病挛也。"杨君立曰："络脉者，所以濡筋骨，利关节者也。"

刺阴股下三寸，内陷，令人遗溺；

"阴股下三寸"，足少阴之络也。夫刺之要，气至而有效。内陷者，气不至而反陷于内也。肾开窍于二阴，故令人遗溺。卢良侯曰："孙络之脉，别经者，其血盛而当泻者，亦三百六十五穴会。"

刺腋下胁间，内陷，令人咳；

肺脉从肺系横出腋下，刺肺脉而气反内陷，则气上逆而为咳。

刺少腹，中膀胱，溺出，令人少腹满；

膀胱居少腹之内，刺少腹而误中膀胱，则胞气外泄，故溺出而少腹虚满也。

刺腨肠，内陷，为肿；

"腨肠"，一名鱼腹，俗名腿肚，如鱼之腹，故以为名。张介宾曰："肉厚气深，不易行散，气反内陷，故为肿也。"

刺匡上陷骨，中脉，为漏，为盲；

"匡"，目匡也。"陷骨中脉"，匡骨上之陷脉也。经曰："裹撷筋骨气血之精，而与脉并为系，刺脉而伤其目系，则泪流不止而为漏，视无所见而为盲。"

刺关节，中液出，不得屈伸。

关节者，骨节交会之机关处也。液者，淖泽注于骨，骨属屈伸，故液脱者，骨肉屈伸不利。按以上要害之处，有误中而立死者，有刺之而计日死者，有为跛、为伛、为喑、为盲之痼疾者，针刺之道，本为救人而反杀人，行针之时，当战战兢兢，如临渊履冰，慎勿以人命为轻忽也。

刺志论篇第五十三

黄帝问曰：愿闻虚实之要。岐伯对曰：气实形实，气虚形虚，此其常也，反此者病；

形归气，气生形，形气之宜相应也。反此者，谓气盛身寒，气虚身热，皆为寒暑之所病。

谷盛气盛，谷虚气虚，此其常也，反此者病；

人受气于谷，谷入于胃，以传于肺，五脏六腑皆以受气，清者为荣，浊者为卫。是以谷之多少，与气之盛虚，宜相应也。反此者，谓谷入多而气少，谷不入而气多，亦为邪病之所致。

脉实血实，脉虚血虚，此其常也，反此者病。

脉者，血之府，故虚实之宜相应也。反此者，或因饮中热，或风气留于脉中，亦因病之所致也。夫志意者，所以御精神，收魂魄，适寒温，和喜怒者也。是以营卫调，志意和，则筋骨强健，腠理致密，精神专直，身不受邪，如形气、谷气之相反，血脉虚实之变常，皆缘志意不和，以致邪气从之，故名之曰《刺志论》。

帝曰：如何而反？岐伯曰：气虚身热，此谓反也；谷入多而气少，此谓反也；谷不入而气多，此谓反也；脉盛血少，此谓反也；脉少血多，此谓反也。

盛者，实也。少者，虚也。脉盛者，脉大也。脉少者，脉小也。按此节当有"气盛身寒，此为反也"八字，或古文之简脱欤，抑经语之错综耶？

气盛身寒，得之伤寒；气虚身热，得之伤暑。

此申明形气虚实之相反者，为邪气之所伤也。气盛身寒者，邪气实也。气虚身热者，形气虚也。寒伤形，故气盛身寒；暑伤气，故气虚身热。

谷入多而气少者，得之有所脱血，湿居下也；谷入少而气多者，邪在胃及与肺也。

夫肾为生气之原，胃为血气之海，谷入多而气反少者，得之有所脱血，湿居下也。盖脱血者，阴气下泄，湿居下则下焦受伤，以致生原亏损而气少，病不在上，故谷入多也。夫上焦主纳，中焦主化，邪在肺胃，则不能纳化水谷，而谷入少矣。谷入少而反气多者，生气之原不伤也。此言气之发于下焦也。卢良侯曰："凡下病者，下行极而上，此言下焦受病不及中上，故曰居。"

脉小血多者，饮中热也；脉大血少者，脉有风气，水浆不入，此之谓也。

经云："水入于经，而血乃成。"又曰："中焦之汁，奉心化赤而为血。"热者，心火之气也。饮中热，则饮皆化赤而为血，故血多。脉中之气不盛，故脉小也。风气乘于脉中，故脉大。水浆不入，则血无所资生，故血少也。此言血之生于中焦也。卢良侯曰："经云：'浅深在志，远近若一。'又曰：'始浅刺，以去阳分之邪，再深刺之，以去阴分之邪。'按此篇帝问虚实之要，而伯所答者，皆为邪病所伤，盖邪实则正虚矣。然取邪气之浅深，在用志之专一，故曰《刺志论》。"张兆璜曰："邪气去则真气自复，泻实之中，而有补虚在焉。"

夫实者气入也，虚者气出也。

夫虚者须其实，气入则实矣；实者须其虚，气出则虚矣。此言气之开阖也。

气实者，热也；气虚者，寒也。

虚者补之，针下热则实矣；实者泻之，针下寒则虚矣。此言阴阳之气至也。

入实者，右手开针空也；入虚者，左手闭针空也。

针空者，容针之空处也。凡用针之法，右手持针，左手掐穴。方其入针，泻实之时，以右手开针空以泻之；方其入针，补虚之时，以左手闭针空以补之。开针空则气出，闭针空则气入，所谓补泻之时，与气开阖之相合也。张兆璜曰："开阖者，三阳之气发于下焦，营卫者，中焦水谷之所生也。"用针取气在于营卫，而此篇独论气出下焦，血出中焦，候下焦所生之气，出入开阖，以行补泻之法，又一法也。然三阳之气，发原于肾脏水腑，肾主藏志，故曰《刺志论》。〔眉批：开者，以针摇之；闭者，用爪甲按之，故有左右手之分。〕

针解论篇第五十四

黄帝问曰：愿闻九针之解，虚实之道。

按《针经》首篇论九针虚实之道，而《小针解》有未尽之义，故帝复有此问焉。

岐伯对曰：刺虚则实之者，针下热也，气实乃热也；满而泄之者，针下寒也，气虚乃寒也；菀陈则除之者，出恶血也；

"菀"，音郁。所谓虚则实之者，气口虚而当补之也，候其阳气隆至，针下既热，乃去针也，盖气实乃热也。"满而泄之者"，气口盛而当泻之也，候其阴气隆至，针下已寒，乃去针也，盖气虚乃寒也。"菀"，积也。"陈"，久也。"菀陈则除之者"，去血脉也，盖以恶血积久于脉络之中，所当除去之也。

邪胜则虚之者，出针勿按；

言诸经有盛者，皆当泻其邪，出针之时，勿按其痏，令邪气之随针而外泄也。

徐而疾则实者，徐出针而疾按之；疾而徐则虚者，疾出针而徐按之；

"徐而疾则虚者"，谓针已得气，乃徐出之，针既出穴，则速按之，使真气不泄而实，此补虚之法也。疾而徐则虚者，言邪气已至，乃疾出之，针既出穴，则徐按之，使邪实可泄而虚，此泻实之法也。按此论与《小针解》不同，《小针解》曰："徐而疾则实者，言徐内而疾出也；疾而徐则虚者，言疾内而徐出也。盖以针之出入分疾徐也。本篇之所谓疾徐者，论出针之疾徐，按痏之疾徐也。故名之曰《针解》者，解《小针解》之未尽也。夫刺之微在迟速疾徐，而两经各尽其妙，所谓迎之随之，以意和之，针道始备。

言实与虚者，寒温气多少也；

"言实与虚者"，谓针下寒而气少者为虚，邪气已去也；针下热而气多者为实，真气已复也。

若无若有者，疾不可知也；

气之虚实，若有若无，当静守其气，疾则不可知也。

察后与先者，知病先后也；

夫病有标本，先病为本，后病为标，治有取标而得者，有取本而得者，故当知病之先后，察其应后者后取之，应先者先取之。

为虚与实者，工勿失其法；若得若失者，离其法也。

虚则实之，实则虚之，补泻之法，当守而勿失，若有得若有失者，是失其法也。

虚实之要，九针最妙者，为其各有所宜也。

九针之用，热在头身，宜镵针；取分肉间气，宜圆针；取气出邪，宜锃针；刺痛热出血，宜锋针；刺大痛出脓热，宜铍针；调阴阳去痛痹，宜圆利针；去寒热痛痹，宜毫针；取深邪远痹，宜长针；人气留于关节，宜大针，为其各有所宜也。

补泻之时者，与气开阖相合也。

气来谓之开，可以迎而泻之；气去谓之合，可以随而补之。补泻之时，与气开阖相合。故曰刺实者，刺其来也；刺虚者，刺其去也。

九针之名，各不同形者，针穷其所当补泻也。

九针之名，有镵、圆、锃、锋之殊分；九针之形，有大、小、长、短之不等，各尽其所当补泻之用而制之也。

刺实须其虚者留针，阴气隆至，乃去针也；刺虚须其实者，阳气隆至，针下热，乃去针也。

"留针"，所以候气也。"阴气隆至"，针下寒也，阳气已退，实者虚矣；"阳气隆至"，针下热也，元气已复，虚者实矣。俱当候其气至，而后乃可去针。

经气已至，慎守勿失者，勿变更也。

针已得气，慎守而勿失，勿使其气有变更也。

深浅在志者，知病之内外也。

志者，心之所之也。病在外者，宜刺浅；病在内者，宜刺深。当属意病者，知所取之处也。

近远如一者，深浅其候等也。

刺之或浅或深，虽有远近不同，然俱以得气为期，故其候相等无二也。

如临深渊者，不敢堕也。

行针之际，当谨慎之至。

手如握虎者，欲其壮也。

持针如握虎，欲其坚定而不怯也。

神无荣于众物者，静志观病人，无左右视也。

行针之道，贵在守神静志，以观病人，以候其气，无左右视，以惑乱其神志焉。按《小针解》云："上守神者，守人之血气，有余不足，可补泻也。"此篇先论守己之神，以合彼之神，所谓"神乎神，耳不闻，昭然独明，若风吹云。"

义无邪下者，欲端以正也。

下针之法，义不容邪，故当端以正。

必正其神者，欲瞻病人目，制其神，令气易行也。

"正其神者"，定病人之神也。"瞻病人之目"，无使其邪视，制彼之神气专一，令病者之气易行也。按以上诸节之上句，与《九针篇》相同，下句则与《小针解》各别，盖复解九针虚实之道，以补末尽之义。

所谓三里者，下膝三寸也。所谓跗之者，举膝分易见也。巨虚者，跷足胻独陷者，下廉者，陷下者也。

三里在膝下三寸，跗之者，足跗上之冲阳脉也。下三里三寸为巨虚上廉，复下上廉三寸为巨虚下廉，自三里循上廉下廉而至跗上，冲阳之动脉，皆属足阳明胃经。独举此胃经而言者，言针亡之候气，候阳明所出之营卫也。故《针经》曰："用针之类，在于调气，气积于胃，以通营卫。"又曰："胃者，水谷气血之海也。海之所行云气者，天下也；胃之所出气血者，经隧也。经隧者，五脏六腑之大络也，迎而夺之而已矣。"如迎夺太过，则反伤其性命，是取气在阳明，而绝命亦在阳明矣。故特举此以令民之勿犯也。卢良侯曰："《针经》云：'迎之五里，中道而止'，本经云：'三里在膝下三寸'，盖三里、五里皆阳明穴，然当先定足经而上合于手也。"

帝曰：余闻九针，上应天地四时阴阳，愿闻其方，令可传于后世，以为常也。岐伯曰：夫一天、二地、三人、四时、五音、六律、七星、八风、九野，身形亦应之，针各有所宜，故曰九针。

夫九针之应已详悉于《针经》，故帝曰："余闻九针，上应天地四时阴阳。"然应于人之身形，及用针之法有未尽焉。故曰："愿闻其方，令可传于后世，以为常也。"是以伯所答者，与《针经》之多有不同，后之学者，当合而参之，针道始备，斯可以为常法。

人皮应天，

一者，天也。天者，阳也。五脏之应天者，肺。肺者，五脏六腑之盖也。皮者，肺之合也，人之阳也，故人皮以应天。

人肉应地，

二者，地也。人之所以应土者，肉也，故人肉应地。

人脉应人，

三者，人也。人之所以成生者，血脉也，故人脉应人。按此三者，与《针经》之理论相同，盖天地人三者，不易之道也。

人筋应时，

四时之气皆归始春，筋乃春阳甲木之所生，故人筋应时。

人声应音，

人之发声，以备五音。

人阴阳合气应律，

合气者，六脏六腑阴阳相合而为六也，以六气之相合而应六律。卢良侯曰："律吕应十二月，六气应十二经，可分而可合者也。合则为六，故曰合气应律。"

人齿面目应星，

七者，星也。人面有七窍，以应七星。《灵枢经》曰："天有列星，人有牙齿。"

人出入气应风，

人气之行于周身，犹风之遍于六合。

人九窍三百六十五络应野。

《阴阳应象论》曰："地有九野，人有九窍。"九野者，九州之分野也。人之三百六十五络，犹地之百川流注，通会于九州之间。

故一针皮，二针肉，三针脉，四针筋，五针骨，六针调阴阳，七针益精，八针除风，九针通九窍，除三百六十五节气，此之谓各有所主也。

一至五针，刺形层浅深之次序也。人之声音，由肾之所发，故五针骨也。阴阳二气，分而为三阴三阳，故六针调阴阳气。阴精七损，故当益之，八风为邪，故当除之。节之交三百六十五会，络脉之渗灌诸节者也，故九窍节气，闭者通之，实者除而去之，此之谓九针之各有所主也。夫圣人起天地之数也，一而九之，故以立九野，九而九之，九九八十一，以起黄钟数焉，盖以针应数也。是九针之道，一中有九，九九八十一，以应律数。若谓一针在皮，六针调气，又不可与言针矣。

人心意应八风，

八风不常，而心意之变动如之。

人气应天，

天运不息，而人气之出入如之。

人发齿耳目五声应五音六律，

发齿耳目共六，齿又为六六之数，而发之数不可数矣。律吕之数，推而广之，可千可万，而万之外，不可数矣。此又反复言之者，谓天地人之相应，通变之无穷也。

人阴阳脉血气应地。

地有十二经水，人有十二经脉，水循地行，脉随气转。

人肝目应之九，

肝开窍于目，九窍之一也。一之九者，九而九之，九九八十一也。

九窍三百六十五。

《六节脏象论》曰："天以六六之节，以成一岁；人以九九制会，计人亦有三百六十五节，以为天地久矣。"是人之经脉，有三百六十五穴，孙络，有三百六十五穴；豁谷之分，亦有三百六十五穴；节之交，亦有三百六十五会，皆外通于九窍，内本于九脏者也。

人一以观动静，天二以候五色，七星应之以候发母泽，五音以一候宫商角徵羽，六律有馀不足应之，二地一以候高下有馀，九野一节俞应之以候闭节，三人变一分人候齿泄多血少，十分角之变，五分以候缓急，六分不足，三分寒关节，第九分四时人寒温燥湿四时一应之，以候相反一，四方各作解。

王冰曰："此一百二十四字，蠹简烂文，义理残缺，莫可寻究，而上古书姑且载之，以伫后之具本也。"按王冰乃隋唐时人，为唐太仆令，著《素问》八十一篇，年八十馀，太宗幸其宅。自唐至今，千有馀岁，一百二十四字中，又亡一字矣。卢良侯曰："一百二十四字，连九窍三百六十五七字在内，然其间尚有成句可意会者，惜乎蠹损之文，不模传也。"

长刺节论篇第五十五

刺家不诊，听病者言。

按《针经·刺节真邪篇》曰："刺有五节，一曰振埃，二曰发矇，三曰去爪，四曰彻衣，五曰解惑。此刺之大约，针之极也，神明之类也。"故曰刺家不诊，谓用针之妙，神而明之，不待诊而后知之也。按此篇无问答之辞，而曰论者，乃伯承上章复补论《刺节真邪篇》之未尽，而后人记之也，故曰《长刺节论》。玉师曰："诸阳之气在头，三阴之俞在背。"病者言头痛，则知病在阳，而取之头；病者言发寒热，则知病在阴，而取之背。至如腹有积而取之腹，筋挛痛而取之筋，肌肉痛而刺其肌，骨重痠而刺及骨，皆随病取刺之法，不待诊视而后知病之所在，故曰刺家不诊，听病者言，此望切之外，闻问之法也。

在头，头疾痛，为藏针之，刺至骨，病已，上无伤骨肉及皮，皮者道也。

此阳气大逆，故疾痛在头也。"藏"，隐也，谓隐针而藏刺之也。盖头之皮肉最薄，易至于骨，故刺至骨而无伤骨，浅之而又无伤皮，盖皮者，针之道路也。针必由皮而进，浅则伤之，深则伤骨，在浅深之间则伤肉，此言浅深在意，而头刺之更难也。能难其所难，则易其所易矣。按《灵枢·刺节篇》首章言："阳气大逆，上满于胸中。"盖阳气从胸膈而上升，或逆满于胸中，或上逆于巅顶，故曰补《灵枢》之未尽，而以下诸病大义相同。

阴刺，入一旁四处，治寒热。深专者，刺大脏，迫脏刺背，背俞也。刺之迫脏，脏会，腹中寒热去而止。与刺之要，发针而浅出血。

此论刺寒热之法也。治寒热者，阴刺之。阴刺之法，正入一，旁入四，若深而专者，此病在脏，当取大脏以治之。刺大脏者，当迫于脏而刺背，盖脏俞之在背也。刺其俞而迫于脏，则脏气与针会，而腹中之寒热去矣。与刺之要同法，发针而浅出其血焉。按《灵枢·官针篇》曰："凡刺有十二节，以应十二经。五曰扬刺，扬刺者，正内一，旁内四，而浮之，以治寒气之博大者也。十曰阴刺，阴刺者，左右率刺之，以治寒厥，中寒厥，足踝后少阴也。"今此篇以阴刺而取少阴之俞，用扬刺之法，以治寒热之病，所谓寒与热争，能合而调之，又一法也。杨君立曰："此亦补十二节之未尽。"〔眉批：内，音讷。此论刺节，故曰与刺之要。〕

治腐肿者，刺腐上，视痈小大、深浅刺。刺大者多血，小者深之，必端内针，为故止。

腐肿者，谓肿中肉腐，故为脓血者。刺其腐上，当视其痈肿之大小而浅深之。腐肿之大者，多脓血，浅刺之，而脓血易出也；小者，毒内陷而尚未外溃，故当深之，必端内针以取脓血。盖恐有坏良肉，为此，故当端内针，刺至血处而止。又《刺节论》曰："刺大者用锋针，刺小者用圆利针。"与此论亦少有别。

病在少腹有积，刺皮骺以下，至少腹而止。刺侠脊两旁四椎间，刺两髂髎季胁肋间，导腹中气热下已。

"髂"，音格。"骺"，音髎。此论刺少腹积之法也。"骺"，作盾，肌厚也。谓下至少腹间，视皮之肌厚处，即下针取之。盖腹内有积，则外见于皮间，故循于少腹之上，下至少腹而止，是其处也。挟脊两旁四椎间，乃膏盲穴处，盲之原在脐下也。髂为腰骨，两髂髎季胁肋间，乃足少阳经脉之所循，盖少腹之积，邪在肝肾，故取少阳之经，导积热从针下而出也。

病在少腹，腹痛不得大小便，病名曰疝，得之寒。刺少腹两股间，刺腰踝骨间，刺而多之，尽炅病已。

"炅"，炯同。此厥阴寒疝之为病也。肝主疏泄，肝气逆，故不得大小便也。此为寒疝，故少腹痛而上连于腹也。少腹两股，及腰踝骨间为厥阴肝脉之所循，刺而多留之，俟其尽热而病自已。

病在筋，筋挛节痛，不可以行，名曰筋痹。刺筋上为故，刺分肉间，不可中骨也。病起筋炅，病已止。

此论刺筋痹之法也。诸筋皆属于节，故筋挛节痛，病在筋者，屈而不伸，故不可行也，名曰筋痹。痹者，闭也，痛也。故者，因也。为因于筋，故当刺在筋，筋在分肉间，而生于骨，故当从分肉内针，而不可中骨也。筋舒而病起，筋热而病已，即当止其针。

病在肌肤，肌肤尽痛，名曰肌痹，伤于寒湿。刺大分小分，多发针而深之，以热为故。无伤筋骨，伤筋骨，痛发若变，诸分尽热，病已止。

此论刺肌痹之法也。邪痹于肌是以肌肉尽痛，此因伤于寒湿，盖寒胜为痛痹，湿胜为著痹也，宜刺大小分肉之间，分肉之间有三百六十五穴会，故当多发针而深取之。盖䐘骨属骨，故当深之而又无伤于筋骨也。伤筋骨者，则痛发而若有所变矣。候其气至，而诸分肉尽热，则病已，而可以止针矣。按《脉要精微篇》帝曰："诸痛肿筋挛骨痛，此皆安生？"岐伯曰："此寒气之肿，八风之变也。"如刺伤筋骨而筋骨肿痛，有若风寒之变，故曰痛发若变。

病在骨，骨重不可举，骨髓酸痛，寒气至，名曰骨痹，深者刺，无伤脉肉为故，其道大分小分，骨热病已止。

此论刺骨痹之法也。骨重难举，骨髓酸痛而寒气至者，肾主骨而寒水主气也。病在骨，故当深刺之，以候骨气，为因其针道在于大小分肉之间，故当从其道而无伤脉肉也。候骨气至而针下热，病即已而可止其针。

病在诸阳脉，且寒且热，诸分且寒且热，名曰狂。刺之虚脉，视分尽热，病已止。

夫邪并于阳则狂，邪之中人，始于皮肤肌肉，留而不去，则入于经脉，在肌腠之阳邪，而入于阳脉，所谓重阳则狂矣。血气相乘，是以在阳脉分肉之间，俱且寒且热也。当先刺其脉，使在脉阳实之邪已虚，而复出于肌肉，视其分肉尽热，是邪从肌肉而外散矣。

病初发，岁一发；不治，月一发；不治，月四五发，名曰癫病。刺诸分诸脉，其无寒者，以针调之，病已止。

此论刺癫疾之法也。朱永年曰："癫疾，久逆之所生也。故有病初发，而岁一发者；不亟治之，则月一发矣；又不治之，则一月四五发矣。当取诸分肉诸脉之有过者而刺之。夫重阴则癫，故当候其寒气外至，其无寒者，以针调之。"卢良侯曰："寒者须其热，热者须其寒，候邪正阴阳之变易也；病在阳者候其热，病在热者候其寒，取邪气之外出也。此用针机变之妙，不可不知。"

病风且寒且热，炅汗出，一日数过。先刺诸分理络脉。汗出且寒且热，三日一刺，百日而已。

风之伤人也，或为寒热，腠理开则洒然寒，闭则热而闷，故且寒且热也。如热时汗出，一日数遍者，先刺诸分理络脉，如汗出而且寒且热，是寒热之邪，将与汗共并而出，故当三日一刺，至百日而病已矣。盖病而汗出者，因邪气相搏而汗出也，刺而汗出者，取汗而邪出也。

病大风，骨节重，须眉堕，名曰大风。刺肌肉为故，汗出百日；刺骨髓，汗出百日。凡二百日，须眉生而止针。

　　"大风"，厉风也。从肌肉而直伤于骨髓，故骨节重。在肌肉而伤冲任之血气，故须眉堕也。因邪从肌肉而入，故当先刺肌肉取汗出，而至百日复刺骨髓，取汗出而亦至百日，凡二百日，俟须眉生而止针。夫风之在分理络脉而为寒热病者，百日而已，大风而深入骨髓者，倍已。盖百日者，气数之大周也。卢良侯曰："刺骨无伤髓，今厉毒入深，而刺髓百日不致销铄，所谓有故无殒，在知病外内之不惑也。此与《风论》之厉疡，因证少有差别。"

卷 七

皮部论篇第五十六

黄帝问曰：余闻皮有分部，脉有经纪，筋有结络，骨有度量，其所主病各异，别其分部，左右上下，阴阳所在，病之始终，愿闻其道。

此章论十二经之络脉，分络于皮肤之间，病之始生，必先于皮毛，入客于络脉，随皮部，所循之脉而传入于经，入舍于所主之脏腑，如不入于络，则留于筋骨之间，而为筋挛骨痛也。"分部"，分属之部署也。"经"，径也。"纪"，维也。言脉络有径之经，横之维也。"结"，系结也。"络"，连络也。言筋之系于分肉，连于骨节也。"度量"，大小长短也。邪在皮肉筋骨络脉脏腑，各有浅深，或为筋挛骨痛，肉铄破䐃；或入舍于脏腑，而为脏腑之病也。别其络脉所分之上下左右，十二经脉之阴阳所在，而知病之始终也。〔眉批：按热病论伤寒，以其脉而分六经之气，即此义也。〕

岐伯对曰：欲知皮部，以经脉为纪者，诸经皆然。

夫径而深者，为经，浮而见于皮者，为络。"纪"，记也。欲知皮之分部，当以所见之络脉分之，然又当以经脉为纪。盖络乃经脉之支别，如肺之经脉，循于鱼际、尺泽、臑腋之间，即其间所见之络脉，乃肺之络而络外之皮，即肺主之部矣。视其色多青则寒，黄赤则热，络盛则入客于经，经满则入舍于肺脏，十二经皆然。

阳明之阳，名曰害蜚。

阳明之阳络，名曰害蜚。"蜚"，飞动也。阳明者，午也，为盛阳之时，如万物之飞动，阳盛而阴气加之，有害于飞，故名曰害蜚。〔眉批：详《脉解篇》。〕

上下同法，视其部中有浮络者，皆阳明之络也。

"上下同法"，谓手足二经皆同此法。"部中"，皮之分部中也。

其色多青则痛，多黑则痹，黄赤则热，多白则寒，五色皆现，则寒热也。络盛则入客于经。

夫邪之中人，始于皮肤，次于络脉，留而不去，则传舍于经，故视其皮部之浮络，多青则痛，多黑则痹，黄赤则热，多白则寒，五色皆现则为寒热。络盛而不泻其邪，则入客于经矣。在阳明之部分，则为阳明之病；在少阳之部分，则为少阳之病；在三阴之部分，则为三阴之病。故列于首节，而六经皆然。

阳主外，阴主内。

此言经络之分阴阳外内也。经云："内有阴阳，外有阴阳。在外者，皮肤为阳，筋骨为阴。"故见于皮肤间者，为络为阳而主外；络于筋骨间者，为经为阴而主内。盖在阳者可从外解，在阴者则内入而舍于脏腑矣。按《通评虚实篇》曰："络满经虚，灸阴刺阳；经满络虚，刺阴灸阳。"盖以络为阳而经为阴也。

少阳之阳，名曰枢持。

"枢"，枢机也。"持"，主持也。少阳主枢，故名枢持。

上下同法，视其部中有浮络者，皆少阳之络也。络盛则入客于经，故在阳者主内，在阴者主出，以渗于内，诸经皆然。

此复论经气之从内而外出也。夫五脏内合五行，地之阴阳也；六经外合六气，天之阴阳也。天之六气，下合地之五行；地之五行，上呈天之六气。是以在外六经之气从阳而内，在内经脉之气从阴而外出于皮肤，复从皮肤而入于肌肉筋骨，以渗于脏腑募原之间，而内通于五脏。此论经脉之气环转无端，盖从内而外也。详本经《四时刺逆从论》。

太阳之阳，名曰关枢。

"关"，卫固也。太阳主诸阳之气，而主表，阳气生于阴中，枢转而外出，太阳之气从内而出，卫固于外，故曰关枢。

上下同法，视其部中有浮络者，皆太阳之络也，络盛则入客于经。

"上下"，谓手足二经，六气止合六经，足之六经上合于手，故止曰上下同法，而不言手之小肠足之膀胱也。六经皆然。

少阴之阴，名曰枢儒。

"儒"，《说文》："柔也。"王氏曰："顺也。"少阴为三阴关合之枢，而阴气柔顺，故名枢儒。

上下同法，视其部中有浮络者，皆少阴之络也。络盛则入客于经，其入经也，从阳部注于经；其出者，从阴内注于骨"。

《四时刺逆从论》曰："春者，天气始开，地气始泄，冻解冰释，水行经通，故人气在脉。夏者，经满气溢，入孙络受血，皮肤充实；长夏者，经络皆盛，内溢肌中；秋者，天气始收，腠理闭塞，皮肤引急；冬者，盖藏血气在中，内着骨髓，通于五脏，此言经脉之气，从经脉而出于孙络，从孙络而溢于皮肤，复从皮肤而入于肌肉筋骨，故曰其出者，从阴内注于骨。"阴"，谓经脉也。言脉气之环转，从经而出，复从外而内注于骨，诸经皆然。此论三阴，而少阴又主冬，主骨，故复申明之。王芳侯曰："其入经也，从阳部注于经，论邪气之从外而入其出者，从阴内注于骨，论真气之从内而出。"

心主之阴，名害肩。

"阴"，谓厥阴之络也。两阴交尽，故曰厥阴。"肩"，任也。谓任一身之阴，阴极而一阳加之，故曰害肩。

上下同法，视其部中曰，有浮络者，皆心主之络也，络盛则入客于经。

"上"，谓手厥阴心主。"下"，谓足厥阴肝经。此篇论络脉经脉，而手厥阴心主主脉，故提手厥阴焉。〔眉批：名曰之曰字，移在部中之下，盖亦有意存欤。〕

太阴之阴，名曰关蛰。

蛰者，阴藏蛰动之虫，盖气藏于阴而欲动蛰于外，乃太阴关之，故名关蛰。夫内为阴，外为阳也。《营卫篇》曰："太阴主内，太阳主外。"枢转外出之阳，而太阳关之，故名关枢；阴藏动蛰之气，而太阴关之，故名关蛰；两阳合明，故曰阳明；两阴交尽，故曰厥阴；以阳盛而一阴加之，故曰害蜚；阴极而一阳加之，故曰害肩；少阳主三阳之枢，故曰枢持；少阴主三阴之枢，故曰枢儒。以三阴三阳对待论之，命名之义自得矣。

上下同法，视其部中有浮络者，皆太阴之络也，络盛则入客子经，凡十二经络脉者，皮之部也。

六脏六腑所合十二经之络脉，各分属于皮之部署。

是故百病之始生也，必先于皮毛，邪中之，则腠理开，开则入客于络脉；留而不去，传入于经；留而不去，传入于腑，廪于肠胃。

此言邪入于经，有不动脏而溜于腑者。传入于腑，谓入于大肠小肠胃腑也。"廪"，积也。夫经络受邪，则内干脏腑，其脏气实者，不必动脏，则溜于腑矣。盖阳明居中，土为万物之所归，邪入于胃，则积于肠胃之间，为贲响腹胀诸证。

　　邪之始入于皮也，沂然起毫毛，开腠理；其入于络也，则络脉盛，色变；其入客于经也，则感虚乃陷下；其留于筋骨之间，寒多则筋挛骨痛，热多则筋弛骨消，肉铄月囷破，毛直而败。

　　此"论邪之有入于经络，而虚陷于内者；有留于筋骨之间，而为筋挛骨痛者。盖皮肉筋骨皆属气分，络脉经俞皆属血分，经络内连脏腑，是以经络受邪，入脏腑，为内所因，如不入于络，则留于皮肉筋骨之间，为外皮肤所中也"。"沂然"，寒栗逆起之貌。邪盛于络，则变现青黄赤黑之色于皮部，转入于经，则感脏腑之气虚而陷下也。如留于筋骨之间，则为筋挛、骨痛、铄肉、破月囷、毛直、天焦之败证。〔眉批：上节言邪入于经，而不干脏。下节言邪入于经，而内干脏腑。此言邪客于皮毛，有入于经，有不入于经者。〕

　　帝曰：夫子言皮之十二部，其生病皆何如？岐伯曰：皮者，脉之部也，邪客于皮，则腠理开，开则邪入，客于络脉，络脉满，则注于经脉，经脉满，则入舍于脏腑也，故皮者有分部，不与而生大病也。帝曰：善。

　　此言邪入于经而内干脏腑也。"不与"，不及也。言皮毛之表气微虚，以致邪入于经，而为干脏之危病也。〔眉批：脏气虚则动脏，腑谓三焦、膀胱、胆也。〕

经络论篇第五十七

黄帝问曰：夫络脉之见也，其五色各异，青黄赤白黑不同，其故何也？

此承上章而复问也。言络脉之五色各异，而为痛痹寒热之证者，其故何也？

岐伯对曰：经有常色，而络无常变也。

言经脉有五行之常色，络脉则随四时之变而无常色也。

帝曰：经之常色何如？岐伯曰：心赤肺白肝青脾黄肾黑，皆亦应其经脉之色也。

此言经脉应五脏，故有常色也。"经"，谓十二经脉。五脏具五色，亦皆应其经脉，而为青黄赤白黑之常色也。

帝曰：络之阴阳，亦应其经乎？

帝言经脉应五脏而成五色，络脉之阴阳亦当应其经矣。

岐伯曰：阴络之色应其经，阳络之色变无常，随四时而行也。

此言阴络应经脉而成五色，阳络随四时而成五色也。阴络者，六阴经之络，应五脏之经，各有常色而不变；阳络者，六阳经之络，合六腑之阳，随四时之春青夏赤秋白冬黑，并为变易者也。此皆四时五行之常色，谓之无病。若四时之中，五脏之络见青黑为寒，见黄赤则为热矣。王芳侯曰："阳者，天气也，主外；阴者，地气也，主内。六腑为阳，外应三阳之气；五脏为阴，内合地之五行。是以阳络随天之四时，色变无常，而内通于五脏，五脏内应五行，而外合于三阳，脏腑阴阳又互相交合者也。"

寒多则凝涩，凝泣则青黑，热多则淖泽，淖泽则黄赤，此皆常色，谓之无病。五色具见者，谓之寒热。帝曰：善。

此言色变之因于寒热也。泣，同涩。凝泣淖泽，谓络中之血气。"此皆常色，谓之无病"八字，当在"随四时而行也"之下，误脱在此。王芳侯曰："内因之寒热，由阴而及阳；外因之寒热，由阳以及阴，是以病色之无分乎阳络阴络也。"

气穴论篇第五十八

黄帝问曰：余闻气穴三百六十五以应一岁，未知其所，愿卒闻之。岐伯稽手再拜对曰：窘乎哉问也！其非圣帝，孰能穷其道焉！因请溢意，尽言其处。

穴乃气之所注，故曰气穴，而不论及于经脉也。"所"，谓气穴所在之处。"卒"，尽也。《针经》曰："天至高不可度，地至广不可量，夫人生于天地之间，六合之内，此天之高地之广也，非人力之所能度量而至也。若夫八尺之士，皮肉在此，外可度量切循而得之，其死可解剖而视之。其脏之坚脆，腑之大小，谷之多少，脉之长短，血之清浊，气之多少。"非圣者孰能穷其道？是以岐伯稽手再拜曰："窘乎哉问也！"莫仲超曰："知血气之生始，经脉之贯通，乃医学之根本，学者当于诸刺论中求之。"

帝捧手逡巡而却曰：夫子之开余道也，目未见其处，耳未闻其数，而目以明，耳以聪矣。

"逡巡"，退让貌。未睹未闻，而耳聪目明者，神志会通也。

岐伯曰：此所谓圣人易语，良马易御也。帝曰：余非圣人之易语也，世言真数开人意，今余所访问者真数，发蒙解惑，未足以论也。然余愿闻夫子溢志尽言其处，令解其意，请藏之金匮，不敢复出。

真数者，脉络之穴数。藏之金匮者，谓非其人勿教，非其真勿授，乃金匮之真言，上帝之所贵也。

岐伯再拜而起曰：臣请言之，背与心相控而痛，所治天突与十椎及上纪。上纪者，胃脘也。下纪者，关元也。

"心"，谓心胸也。夫背为阳，胸腹为阴，督脉循于背，总督一身之阳。任脉循于腹，统任一身之阴。"控"，引也。背与心相控而痛者，阴阳相引，而为痛也。此先论阴阳二气，总属任督之所主，而后论脏腑阴阳之气，各有所注之穴焉。天突在结喉下中央，乃阴维任脉之会。十椎在大椎下第七椎，乃督脉至阳之穴，督脉阳维之会也。盖大椎上尚有三椎，总数之为十椎也。"胃脘"，中脘也。中脘者，胃之募也。王冰曰："手太阳、少阳、足阳明，三脉所生，脉气所发也。关元在脐下三寸，足三阴任脉之会。"此四穴者，乃阴阳气之交会也。张兆璜曰："先以胸背分阴阳，后以上下分阴阳。"

背胸邪系阴阳左右如此，其病前后痛涩，胸胁痛而不得息，不得卧，上气短气偏痛。

此释上文而言背胸之邪系于阴阳，引及于左右，偏痛亦如此，盖左为阳而右为阴也。其病前后痛涩者，背胸邪系阴阳也。胸脉痛者，其脉络胸胁，故左右如此也。不得息不得卧，上气短气者，督脉上贯心膈，入喉，任脉入膻中，上喉咙也。偏痛者，其脉邪出尻络胁，上肩而斜下也。

脉满起斜出尻，脉络胸胁支心贯鬲，上肩加天突，斜下肩交十椎下。

此言阴阳系邪胸背相引，由任督之相交，任督之合又由督之大络而交通于任脉也。督之大络，名曰长强，侠脊上顶，散头上，下当肩胛左右，别走太阳，入贯胳。所谓大络者，若江河之外，别有江河，经脉满则转溢于大络，故督脉满则斜出于尻脉，盖督脉之别，斜出于尻，络胸胁也。其络支心贯膈，上肩胛，而与任脉交会于天突，复斜下肩而与督脉交合于十椎下间，故胸背相控而痛。所治在天突与十椎间者，乃大络之通会处也。张兆璜曰："阳常有馀，而阴常不足，故不曰交而曰加者，谓阳加于阴，有阳施阴受之义也。"

脏俞五十穴。

"脏"，谓五脏。"俞"，经俞之穴也。脏各有五，五五二十有五，左右合之共五十穴也。五者，井荥俞经合。所出为井，俱在手足指上，离爪甲一韭许；所入为合，皆在手足之肘膝间，而不过肘膝，五脏六腑皆然。肝之井曰大敦，荥曰行间，俞曰大冲，经曰中封，合曰曲泉；心之井曰少冲，荥曰少腑，俞曰神门，经曰灵道，合曰少海；脾之井曰隐白，荥曰大都，俞曰太白，经曰商邱，合曰阴陵泉；肺之井曰少商，荥曰鱼际，俞曰太渊，经曰经俞，合曰尺泽；肾之井曰涌泉，荥曰然谷，俞曰太谿，经曰复溜，合曰阴谷。此五脏之五俞，出于井木，溜于荥火，注于俞土，行于经金，入于合水也。

腑俞七十二穴。

六腑各有六，六六三十六穴，左右合之共七十二穴，亦皆出于手足之指端，入于肘膝之合穴。六者，井、荥、俞、经、原、合也。胆之井曰窍阴，荥曰夹谿，俞曰临泣，原曰邱墟，经曰阳辅，合曰阳陵泉；胃之井曰厉兑，荥曰内庭，俞曰陷谷；原曰冲阳，经曰解谿，合曰三里；大肠之井曰商阳，荥曰二间，俞曰三间，原曰合谷，经曰阳谿，合曰曲池；小肠之井曰少泽，荥曰前谷，俞曰后谿，原曰腕骨，经曰阳谷，合曰少海；三焦之井曰关冲，荥曰液门，俞曰中渚，原曰阳池，经曰支沟，合曰天井；膀胱之井曰至阴，荥曰通谷，俞曰束骨，原曰京骨，经曰昆仑，合曰委中。此六腑之俞，出于井金，溜于荥水，注于俞木，行于原经火，入于合土。盖天为阳，地为阴，腑为阳，脏为阴，故脏合地之五行，腑合天之六气，六气之中有二火，是以多原穴也。原者，谓火之原，生于阴中之少阳也。张兆璜曰："脏气出于井木，腑气出于井金，盖春夏者，天之阴阳也。秋冬者，地之阴阳也。脏始于天之春木，而终于冬令之水，腑始于地之秋金，而复交于春夏，此皆脏腑阴阳更互之妙用，故曰天有阴阳，地亦有阴阳。木火土金水，地之阴阳也，生长化收藏下应之，故阳中有阴，阴中有阳。夫生长化收藏，在天四时之气也，而五脏五行应之，故曰阳中有阴，阴中有阳。"

热俞五十九穴。

头上五行，行五，五五二十五穴。大杼、膺俞、缺盆、背俞各二，共八穴；气街，三里、巨虚、上下廉各二，共八穴；云门、髃骨、委中、髓空各二，共八穴；五脏俞旁各五，计十穴，通共计五十九穴。

水俞五十七穴。

尻上五行，行五，五五共二十五穴。伏兔，上各二行，行五，五四共二十穴；踝上各一行，行六，计十二穴，通共五十七穴。以上一百十六穴，详《水热穴论》。

头上五行，行五，五五二十五穴。

此节热俞内穴，重言之者，谓热俞，即是气穴，可以取气，可以泻热，亦可使势邪随气而泄，故下文曰热俞在气穴。

中胪两旁各五，凡十穴。

胪，膂同。在脊骨两旁各开一寸五分，足太阳膀胱经之五脏脏俞也。肺俞在三椎间，心俞在五椎间，肝俞在九椎间，脾俞在十一椎间，肾俞在十四椎间。

大椎上两旁各一，凡二穴。

大椎两旁，足太阳膀胱经之大杼穴也。脊骨之高起曰椎，大椎上者，谓大椎高起间之两旁，非椎之上节也。王氏误认为椎之上节，故云《甲乙经脉流注空穴图经》并不载，未详何俞。王芳侯曰："两旁各一，凡此五字，为首节之总纲，故以后不言此五字者，以每节咸准此也。"

目瞳子浮白二穴。

瞳子髎在目锐眦，浮白穴在耳后发际内一寸，左右各一，凡四穴俱属足少阳胆经。

两髀厌分中二穴。

谓脾枢中环跳穴也，属足少阳胆经。

犊鼻二穴。

犊鼻穴在膝髌下骱骨上，侠解大筋陷中，属足阳明胃经。

耳中多所闻二穴。

一名听宫，在耳中珠子，大如赤小豆，属手太阳小肠经。

眉本二穴。

攒竹穴在眉间陷中，属足太阳膀胱经。

完骨二穴。

完骨穴在耳后，入发际四分，属足少阳胆经。

项中央一穴。

风府穴在项后，入发际一寸，大筋内宛宛中，督脉阳维之会，疾言其肉立起，言休其肉立下。

枕骨二穴。

枕骨穴，一名窍阴穴，在完骨上，枕骨下，动摇有空，属足少阳胆经。

上关二穴。

一名客主人，在耳前起骨上廉，开口有空，张口取之乃得，属足少阳胆经。

大迎二穴。

大迎穴在曲颔前一寸三分，骨陷中动脉，属足阳明胃经。

下关二穴。

下关穴在上关下，耳前动脉下廉，合口有空，开口则闭，闭口有穴，属足阳明胃经。

天柱二穴。

天柱穴在挟项后发际大筋外廉陷中，属足太阳膀胱经。

巨虚上下廉四穴。

巨虚上廉，在三里下三寸，举足取之，巨虚下廉，在上廉下三寸，蹲地举足取之，左右共四穴，共属足阳明胃经。

曲牙二穴。

即颊车穴，一名机关。在耳下曲颊端近前陷中，开口有空，属足阳明胃经。

天突一穴。

天突穴在结喉下四寸宛宛中，属任脉。

天府二穴。

天府穴在腋下三寸，臂臑内动脉陷中，属手太阴肺经。

天牖二穴。

天牖穴在颈筋间，缺盆上，天容后，天柱前，完骨下，发际上，属手少阳三焦经。

扶突二穴。

扶突穴在颈大筋间下一寸，人迎后一寸半，仰而取之，属手阳明大肠经。

天窗二穴。

一名窗笼，在颈大筋间前，曲颊下，扶突后，应手陷中，属手太阳小肠经。

肩解二穴。

即肩井穴，在肩上陷中，缺盆上大骨前一寸半，以三指按取当中指下陷中，属足少阳胆经。

关元一穴。

在脐下三寸，属任脉。

委阳二穴。

委阳穴在承扶下一寸六分，屈身取之，属足太阳膀胱经。

肩贞二穴。

肩贞穴，在曲胛下两骨解间，肩髃后陷者中，属手太阳小肠经。

喑门一穴。

一名哑门，又名舌厌。在项后风府后一寸，入发际五分，项中央宛宛中，入系舌本，督脉阳维之会。

脐一穴。

脐中有神阙穴，一名气舍，当脐中央，禁刺，属任脉。

胸俞十二穴。

谓足少阴肾经之俞府，或中、神藏、灵墟、神封、步廊，左右共十二穴，各开中行二寸，俞府在巨骨下璇玑旁二寸陷中，下五穴，递相下，同身寸一寸六分陷者中。

背俞二穴。

谓膈俞穴，在大椎下第七椎间，各开中行一寸五分。

膺俞十二穴。

胸之两旁曰膺，膺俞者，谓手太阴之云门、中府，足太阴之周荣、胸乡、天谿、食宝，左右共十二穴，云门在巨骨下，夹气户旁二寸陷中，去胸中任脉两旁，横开各六寸，动脉应手。中府下云门一寸，馀五穴递相下，同身寸之一寸六分陷者中。

分肉二穴。

一名阳辅穴在足外踝上四寸，辅骨前绝骨之端，属足少阳胆经。

踝上横二穴。

"踝"，叶瓦，去声。谓内踝上之交信穴，去内踝上二寸，少阴前，太阴后，筋骨间，阴跷之郄，属足少阴肾经；外踝上之跗阳穴，去外踝上二寸，太阳前，少阳后，筋骨间，阳跷之郄，属足太阳膀胱经，左右共四穴。

阴阳跷四穴。

阴跷穴，在足内踝下，是谓照海，阴跷脉之所生；阳跷在足外踝下五分，是谓申脉，阳跷脉之所生。愚按脉度一十六丈二尺，内兼任督跷脉，故气穴亦如之。盖穴者，脉气之所注也。

水俞在诸分，热俞在气穴，寒热俞在两骸厌中二穴。

此言寒热之邪，皆从气分而出。夫百病之始生也，皆生于风雨寒暑。风暑，天之阳热，雨水，地之阴寒。感天地之寒热，病吾身之阴阳，是气分之邪，当从气分而出，故名之曰《气穴论》。谓以上三百六十五穴，以应周天之气数，所以取气，所以泻邪者也。诸分者，大小分肉之间，皮肤肌腠之气分也。气穴者，营卫血气之所注也。膝解为骸，两骸厌中二穴，谓足少阳之阳陵泉也。夫十一脏腑之气，皆取决于胆，谓少阳主初生之气也，故寒热独取于两骸厌中者，谓在脏在腑，其寒其热之邪，皆从少阳之气以升散，故《邪气脏腑病形篇》曰："其寒热者，取阳陵泉。"

大禁二十五，在天府下五寸。

此言有大禁之穴，在天府下五寸，乃手阳明大肠经之五里穴也。《灵枢·本输篇》曰："尺动脉在五里，五输之禁也。"《玉版论》曰："迎之五里，中道而止，五至而已，五往而脏之气尽矣。故五五二十五，而竭其输矣。""五往"，五刺也，谓五脏各有一俞，五俞五刺，五五二十五刺，则五脏之气尽矣。故曰："大禁二十五。"谓禁二十五刺也。此言三百六十五穴之血气，由五脏大络之所注也。

凡三百六十五穴，针之所由行也。

自天突、十椎、上纪、关元、至厌中二穴，共计三百六十四穴，然内多重复，想有简脱，故不全耳。

帝曰：余已知气穴之处，游针之居，愿闻孙络豀谷，亦有所应乎？

"居"，止也，谓针所止之处也。游针者，谓得针之道，而以神遇之，若游刃然，恢恢乎有馀地矣。《脉度篇》曰："经脉为里，支而横者为络，络之别者为孙。盛而血者，疾诛之，盛者泻之。"

岐伯曰：孙络三百六十五穴会，亦以应一岁，以溢奇邪，以通营卫。

孙络亦有三百六十五穴，以应一岁之气，孙络满则流溢于大络，而生奇病，盖大络之血气外出于皮肤，而与孙络相遇，是以脉外之卫，脉内之荣，相交通于孙络皮肤之间。

营卫稽留，卫散荣溢，气竭血着，外为发热，内为少气，疾泻无怠，以通营卫，见而泻之，无问所会。

孙络外通于皮肤，内连于经脉，以通营卫者也。故邪客之则营卫稽留，营卫不能相将而行，则气竭而血着矣。邪气在外，则为发热，真气稽留，内为少气，当疾泻无怠，以通营卫，见其血留色变之处，即刺泄之，无问其穴会之所在也。王芳侯曰："按《脉度篇》云：'盛而血者，疾诛之；盛者泻之，虚者引药以补之'。是病在络脉者，只用针泻而不补，故不必论其穴会也。"

帝曰：善。愿闻豀谷之会也。岐伯曰：肉之大会为谷，肉之小会为豀，肉分之间，豀谷之会，以行营卫，以会大气。

此言肌腠之间，亦所以行营卫者也。夫肉有大分小分，大分者，如股肱之肉，各有界畔；小分者，肌肉之内，皆有文理。然理路虽分而交相合，是大分处即是大会处，小分处即是小会处也。分会之间，以行营卫之气，故名之曰豀谷。《易》曰："山泽通气"。如山泽之气从豀谷以相通。"大气"，宗气也。愚按荣气生于中焦，水谷之精，流溢于脉中，布散于脉外，专精者，行于经隧。经隧者，胃之大络与五脏六腑之大络也。

是荣气之有行于脉中，有行于脉外，有同宗气出于胃之经隧，注于脏腑之大络，而出于肌腠之间，三者之气，交相会合，故曰："以行营卫，以会大气。"是以上节论脉中之荣气，与卫气交通于孙络之间，此论布散之荣气，与卫气、宗气大会于分肉之外，是卫气之通于脉中，而荣气之行于脉外者也。王芳侯曰："皮肤有血，当知脉外有荣，卫气先行，皮肤先充络脉，是脉中之有卫，故曰：'脉萦萦如蜘蛛丝者，阳气衰也。'"

邪溢气壅，脉热肉败，营卫不行，必将为脓，内消骨髓，外破大䐃，留于节腠，必将为败。

此邪客于谿谷之间而为热也。夫气为阳，邪留于肌腠之气分，邪正相搏，则为病热，故有壅脓消破之败证矣。邪气淫溢，则真气自壅，谿谷之气与脉相通，是以脉热于内，而肉败于外也。营卫不行，则血气留滞而为壅脓。"䐃"，足之股肉也。"节凑"，筋骨相连之处。邪留其间，则筋骨必将为败矣。此论邪因气以化热，故上言热证而不曰热邪，下节论寒邪所客，故曰积寒。莫仲超曰："经云：'谿谷属骨'，盖骨生筋，而筋生肉，故谿谷之邪留而不去，必致节腠败而骨髓消。"

积寒留舍，营卫不居，卷肉缩筋，肋肘不得伸，内为骨痹，外为不仁，命曰不足，大寒流于谿谷也。

此寒邪留于谿谷之间，而不为病热者也。积寒留舍，故营卫不能居其间，寒邪凝滞，又不得真气以和之，以致肉卷而筋缩也。"肋肘"，乃筋骨之机关，故不得伸舒，邪闭于外，故内为骨痹。营卫内逆，故外为不仁，命曰不足。盖热邪淫溢，是属有余，寒性凝涩，故为不足，此大寒之邪，流于谿谷之间，以致筋骨皆为病也。张兆璜曰："皮肤为之不仁，缘营卫不居于外，不居于外者，逆于脉内也，故此节无脉病。"莫仲超曰："'居'止也。热邪流行，则营卫不行；寒邪留舍，则营卫不居，邪正之不相合也。"

谿谷三百六十五穴会，亦应一岁，其小痹淫溢，循脉往来，微针所及，与法相同。

谿谷之间，亦有三百六十五穴会，以应一岁，与孙络之相同，可以微针刺取，以泻其邪。小痹者，谓邪始入于皮肤，未伤筋骨。"脉"，谓孙络脉也。邪在皮肤，循脉往来，见而泻之，与治孙络之法相同，而亦不必问其穴会之所在也。此言邪之客于人也，必先始于皮肤，次于孙络，入于肌内，以及于筋骨。在浅之时，微针所及，易于散解，无使其入深而为大痹也。

帝乃辟左右而起，再拜曰：今日发蒙解惑，藏之金匮，不敢复出，乃藏之金兰之室，署日气穴所在。

色脉者，上帝之所贵也，故藏之金匮，贮之金兰之室焉。张兆璜曰："金兰之室，藏之于心也。"

岐伯曰，孙络之脉别经者，其血盛而当泻者，亦三百六十五脉，并注于络，传注十二脉络，非独十四脉络也。

此复申明孙络之与大络相通也。夫经脉之支别曰络脉，络脉之支别曰孙络，而孙络之脉又有与经脉相别而与大络相通者，亦三百六十五脉，并注于大络，复传注于十二脉络，非独十四脉络也。盖言十四脉络之外而又有十二脉络。十四脉络者，十二脏腑与任督之别，共十四大络也。十二脉络者，十二脏腑之经正也，是十二经正与十四大络相通，十四大络复与三百六十五络相通。是以邪舍于孙络，留而不去，闭塞不通，不得入于经，流溢于大络，而生奇病，故曰以溢奇邪，以通营卫。

内解泻于中者十脉。

十脉者，谓五脏之脉也。此言孙络三百六十五脉，与十二脉络，十四大络，设有邪客于其间者，当从五脏之经脉以泻解之。盖诸络之原，本于五脏也。故《缪刺篇》曰："凡刺之数，先治其经脉，切而从之，审其虚实而调之。不调者，经刺之，有痛而经不病者，缪刺之，因视其皮部有血络者，尽取之。"张兆璜曰："上节云'以痹淫溢，循脉往来，微针所及'；末结曰'内解于中者十脉'，是从外而循于内也。《缪刺篇》曰：'先治其经脉，因视其皮部有血络者，尽取之。'是从内而循于外也。盖邪之中人，始于皮肤孙络，入于筋骨经脉，有留舍于外者，有流溢于内者，有从浅而入深者，有从里而复出之表者，邪气浮溢，无有恒常，是以经旨错综，学者皆当体会。"

气府论篇第五十九

足太阳脉气所发者，七十八穴。

脉者，血气之府。穴者，脉气所发。此篇无问答之辞，而曰论者，伯承上章复论三阳经脉气所发者，亦三百六十五穴，以应周天之数。盖阳者，天气也，主外；阴者，地气也，主内。故只论手足之三阳，而不及于阴也。

两眉头各一；

攒竹穴也。

入发至项三寸半，旁五相去三寸；

马莳曰："大杼、风门二穴也。"入发至项者，谓上入于发际，下至于项间，相去三寸半许。旁五者，谓五行之两旁也。相去三寸者，大杼，在大椎各开一寸五分，风门在二椎间各开一寸五分也。愚谓此二句照应末节"手足诸鱼际脉气所发者"句，皆无"各一"二字，盖谓穴乃气之所发，经外亦可取穴，不必拘于脉中，故下文云"其浮气在皮中者，五五二十五穴"，言太阳之气浮于皮中，而少阳督脉，皆从太阳之气，而为太阳之穴矣。

其浮气在皮中者，凡五行，行五，五五二十五；

此言脉气之相从也。夫脉气行于脉中，三阳之气行于脉外，气循脉而行，脉随气而转，脉气之相从也。是以太阳之气，循脉上升于头项，而中行督脉之囟会前顶百会后顶长强五穴，旁两行太阳经之五处承光通天络却玉枕十穴，又旁两行，少阳经之临泣目窗正荣承灵脑空十穴，皆从太阳之气，而为太阳之脉气所发，是刚健柔顺，脉随气发者也。后六经皆然。张兆璜曰："《热病论》'伤寒一日太阳受之，其脉连于风府，故头项痛腰脊强'，此气循脉而行也。此篇曰：'其浮气在皮中者，五五二十五穴'，乃脉随气而发也。阴阳血气，外内相将，雌雄相应者也。"

项中大筋两旁各一；

谓天柱二穴也。

风府两旁各一；

谓风池二穴也。

挟背以下至尻尾，二十一节，十五间各一。五脏之俞各五，六腑之俞各六；

自大椎至尾骶骨计二十一节，其间十五椎，旁各一穴，谓肺俞、厥阴俞、心俞、膈俞、肝俞、胆俞、脾俞、胃俞、三焦俞、肾俞、大肠俞、小肠俞、膀胱俞、中胪内俞、白环俞、两旁共计三十穴，而五脏之俞各五，六腑之俞各六，皆在于其间。张兆璜曰："复提出脏俞腑俞者，盖谓三百六十五之脉气所发，皆本于五脏六腑，故末节复补出五脏之脉气。"

委中以下至足小趾旁各六俞。

谓委中、昆仑、京骨、束骨、通骨、至阴，各六俞共十二穴，通计七十七穴，外脱简一穴。

足少阳脉气所发者六十二穴：两角上各二；

谓天冲、曲鬓，左右各二，共四穴也。

直目上发际内各五；

谓临泣、目窗、正荣、承灵、脑空，左右各五，共十穴。按太阳之气上升于头项，少阳之气上升于头颊，故此五脉从太阳之气，则为太阳之气所发，从少阳之脉，则为少阳之脉气所发也。张兆璜曰："太阳之气在头正中，而下于后项；少阳之气在头两旁，连于两颊，而下于两肩；阳明之气在面而下于膺喉，在经脉亦然，而支别则互相交错于耳鼻前后上下之间"。

耳前角上各一；

谓颔厌二穴。

耳前角下各一；

谓悬厘二穴。

锐发下各一；

谓和髎二穴，属手少阳三焦经。

客主人各一；

一名上关，在耳前起骨上廉。

耳后陷中各一；

谓翳风二穴，属手少阳三焦经。

下关各一；

下关二穴，在客主人下，耳前动脉下廉，合口有空，属足阳明胃经。

耳下牙车之后各一；

谓颊车二穴，属足阳明胃经。

缺盆各一；

缺盆二穴，在肩下横骨陷者中，属足阳明胃经。愚按《邪气脏腑篇》曰："诸阳之会，皆在于头面，邪中于面，则下阳明；中于项，则下太阳；中于颊，则下少阳。"中者，谓始中于三阳之气分；下者，谓下于三阳之脉中。手足三阳之脉，盘错于头面颈颊之间，而手足三阳之气，分部于头面项颊之上。是以手少阳足阳明之脉，交过于足少阳之部署，而皆为足少阳之脉气所发，馀经皆然。

腋下三寸，胁下至胠入间各一；

腋下谓渊腋、辄筋、天池，胁下至胠，谓日月、章门、带脉、五枢、维道、居髎，共九穴。曰：入间者，自腋下三寸至季肋间，凡入肋骨间也。"渊腋"，在腋下三寸宛宛中，举臂得之；"辄筋"，在期门下五分陷中第三肋间；"天池"属手厥阴心包络经，在腋下三寸，乳后一寸；"日月"，在期门下五分；"章门"，系足厥阴肝经穴，在季胁肋端，脐上二寸，两旁开九寸，侧卧肘尖尽处是穴；"带脉"，在季胁下一寸八分陷中；"五枢"，在带脉下三寸；"维道"，在章门下五寸三分；"居髎"，在章门下八寸三分。

髀枢中旁各一；

谓环跳二穴，侧卧，伸下足屈上足，以右手摸穴，左摇撼取之得。

膝下以至足小趾次趾各六俞。

谓阳陵泉、阳辅、丘墟、临泣、夹溪、窍阴六穴。"阳陵泉"，在膝下一寸腑外廉陷中，端坐取之；"阳辅"，在足外踝上四寸，辅骨前三分；"丘墟"，在足外踝下陷中；"临泣"，在足小趾次趾本节后间陷中；"夹溪"，在足小趾次趾岐骨间，本节前陷中；"窍阴"，在足小趾次趾之端，去爪甲如韭叶。

足阳明脉气所发者六十八穴：额颅发际旁各三；

谓悬颅、阳白、头维，左右各三，共六穴也。悬颅、阳白，系足少阳胆经，头维系本经穴。"悬颅"，在曲角上；"阳白"，在眉上一寸，直瞳子；"头维"，在头角入发际，本神旁一寸半，神庭旁四寸半。

面鼽骨空各一；

谓四白穴，在目下一寸，直对瞳子下。

大迎之骨空各一；

大迎穴在曲颔前一寸三分，骨陷中动脉。

人迎各一；

人迎穴在结喉两旁一寸半，大动脉应手。

缺盆外骨空各一；

谓天髎穴，属手少阳三焦经，在肩缺盆上骨际陷中，缺盆上起肉是穴。

膺中骨间各一；

谓膺窗、气户、库房、屋翳、乳中、乳根六穴。曰各一者，言膺中之骨间，正诸穴之所在，"气户"，在柱骨下，俞府两旁各二寸陷中；"库房"，在气户下一寸六分陷中；"屋翳"，在巨房下一寸六分陷中；"膺窗"，在屋翳下一寸六分陷中；"乳中"，当乳中是穴；"乳根"，在乳中下一寸六分陷中。

侠鸠尾之外，当乳下三寸，侠胃脘各五；

谓本经不容、承满、梁门、关门、太乙五穴，各去中行三寸。"不容"，在巨厥旁，第四肋端下，至下承满、梁门、关门、太乙，上下相去各一寸。

侠脐广三寸各三；

谓滑肉门、天枢、外陵三穴。"滑肉门"，在太乙下一寸，去中行夹脐各三寸；"天枢"，在脐旁各开二寸陷中；"外陵"，在天枢下一寸，去中行各二寸。

下脐二寸侠之各三；

谓大巨、水道、归来三穴。"大巨"，在外陵下一寸；"水道"，在大巨下二寸；"归来"，在水道下二寸。各开脐下中行二寸。

气街动脉各一；

即气冲穴，在归来下鼠鼷上一寸，动脉应手。

伏兔上各一；

谓髀关二穴，在膝上伏兔后交分中。

三里以下，至足中趾各八俞，分之所在穴空。

八俞者，谓三里、巨虚上廉、巨虚下廉、解谿、冲阳、陷谷、内庭、厉兑八穴，分之所在，计十六穴。"三里"，在膝下三寸，骱骨外廉，大筋内宛宛中；"巨虚上廉"，在三里下三寸；"巨虚下廉"，在上廉下三寸；"解谿"，在冲阳后一寸半，腕上陷中，足大趾次趾直上跗上陷中；"冲阳"，在足跗下五寸，动脉应手；"陷谷"，在足大趾次趾下，本节后陷中；"内庭"，在足大趾次趾外间陷中；"厉兑"，在足大趾次趾端，去爪甲如韭叶；

手太阳脉气所发者三十六穴：目内眦各一；

谓睛明穴，属足太阳膀胱经，在内眦外一分宛宛中，乃手足太阳足阳明阴阳跷五脉之会。

目外各一；

谓瞳子髎二穴，属足少阳胆经，在目外去眦五分。

颧骨下各一；

谓颧髎二穴，在面颊骨下廉锐骨端陷中。

耳郭上各一；

谓角孙二穴，系手少阳三焦经在耳郭中间，上发际，下开口有空。

耳中各一；

谓听宫二穴，耳中珠子，大如赤小豆。

巨骨穴各一；

巨骨二穴，系手阳明大肠经，在肩尖端上行两叉骨罅间。

曲腋上骨穴各一；

谓臑俞二穴，挟肩髎后大骨下胛上廉陷中，举臂取之。

柱骨上陷者各一。

谓肩井二穴，系足少阳胆经，在肩上陷中，缺盆上大骨前一寸半。

上天窗四寸各一；

谓天窗、窍阴四穴。窍阴属足少阳胆经，天窗在颈大筋间前曲颊下，扶突后，动脉应手。窍阴在完骨上，枕骨下，动摇有空。

肩解各一；

谓秉风二穴，在肩上小髃后，举臂有空。

肩解下三寸各一；

谓天宗二穴，在秉风后大骨下陷中。

肘以下至手小指本各六俞。

谓小海、阳谷、腕骨、后谿、前谷、少泽六穴。"小海"，在肘内大骨外，去肘端五分陷中；"阳谷"，在手外侧胕中锐骨下；"腕骨"，在手外侧腕前起骨下陷中；"后谿"，在手小指外侧本节后陷中，捏拳取之；"前谷"，在手小指外侧本节前陷中；"少泽"，在手小指外侧，去爪甲一分陷中。

手阳明脉气所发者二十二穴：鼻空外廉项上各二；

谓迎香、扶突二穴。"迎香"，在鼻下空旁五分；"扶突"，在颈当曲颊下一寸，人迎后一寸半。

大迎骨空各一；

大迎穴，系足阳明胃经，在颊前一寸五分。

柱骨之会各一；

谓天鼎二穴，在颈缺盆上扶突后一寸。

髃骨之会各一；

谓肩髃二穴也，在膊骨头肩端上两旁髃间陷者宛宛中，举臂取之。

肘以下，至手大指次指本各六俞。

谓三里、阳谿、合谷、三间、二间、商阳六穴。"三里"，在曲池下二寸；"阳谿"，在腕中上侧两筋间陷中；"合谷"，在手大指次指，岐骨间陷中；"三间"，在食指本节后内侧陷中；"二间"，在食指本节前内侧陷间；"商阳"，在食指内侧，去爪甲如韭叶许。

手少阳脉气所发者三十二穴。鼽骨下各一；

谓颧髎二穴，系手太阳小肠经在两颅骨锐骨端陷中。

眉后各一；

谓丝竹空二穴，在眉后陷中。

角上各一；

谓悬厘二穴，系足少阳胆经，在曲角上脑空下廉。

下完骨后各一；

谓天牖二穴，系足少阳胆经，在耳后入发际四分。

项中足太阳之前各一。

谓风池二穴，系足少阳胆经，在耳后脑空下发际陷中。

挟扶突各一；

谓天窗二穴，在颈大筋间前，前曲颊下扶突后，动脉应手，属手太阳小肠经。

肩贞各一；

肩贞二穴，系手太阳小肠经，在曲胛两骨解间，肩髃后陷中。

肩贞下三寸分间各一；

谓肩髎、臑会、消泺三穴。"肩髎"，当缺盆上突起肉；"臑会"，挟肩髎后大骨下，胛上廉陷中；"消泺"，在肩下臂外间，腋对肘分下。

肘以下至于小指次指本各六俞。

谓天井、支沟、阳池、中渚、液门、关冲六穴。"天井"，在肘外大骨后肘上一寸，辅骨上两筋叉罅中；"支沟"，在腕后臂外三寸两骨间陷中；"阳池"，在手表腕上陷中，从指本节直摸下至腕中心；"中渚"，在手小指次指本节后间陷中；"液门"，在手小指次指本节间陷中，捏拳取之；"关冲"，在无名指端，去爪甲如韭叶许。

督脉下所发者二十八穴：项中央二；

谓风府、哑门二穴也。"风府"，在项后入发际一寸大筋内宛宛中，疾言其肉立起，言休立下。"哑门"，在项间风府后一寸，人发际五分，项中央宛宛中，入系舌本。

发际后中八；

谓神庭、上星、囟会、前顶、百会、后顶、强间、脑户八穴。"神庭"在鼻上，入发际五分；"上星"入发际一寸，正中央陷中；"囟会"在上星后一寸陷中；"前顶"在上星后寸半陷中；"百会"在前顶后寸半，顶中央略退后些，可容爪甲一米许；"后顶"在百会后一寸半；"强间"在后顶后一寸半；"脑户"在强间后一寸半。

面中三；

谓素髎、水沟、龈交三穴。"素髎"在鼻柱上端准头；"水沟"，一名人中，在鼻柱下近鼻空中央陷中；"龈交"，在唇内齿上断缝中。

大椎以下至尻尾及旁十五穴；

谓自大椎以下至尻尾之长强计十三穴，及下两旁之会阳穴，共十五穴也。"大椎"，在项后大骨上陷中；"陶道"，在大椎下节间；"身柱"，在三椎下节间；"神道"，在五椎节间；"灵台"，在六椎节间；"至阳"，在七椎节间；"筋缩"，在八椎节间；"脊中"，在十一椎节间；"悬枢"，在十三椎间；"命门"，在十四椎间；"阳关"，在十六椎间；"腰俞"，在二十一椎间；"长强"，在脊骶端；"会阳"，在阴尻骨两旁，属太阳膀胱经。

至骶下凡二十一节，脊椎法也。

自大椎至骶骨，凡二十一节，连项上三椎，共二十四节，或曰应二十四气。

任脉之气所发者二十八穴：喉中央二；

谓廉泉、天突二穴。"廉泉"，在颔下结喉上四寸中央，仰面取之；"天突"，在结喉下四寸宛宛中。

膺中骨陷中各一；

谓璇玑、华盖、紫宫、玉堂、膻中、中庭六穴。喉下胸骨间为膺，璇玑在天突下一寸；华盖在璇玑下二寸陷中；紫宫在华盖下一寸六分陷中；玉堂在紫宫下一寸六分陷中；膻中，在玉堂下一寸六分两乳间陷中；中庭在膻中下一寸六分。

鸠尾下三寸，胃脘五寸，胃脘以下至横骨六寸半一，腹脉法也；

胃脘者，言上脘、中脘、下脘，皆谓之脘也。此言蔽骨以下至胃之上脘，计三寸间，有鸠尾、巨阙之穴；自脐之中央，至胃之上脘，五寸间，有上脘、中脘、建里、水分之穴；自胃之下脘至横骨毛际横纹间，计六寸半，有下脘、水分、神阙、阴交、气海、石门、关元、中极、曲骨之穴。一者，谓六寸半之零一分也。盖以量尽处取穴，而上下穴间有一分之余也，此分度腹穴之法也。鸠尾，在蔽骨下五分；巨阙在鸠尾下一寸；上脘在巨阙下一寸五分；中脘在上脘下一寸；建里在中脘下一寸；下脘在建里下一寸，上脐上二寸；水分在下脘下一寸；神阙在水分下一寸，当脐之中央；阴交在脐下一寸；气海在脐下一寸五分；石门一名丹田，在脐下二寸；关元在脐下三寸；中极在脐下四寸；曲骨在中极下一寸，入横骨毛际中五分。故自胃之下脘，至横骨间，只六寸半也。此取腹穴之法，上以蔽骨，下以横骨，中以脐之中央为准，各分而度之也。

下阴别一；

谓下两阴之间，别有一穴，名曰会阴。

目下各一；

谓承泣二穴，在目下七分，乃任脉、阳跷、胃经脉气之会。

下唇一；

谓承浆穴在唇下陷中。

龈交一。

"龈交穴"，一在唇内齿下龈缝中，盖上古以龈交有二，督脉之龈交入上齿，任脉之龈交入下齿也，以上下之龈齿相交，故名龈交。以上共二十七穴，尚少一穴，愚谓脖胦乃脐下另有一穴，非气海也。

冲脉气所发者二十二穴：夹鸠尾外各半寸，至脐寸一；

此言冲脉之穴，侠鸠尾各开半寸，下至脐间，相去一寸而一穴也。幽门二穴，在巨阙旁各开五分；通谷在幽门下一寸；阴都在通谷下一寸；石关在阴都下一寸；商曲在石关下一寸；肩俞在商曲下一寸。

夹脐下旁各五分，至横骨寸一，腹脉法也；

此冲脉之夹脐下两旁各开五分，每穴相去一寸，此取腹脉之法，盖腹穴无陷中可取，正可以分寸度量，上以蔽骨鸠尾，中以脐中，下以横骨为准绳也。中注在肓俞下一寸；四满下中注一寸；气穴一名胞门，又名子户，下四满一寸；大赫一名阴关，又名阴维，在气穴下一寸；横骨下大赫一寸，在阴上横骨中，宛如偃月，去腹中行一寸五分。按《图经》内横骨、大赫、气穴，皆相去中行寸半。

足少阴舌下，厥阴毛中，急脉各一；

足少阴舌下者，谓肾脉之上通于心，循喉咙，夹舌本，而舌下有肾经之穴窍也。足厥阴毛中急脉者，谓肝经之脉，起于大趾丛毛之际，而肝气之弦急也。本篇论手足三阳之脉气所发者，三百六十五穴，以应周天之数，而末言"足少阴舌下，厥阴毛中，手足鱼际"，谓内有五脏之脉五，而阳中之有阴也。然脉气又皆本于五脏五行之所生，而三阳之气亦由于阴中之所出也。张兆璜曰："毛中，言肝脉之始；舌下，言肾脉之终。意言阳气生于阴气之始，阳脉交于阴脉之终。"

手少阴各一；

言三百六十五穴之中，有心脉之穴二也。

阴阳跷各一；

"阴跷"，谓交信二穴。"阳跷"，谓跗阳二穴。本篇虽论手足三阳之脉气所发，而内有冲任阴跷五脏之阴脉焉。

手足诸鱼际脉气所发者；

鱼际者，谓手足之白肉隆起处，有如鱼腹，而穴在其际也。手之鱼际，肺之脉气所发；足之鱼际，脾之脉气所发也。

凡三百六十五穴也。

手足三阳经脉的气所发者，二百九十八穴，督任冲脉所发者七十八穴，五脏脉气所发者十穴，阴阳跷四穴，通共三百九十穴。内太阳经内，重督脉五穴，重足少阳十穴；手阳明内，重大迎二穴；手少阳内，重悬厘二穴，风池二穴，天窗二穴，颧髎二穴，共重二十五穴。除去所重，实三百六十五穴也。

骨空论篇第六十

黄帝问曰：余闻风者百病之始也，以针治之奈何？

按此篇论骨空而帝所问在风者，谓治大风寒热诸证，皆取刺于骨空也。夫人有三百六十五节，节之交，神气之所游行出入。骨空者，节之交会处也。《灵枢·骨度篇》曰："先度其骨节之大小、广狭，而脉度定矣。"是经脉之度数，随骨之长短，骨节之空处，即脉之穴会，故曰所言节者，神气之所游行出入，非皮肉筋骨也。

岐伯对曰：风从外入，令人振寒汗出，头痛身重恶寒，治在风府，调其阴阳，不足则补，有馀则泻。

风从外入者，风气客于皮肤之间也。风为阳邪，伤人阳气，故令人振寒汗出，头痛身重恶寒也。"调其阴阳"，和其血气也。真气不足则补之，邪气有馀则泻之。此言风在皮肤之气分，而治在风府者，风府乃督脉阳维之会也。

大风颈项痛，刺风府，风府在上椎。

此言风邪入于经者，亦当治其风府也。夫风伤卫，卫气一日一夜大会于风府，是以大风之邪，随卫气而直入于风府者，致使其头项痛也。"风府"，督脉之穴名。"上椎"，大椎也。曰风府在上椎者，谓经脉之穴在于骨空之间也。〔眉批：骨节之交处，皆在椎上。〕

大风汗出灸譩譆，譩譆在背下，侠脊旁三寸所厌之，令病者呼譩譆，譩譆应手。

汗为阴液，大风汗出者，阳气伤而邪陷于经脉之下，故当灸之。"譩譆"，足太阳经脉之穴，在背骨六椎间，旁开三寸所，以手压之，令病者呼譩譆，其脉应手。盖意为脾志，喜为心志，心有所忆谓之意，意之所在神亦随之。夫血气者，神气也，节之交，神气之所游行出入，言脉气之出于骨空者，神气之所注也。

从风憎风刺眉头。

"从风"，迎风也。迎风、憎风，是邪在头额间，故当取眉间之骨穴。

失枕在肩上横骨间。

失枕则为颈项强痛之患，故当刺肩上横骨间之穴。夫髓乃骨之精，脑为髓之海，髓之上会于脑者，由枕骨间之脑空而入，故此节论失枕，下节曰头横骨曰枕。

折使榆臂齐肘正，灸脊中。

"折"，者，谓脊背磬折而不能伸舒也。"榆"，读作摇，谓摇其手臂，下垂齐肘尖，而正对于脊中，以灸脊中之节穴。

眇络季胁，引少腹而痛胀，刺噫嘻。

"眇络季胁"，肋骨之尽处，少阳厥阴之部署也。痛引少腹者，连及于膀胱也。夫太阳为诸阳主气，故阳气陷下者，灸太阳之噫嘻，胁腹引痛者，亦刺噫嘻以疏泄，盖志意和则筋骨强健，而邪病自解矣。张兆璜曰："心有所忆谓之意，意之所在谓之志，少阳主骨，厥阴太阳主筋，少厥属木，木生于水，故痛引少腹。"〔眉批：以下二节，皆病脏而取之腑。〕

腰痛不可以转摇，急引阴卵，刺八髎与痛上，八髎在腰尻分间。

腰痛不可以转摇者，肾将愈也；"急引阴卵"，连及于厥阴也，亦当取足太阳之上髎、次髎、中髎、下髎之八穴，及与少阴厥阴本部之痛处。盖八髎在腰尻之骨间，筋骨为病，当从骨空之穴以刺之。

鼠瘘寒热，还刺寒腑，寒腑在附膝外解荣，取膝上外者使之拜，取足心者使之跪。

"鼠瘘"，寒热病也。其本在脏，其末上出于颈腋之间。夫天开于子，足少阴者，天乙所生之水脏也。其本在脏者，在少阴之肾脏也。寒腑者，膀胱为肾脏寒水之腑也。病在脏而还取之腑者，谓阴脏之邪当从阳气以疏泄也。"荣"，荣穴也。谓所取寒腑之穴，在附于膝之外筋荣间之委中穴也。"拜"，揖也，取膝上外解之委中者，使之拜，则膝挺而后直，其穴易取也。如当再取肾脏之本经者，使之跪，跪则足折，而涌泉之穴，宛在于足心之横纹间矣。以上论大风寒热诸证，当取头项脊背足膝之骨空者，皆太阳之穴也。〔眉批：肾主骨，太阳为之腑，故皆取太阳而曰寒腑。〕

任脉者，起于中极之下，以上毛际，循腹里，上关元，至咽喉，上颐，循面入目。

此言任脉之有骨空也。任脉乃循于腹之肉穴，然起于中极之下，上毛际而交于横骨，循膺胸之鸠尾、膻中、天突而至于咽喉，上颐循承浆，而入络于齿龈，复循面入目下而络于承泣，是始终之有骨穴也。

冲脉者，起于气街，并少阴之经，挟脐上行，至胸中而散。

"气街"，即气冲，系足阳明经穴，在少腹毛中两旁各二寸，横骨之两端。冲脉并足阳明少阴二经之间，循腹上行，挟脐左右各五分，上至胸中而散。再按冲任二脉，皆起于胞中，上循背里，为经络之海，其浮而外者，起于窍冲，循腹右上行至胸中而散，淡渗于肌腠，充肤热肉，生毫毛，此冲脉之血气行于脉外也。今止言腹而不言背者，谓冲脉之血气散于脉外，而充于骨空也。故所谓骨空者，谓经脉之气注于节之交而为穴也，至于骨空之血气，乃脉外之血气也。

任脉为病，男子内结七疝，女子带下瘕聚。冲脉为病，逆气里急。督脉为病，脊强反折。

此言冲任之脉，循于腹，故其病在腹，督脉循于背，故为病在背也。七疝者，其病各异，其名不同。瘕者，假血液而时下汁沫。聚者，气逆滞而为聚积也。冲脉之血气散于脉外之气分，故病则逆气里急，督脉之脉循于背，故病则脊强反折也。盖背为阳，督脉循于背，而总督一身之阳。经云："阳病者，不能俯；阴病者，不能仰。"

督脉者，起于少腹以下骨中央，女子入系庭孔，其孔，溺孔之端也。

此论督脉之循于骨空也。"下骨中央"，毛际下横骨内之中央也。"庭孔"，阴户也。"溺孔之端"，阴内之产门也。此言督脉起于少腹之内，故举女子之产户以明之，当知男子之督脉亦起于少腹内，宗筋之本处也，故下文曰："其男子循茎，下至篡，与女子等。"盖此节举女子则男子可知，下节论男子则女子等也。

其络循阴器，合篡间，绕篡后，别绕臀至少阴，与巨阳中络者合，少阴上股内后廉，贯脊属肾。

"篡"，初患切。"臀"，音屯。"篡间"，前后阴相交之处。"臀"，尻也。言督脉之别络，前循阴器，合篡间，绕前后二阴之后，又别络者，分而行之，绕臀与足太阳之中络者，合少阴，上股内后廉，贯脊属肾。按足太阳之中络者，循髀枢，络股阳而下贯臀，合足少阴，自股内后廉，贯脊属肾，而督脉之别绕臀者，至少阴与太阳中络所合之处相合，而同上股，贯脊属肾。

与太阳起于目内眦，上额交巅上，入络脑，还出别下项，循肩髆内，侠脊抵腰中，下循膂络肾。

此言督脉之循于背者，乃从上而下也。夫背为阳，腹为阴，督脉总督一身之阳，故其脉之循于背者，复从上而下，若天气之下降也。盖阳生于阴，故其原出于前阴，循腹而上至于目，太阳主诸阳之气，其脉起于两目之睛明穴，而督脉亦与太阳之脉同上额交巅络脑，出项循脊而下，此阳气之环转于上下前后，犹天道之绕地一周也。〔眉批：下循脂，顾从德本下作入。〕

其男子循茎下至篡，与女子等，其少腹直上者，贯脐中央，上贯心，入喉，上颐，环唇，上系两目之下中央。

此言督脉之原，起于少腹内，分而两歧。一循阴茎下至篡，而与女子等；一从少腹直上，贯脐入喉，上颐环唇，入龈交，上齿缝中，上系于两目之下中央，会太阳于睛明穴。

此生病，从少腹上冲心而痛，不得前后为冲疝，其女子不孕，癃痔遗溺嗌干。督脉生病，治督脉，治在骨上，甚者在脐下荣。

此言循于腹之督脉为病，而取刺当在骨间，盖病虽在腹之阴，而所治当从阳也。其脉从少腹直上贯心，故此生病从少腹上冲心而痛，绕于前后二阴之篡间，故病则不得前后，而或为冲痛之疝。督脉同冲任并起于胞间，故在女子则为不孕；如病在前后两阴之间，而男女皆为癃痔；如在于廷孔阴茎之内，则皆为遗溺；如上入于喉，则咸为嗌干。此在腹之督脉生病，而所治当在骨上，若病甚而不已者，兼取于脐下之荣。"荣"，谓腹间之肉穴。"骨"，谓脊背之骨穴也。

其上气有音者，治其喉中央，在缺盆中者，其病上冲喉者，治其渐，渐者，上侠颐也。

此言胸喉间之督脉为病者，当取膺颐间之骨穴也。其气上逆而呼吸有音者，治其喉中央，在两缺盆中者之天突穴也。如病上冲喉者，治其渐，渐者，谓督脉之入喉者，上唇齿而渐分为两歧，侠颐入目，当于渐上侠颐之处而刺之。

蹇膝伸不屈，治其楗。

此节论膝之为病，而当治其机楗骸关之骨空也。蹇膝者，谓淹蹇而难于屈伸也。下文曰辅骨上横骨下为楗。

坐而膝痛，治其机。

坐而膝痛者，屈而不伸也，故当治其机。机关利则屈伸皆利矣，夫屈而不伸者，其病在筋；伸而不屈者，其病在骨。膝者，筋之会，而诸筋皆属于节，故特论其膝焉。

立而暑解，治其骸关。

"暑"，热也。膝解为骸关，立而骨解中热者，取骸关以治之，即膝解处也。

膝痛，痛及拇趾，治其腘。

足之拇指，厥阴肝经之井荥，骸下为辅骨，辅骨之上为腘中，厥阴之脉上腘内廉，故当治其腘。

坐而膝痛如物隐者，治其关。

如物隐者，邪留于骨节间也。故当治其关，关开则邪出矣。

膝痛不可屈伸，治其背内。

膝痛不可屈伸，筋骨皆病也，当取背内太阳之经以治之。太阳寒水主骨，而阳气养筋。

连骺若折，治阳明中俞髎。

膝痛而连骺骨，若折者，"治阳明之中俞髎"，谓三里穴也。

若别，治巨阳少阴荥。

谓连骺若折，而有别治之法，可取太阳少阴之荥穴，盖骨乃太阳少阴之所主也。

淫泺胫痠，不能久立，治少阳之维，在外上五寸。

此又言少阳之主骨也。少阳为枢，枢折则骨繇而不安于地，骨繇者，节缓而不收。故淫泺胫痠不能久立，当治少阳之维，在外踝上五寸之光明穴。

辅骨上横骨下为楗，侠髋为机，膝解为骸关，侠膝之骨为连骸，骸下为辅，辅上为腘，腘上为关，头横骨为枕。

楗与键同。"髋"，音宽。"骸"，音谐。"腘"，音国。此承上文而言腰膝骺骨之释名也。辅骨上为腰，髋骨下为楗，膝上为机，膝盖骨为解膝，外为骸关，关下为腘，腘下为辅骨，辅骨上为连骸，连骸者是骸骨相连接处也。夫腰脊者，身之大关节也。膝胫者，人之管以趋翔也，故独举腰膝而曰关、曰楗、曰机、曰骸，命名之义，良有以也。夫少阳少阴主骨，而阴阳之气皆从下而生，则骨气亦从下而上矣。骨之精髓，从枕骨之髓空而会于脑，故论膝骺之骨，而曰头横骨为枕，言骨气之上下相通也。

水俞五十七穴者，尻上五行，行五；伏兔上两行，行五；左右各一行，行五；踝上各一行，行六穴。

此言水俞五十七穴，亦皆循于骨空也。

髓空在脑后三分，在颅际锐骨之下，一在龂基下，一在项后中复骨

下，一在脊骨上空，在风府上，脊骨下空在尻骨下空。

　　本篇之所谓骨空者，言经脉之循于骨空之间而为穴也。然骨空间乃节之交，精髓上下相通之处，故复总论其通体骨节之空焉。诸髓皆会于脑，而为精髓之海，故先言髓空在脑后锐骨之下，谓脑髓相通之处，在脑后锐骨之下有空也。一在龈基下者，谓脑前有空而通于齿根之上鼻頞之间，故脑渗则为涕也。一在项后中复骨下者，在督脉之哑门，入系舌本，谓脑之中通于舌下也。一在脊骨上空在风府上者，谓诸髓之从脊骨而上于风府，从风府而入通于脑也。所谓脊骨下空，在尻骨下空者，言脊髓之上通于脑，而下通于尻臀之骨空也。

　　数髓空在面侠鼻。

　　"数"，音素。言面之侠鼻间，而有数处之髓空也。

　　或骨空在口下，当两肩。

　　此言面骨之通于肩骨也。言在面数处之骨空，或有在口下而通于肩骨者。

　　两髆骨空，在髆中之阳。

　　此两肩髆之通于两臂也。"阳"，外侧也。

　　臂骨空在臂阳，去踝四寸，两空骨之间。

　　此言两臂骨之相通也。"踝"，谓手踝，去踝四寸，两骨空之间者，谓髓在肱骨之中央，上通于肩臂，下通于手指者也。

　　股骨上空在股阳，出上膝四寸。

　　"股骨"，谓大腿之骨，在膝上四寸，是在骨之中央矣。盖言大骨之中空，而髓充于内，从两头之髓空上通于腰尻，下通于骭骨，故下文云："扁骨无髓空，而中亦无空。"

　　骭骨空在辅骨之上端。

　　"骭骨"，小腿之骨空，在辅骨之上，上通于股骨，下通于趾指之骨也。

　　股际骨空在毛中动下。

　　股际者，谓两大腿骨之上，小腹下之横骨，在两股骨之间，毛中动脉之下。

　　尻骨空，在髀骨之后，相去四寸。

　　"尻骨"，臀骨也。髀骨在股骨之上，少腹两旁，突起之大骨前，下连于横骨，后连于尻骨。

扁骨有渗理腠，无髓空，易髓无空。

此言扁骨之无髓空，而亦无髓空之易髓也。髓孔者，谓节之交有孔窍之相通。易髓者，谓通体大小之骨，精髓互相资易者也。"扁骨"，肋骨也，其骨扁而中实无空，其节交之处亦无髓空以易髓，然于骨外之筋膜理腠间，而津液亦互相灌渗。是上下周身之骨度髓气流通，亦如经脉之环转无端者也。〔眉批：肾主骨，骨髓上会于脑，是以上节论足膝之骸髓，而上及于头之枕骨，此节先论脑髓之骨空，而下至于股脐，盖言骨气精髓，上下环转之相通。〕

灸寒热之法，先灸项大椎，以年为壮数，次灸橛骨，以年为壮数。

此言鼠瘘寒热之病，而有二十九穴之灸法也。夫鼠瘘之本，在于水脏，其病出于三阳颈项之间，故当先灸督脉之大椎，次灸尾穷之橛骨，盖督脉之原在肾，其脉在阳，而骨穴亦皆属于肾也。以年为壮者，谓子鼠为生肖之始，十二岁一周，周而复始也。张兆璜曰："上节论刺者，泻脉中之毒也。此复论灸者，起在下之本也"。

视背俞陷者灸之。

太阳乃肾脏之寒腑，故视太阳经之背俞陷者灸之。

举臂，背上陷者灸之。

此手阳明经之肩髃穴也，在肩端两骨间，举臂有空。

两季胁之间灸之。

谓足少阳经之京门穴也。在腰中季胁间，乃肾之募。莫仲超曰："近时有灸肩井及经外穴之肘尖者，亦皆取少阳之经。"

外踝上绝骨之端灸之。

系足少阳经之阳辅穴也。

足小趾次趾间灸之。

系足少阳经之挟豀穴。

腨下陷脉灸之。

系足太阳经之承筋穴。

外踝后灸之。

系足太阳经之昆仑穴。

缺盆骨上切之，坚痛如筋者灸之。

按《灵枢·经脉篇》："手太阳、手足少阳、阳明，五脉皆入于缺盆两骨之间，故不必论其何经。"切之坚痛如筋者，即灸之，是鼠瘘之毒出于颈项三阳之脉，其毒留之处则累累如连珠，而所病之经脉，亦坚硬如筋也。

膺中陷骨间灸之。

系任脉之天突穴，乃阴维之会，而任脉亦起于少阴胞中。

掌束骨下灸之。

系手少阳经之阳池穴。

脐下关元三寸灸之。

关元穴属任脉，在脐下三寸，乃手太阳小肠之募，三阴任脉之会。

毛际动脉灸之。

系足阳明经之气冲穴。

膝下三寸分间灸之。

系足阳明经之三里穴。

足阳明跗上动脉灸之。

系足阳明经之冲阳穴。

巅上一灸之。

系督脉之百会穴。以上共计二十九处，后"犬所啮之处"，谓三阳之皮部，故曰灸之二壮，此在三阳之气分，而不涉于经脉，故不在于数内。王芳侯曰："此经脉之邪，亦可从气分而出。"

犬所啮之处，灸之三壮，即以犬伤病法灸之。

此论鼠瘘之病本于水脏之阴，而交于戍火之阳，故为寒为热也。曰鼠、曰犬者，谓子之天乙水邪，戍之包络火邪，相合而为患也。犬所啮之处，腿之鱼腹间也，鱼腹之外侧乃少阳之部署，少阳之上相火主之，少阳之气上与包络相合而为火也，故当于犬所啮之处灸之，即以犬伤病法灸之者，盖犬伤者亦发寒热，谓鼠瘘之寒热，有如虫兽所伤之不内外因，非外感之寒热而欲治其表也。即如开阖不得，寒气从之，陷脉为瘘，留连肉腠，此属外感风寒之瘘，而与其本在脏者之因不同也。再按《灵枢经》曰："目中有赤脉，上下贯瞳子，现一脉一岁死。"夫瞳子，水脏之精也。脉者，心包络之所主也。火为阳，水为阴，脉从上而下，贯瞳子，是为阴阳交者，死不治。是鼠瘘之毒为害最厉，故当先于大椎、橛骨、肩骨、胸膺二十九处，灸三阳之经脉，以起肾脏之毒，复于犬所啮之处，以绝心包络之交焉。倪冲之曰："有一种肿痛溃烂者，乃外感风寒之瘘，此为易治。如在颈腋之间，累累如连珠，不痛不肿者，其本在脏，后至破溃而现赤脉者，死证也。"

凡当灸二十九处，伤食灸之。

此言鼠瘘之过于膺喉者，再以伤食之法灸之。夫鼠瘘之上出于颈项之间，乃太阳少阳之部署，如过于膺喉则及于阳明，而为马刀夹瘘矣。故又当以伤食之法而灸其膺胸焉。张兆璜曰："太阳少阳之气，发原于下焦水脏，而阳明之气出于中焦，故凡当二十九处，再以伤食之法灸其胃脘，以清阳明之原。"

不已者，必视其经之过于阳者，数刺其俞而药之。

"数"，音朔。夫鼠瘘之本，在于水之阴脏，而其病上出于颈腋三阳之间，今灸背俞、腨中之太阳，肩背两胁之少阳，膝下跗上之阳明，而又如犬所啮之病，及伤食之法，灸之不已者，此阴毒之气盛也，故当视其经之过于阳者之处，数刺其俞而泄之，使阴脏之毒与阳相绝，而再饮以解毒之药治其阴，此治鼠瘘寒热之全法也。高士宗曰："骨者，肾所主也。此篇论骨空，故首论刺太阳，而曰还刺寒腑，谓太阳乃肾脏寒水之腑也。次论冲任督脉者，三脉皆发原于肾也。次论通体之骨空髓空者，肾生骨髓，而髓乃肾之精也；论刺灸鼠瘘寒热者，鼠瘘之毒，本于肾脏也。"〔眉批：少阳乃阴中之生气，故肾邪交于包络。又：外感风寒之瘘，表散即愈。肾属子，鼠瘘络属戌。〕

水热穴论篇第六十一

黄帝问曰：少阴何以主肾？肾何以主水？

此言肾为阴，而阴主水也。

岐伯曰：肾者，至阴也，至阴者，盛水也。肺者，太阴也，少阴者，冬脉也。故其本在肾，其末在肺，皆积水也。

此言水由地中生，上升于天，下归于泉，天气与水气上下相通，故在地为水，而在天为寒。夫天为阳，地为阴，泉在地之下，故为至阴而盛水。盛者，受盛而多也。夫肺主天，太阴之气主湿土，土气上升于天而为云，天气下降而为水，是水由天降，云自地生，故曰肺者太阴也，谓天地之气相合也。少阴主水而司冬令，其脉贯膈入肺中，故其本在肾，其末在肺，上下皆积水也。张兆璜曰："肺主气而发原在肾，是气从下而生水，亦从下而上，下则为溲，上则为汗，留聚则溢于皮肤，而为胕肿矣。"〔眉批："照应末节之'寒'字"。〕

帝曰：肾何以能聚水而生病？岐伯曰：肾者，胃之关也，关门不利，故聚水而从其类也。

此言水由中焦入胃之饮而生，从下焦决渎而出，故关门不利，则聚水而从其类。盖肾者主水，水不沾流，则水亦类聚矣。张兆璜曰："关者，关戾也。即《金匮》之所谓'了戾不利，则不得溺'。"

上下溢于皮肤，故为胕肿，胕肿者，聚水而生病也。

"胕肿"，胀也。皮肤者，肺之合。水聚于下，则反溢于上，故肿胀于皮肤之间，盖因水聚而生此病也。张兆璜曰："下文云'外不得越于皮肤'，谓水溢于皮肤，尚可从汗解，故《金匮要略》云：'腰以下肿，当利小便；腰以上肿，当发汗乃愈'。"

帝曰：诸水皆生于肾乎？岐伯曰：肾者，牝脏也，地气上者，属于肾而生水液也，故曰至阴。

此复言水生于中焦之胃土，然由下焦之气上升以合化。夫胃为阳腑，肾为牝脏，肾气上交于阳明，戊癸合化，而后入胃之饮，从地土之气，上输于肺，肺气通调而下输决渎，故曰："地气上者，属于肾，而生水液也。"夫水在地之下，地气上者，直从泉下之气而生，故曰至阴。是地气上通于天，而水气亦上通于天也。以上论水液生始之原，聚则为水为肿，和则清中之浊者，从决渎而下行；清中之清者，为精、为液、为气、为血。生肌肉而充皮肤，濡筋骨而利关节，莫不由此入胃之饮。医者知此，能通调其生始出入之原，不唯病之不生，而更可使其形体不敝，益寿延年，斯可谓之国手。

勇而劳甚，则肾汗出，肾汗出，逢于风，内不得入于脏腑，外不得越于皮肤，客于玄府，行于皮里，传为胕肿，本之于肾，名曰风水。所谓玄府者，汗空也。

上节论关门不利，水聚于下，溢于上而为胕肿。此言劳动肾液，上出为汗，逢于风而闭溢于皮肤之间为胕肿，当知胕肿之有二因也。经云："用力过度则伤肾"；又曰："持重远行，汗出于肾。"盖勇而劳甚则伤骨，骨即为肾，肾气动则水液上升而为汗矣。逢于风则内不得入于脏腑，外不得越于皮肤，客于玄府，行于皮里，传为胕肿，本之于肾，名曰风水。盖因风而致水肿于皮肤间也。玄府者，乃汗所出之毛空，又名鬼门。盖幽玄而不可见者也。夫肾者主水，受胃腑之津液而藏之，肾之津液，复还入胃中，而资养其脏腑，又人心为汗，入肝为泪，入肺为涕，入脾为涎，自入为唾，是五液皆出于肾，而五脏六腑之气，亦藉肾脏之津液以濡养，故曰："内不得入于脏腑。"此论水从上降，而复从下升，乃津液环转之道。医者知此，能积此精而还养五脏之神，不独益寿延年，而更可以神仙不老。〔眉批：《伤寒论》曰"津液当还入胃中"。是以五液皆咸。〕

帝曰：水俞五十七处者，是何主也？岐伯曰：肾俞五十七穴，积阴之所聚也，水所从出入也。尻上五行，行五者，此肾俞。故水病下为胕肿大腹，上为喘呼，不得卧者，标本俱病，故肺为喘呼，肾为水肿，肺为逆，不得卧，分为相输俱受者，水气之所留也。

此言水随经而上下也。肾者，至阴也。穴者，气之所聚，故肾五十七穴，积阴之所聚也。水随此经俞，而外内出入者也。"尻"，臀也。尻上五行，中行乃督脉之所循，旁四行乃太阳之经脉，盖督脉起于至阴，循阴器，绕篡后，别绕臀，合少阴、太阳，贯脊入肾，太阳为少阳之寒腑，是此五行乃水阴之所注，故皆为肾俞。是以病水则下为胕肿、大腹，上则为喘呼。不得卧者，此标本俱病，盖肾为本，肺为标，在肺则为喘呼，在肾则为水肿，肺为气逆，故不得卧也。此水分为相输，而上下俱受病者，盖肾俞之循尻而下，复循腹而上贯肺中，水气之留于经俞故也。夫有形之血，行于脉中，无形之气，行于脉外，是以有形之水，行于无形之气分，无形之水气，行于有形之脉中，水随经而行于上下，而水气亦随经而留于脉中也。故胕肿大腹者，水所从出入于外内；喘呼不得卧者，水气上逆于脉中。〔眉批：水邪在外则为胕肿，在内则为大腹，水气随经上逆则为喘呼，盖水气在于脉中而水在于脉外也。〕

伏兔上各二行，行五者，此肾之街也，三阴之所交结手脚也。

"伏兔"，在膝上六寸起肉，以左右各三指按膝上，有肉起如兔之状，故以为名。各二行者，谓少阴之大络与少阴之经，左右各二，共四行也。"行五者"，谓少阴经之阴谷、筑阴、交信、复溜，及三阴之所交结之三阴交穴也。"街"，气街也。气街者，气之径路也。经络者，经别之大络也。如经络之气结，则别走于气街，故络绝则经通，此少阴之经同少阴之大络，下行于脚而交结于三阴，故曰肾之街也。按《灵枢经》黄帝问曰："少阴之脉独下行何也？"岐伯曰："夫冲脉者，五脏六腑之海也，五脏六腑皆禀焉。其上者，出于颃颡，渗诸阳，灌诸精；其下者，注少阴之大络，出于气街，循阴股内廉，入腘中，伏行骭骨内，下至内踝之后，属而别其下者，并于少阴之经，渗三阴，此冲脉之注于少阴之大络而交结三阴于足胻之间，故曰"伏兔上各二行，此肾之街也。"详《灵枢经集注》。〔眉批："上五行，行五者"。谓五行之中，内一行，有五穴。"上"，谓在伏兔上，非上下之上也。踝上亦然。从大络而后能渗交于三阴。〕

踝上各一行，行六者，此肾脉之下行也，名曰太冲。

此言少阴之本，直起于至阴之下也。踝上各一行者，左右二足，各一行也。"行六者"，谓照海、水泉、大钟、太谿、然谷、涌泉六穴也，此肾脉之直下行于至阴也。夫圣人南面而立，前曰广明，后曰太冲，太冲之地，名曰少阴。少阴根起于涌泉，是泉在地之下，从至阴而涌出。故曰："肾者，至阴也。至阴者，盛水也。"

凡五十七穴者，皆脏之阴络，水之所客也。

凡此五十七穴，皆水脏之阴络，水之所客也。客者，谓留舍于脉络之间，非入于脉中也。

帝曰：春取络脉分肉何也？

按《灵枢·四时气篇》内"风水肤胀，为五十七痏，取皮肤之血者，尽取之"，而首论"四时各有浅深之所在"，帝复引经而问，故曰："春取络脉分肉何也？"而伯复详析其旨焉。

岐伯曰：春者木始治，肝气始生，肝气急，其风疾，经脉常深，其气少，不能深入，故取络脉分肉间。

"治"，主也。东方生风，风生木，木生肝，风木之气，其性急疾而直达于络脉分肉之间，其经脉之气，随冬令伏藏，久深而始出，其在经之气尚少，故不能深入而取之经，当浅取之络脉分肉间也。按针刺之道，有皮肉筋骨之浅深，病有浮沉，刺有浅深，此病之有浅深也。四时各有所取，四时之有浅深也。故曰："四时之气，各有所在，灸刺之道，得气穴为定。"

帝曰：夏取盛经分腠何也？岐伯曰：夏者火始治，心气始长，脉瘦气弱，阳气留溢，热熏分腠，内至于经，故取盛经分腠，绝肤而病去者，邪居浅也。所谓盛经者，阳脉也。

南方生热，热生火，火生心，而心主血脉。心气始长，故脉气尚瘦弱也。其阳盛之气留溢于外，而外之暑热熏蒸于分腠，内至于经脉，故当取之盛经分腠。绝肤者，谓绝其肤腠之邪，不使内入于经脉，盖邪居肤腠之浅也。"阳脉"，谓浮见于皮肤之脉，阳盛于外，故曰盛经。按此二节论取气而不论脉。

帝曰：秋取经俞何也？岐伯曰：秋者金始治，肺将收杀，金将胜火，阳气在合，阴气初胜，湿气及体，阴气未盛，未能深入，故取俞以泻阴邪，取合以虚阳邪，阳气始衰，故取于合。

夫秋刑官也，于时为金，其令收降，故肺气将收而万物当杀，清肃之气将胜炎热，阳气始降，而在所合之腑，其脏阴之气始升而初胜也。夫立秋处暑，乃太阴湿土主气，故湿气及体，其阴气未盛，故未能深入而取之，当刺俞上以泻太阴之湿，取合穴以虚阳腑之邪，以阳气始衰，故取之于合。盖秋时阳气下降，始归于腑，而后归于阴也。〔眉批：经云："合治内腑"。〕

帝曰：冬取井荥何也？岐伯曰：冬者水始治，肾方闭，阳气衰少，阴气坚盛，巨阳伏沉，阳脉乃去，故取井以下阴逆，取荥以实阳气，故曰冬取井荥，春不鼽衄，此之谓也。

肾为水脏，冬令闭藏，阳气已衰，而阴寒之气坚盛于外，太阳之气伏沉，其阳脉亦乃去阳而归伏于内矣。故当取井，以下阴逆之气；取荥，以实沉伏之阳，顺时令也。夫"井"，木也。木生于水，故取井木以下阴气，勿使其发生而上逆也。"荥"，荥火也。故取荥穴以实阳气，乃助其伏藏也。盖冬令闭藏，以奉春生之气，故冬取井荥，助藏太阳少阴之气，至春时阳气外出，卫固于表，不使风邪有伤肤腠络脉，故春不鼽衄，此之谓也。以上论刺风水所取五十七俞，而又有四时之分别也。

帝曰：夫子言治热病五十九俞，余论其意，未能领别其处。愿闻其处，因闻其意。

《气穴论》中言热俞有五十九穴，故帝曰：夫子言治热病五十九穴，余论其意，但未能别其处，因闻其意者，因其处而知其泻热之意也。

岐伯曰：头上五行，行五者，以越诸阳之热逆也。

头上五行，每行有五穴，俱在头之巅顶，诸阳之气上升于头，故取刺以越诸阳之热逆，中行属督脉之上星、囟会、前顶、百会、后顶五穴，旁两行，系足太阳经之五处、承光、通天、络却、玉枕十穴；又旁两行，系足少阳经之临泣、目窗、正荣、承灵、脑空十穴。

大杼膺俞缺盆背俞，此八者，以泻胸中之热也；

"大杼"穴，在项大椎两旁，属足太阳膀胱经。"膺俞"，一名中府，在胸中行两旁，各开六寸，属手太阴肺经。"缺盆"穴，在肩上横骨陷者中，属足阳明胃经；"背俞"，即风门穴，在大椎下第二椎两旁，各开一寸五分，属足太阳膀胱经。此八者，在胸中前后之上，以泻胸中之热。

气街三里巨虚上下廉，此八者，以泻胃中之热也；

"气街"，在少腹下横骨两端，动脉应手；"三里"，在膝下三寸，䯒骨外大肉分间；"巨虚上廉"，在三里下三寸，"巨虚下廉"，在上廉下三寸，并足阳明胃经，刺之以泻胃中之热。

云门髃骨委中髓空，此八者，以泻四肢之热也；

"云门"，在巨骨下，胸中行两旁，相去各六寸，属手太阴肺经；"髃骨"，在肩端两骨间，属手阳明大肠经；"委中"，在足膝后屈处，腘中央，约纹中，动脉应手，属足太阳膀胱经；"髓空"，即横骨穴，所谓股际骨空，在毛中动下，属足少阴肾经。盖手太阴与阳明为表里。足少阴与太阳为表里；手之太阴从腹走手，手之阳明从手走头；足之少阴从足走腹，足之太阳从头走足，并主血气。故此八者，以泻手足之热也。按王氏辈以督脉之腰俞为髓空，是止七穴而非八矣。王芳侯曰："骨髓皆属于肾。"

五脏俞旁五，此十者，以泻五脏之热也。凡此五十九穴者，皆热之左右也。

五脏俞，各开中行一寸五分。肺俞在三椎间，心俞在五椎间，肝俞在九椎间，脾俞在十一椎间，肾俞在十四椎间。左右各五，并属足太阳膀胱经，以泻五脏之热。凡此五十九穴，皆热之左右而泻之也。

帝曰：人伤于寒，而传为热何也？岐伯曰：夫寒甚则为热也。

夫在地为水，在天为寒，寒极生热，是热生于寒，而寒生于水也，故曰《水热穴论》。

调经论篇第六十二

黄帝问曰：余闻《刺法》言，有馀泻之，不足补之，何谓有馀？何谓不足？岐伯对曰：有馀有五，不足亦有五，帝欲何问？帝曰：愿尽闻之。岐伯曰：神有馀有不足，气有馀有不足，血有馀有不足，形有馀有不足，志有馀有不足，凡此十者，其气不等也。

"其气"，谓五者之气，皆有虚实之不等。此篇论五脏所生之气、血、神志，而归重于血气，故篇名《调经论》。

帝曰：人有精气津液，四肢九窍，五脏十六部，三百六十五节，乃生百病，百病之生，皆有虚实。今夫子乃言有馀有五，不足亦有五，何以生之乎？

《灵枢经》云："两神相搏，合而成形，常先身生，是谓精。上焦开发，宣五谷味，充肤、熏身、泽毛，若雾露之溉，是谓气。腠理发泄，汗出溱溱，是谓津。谷入气满，淖泽注于骨，骨肉屈伸，泄泽补益脑髓，皮肤润泽，是谓液。中焦受气取汁，变化而赤，是谓血；壅遏荣气，令无所避，是谓脉。"四肢为诸阳之本，九窍为水注之气，五脏者，所以藏精神、血气、魂魄者也。十六部者，十六部之经脉也。手足经脉十二，跻脉二，督脉一，任脉一，共十六部，脉亦计十六丈二尺，而一周于身。节之交，三百六十五会，神气之所游行出入，乃百病之所从而生，皆有虚有实。

岐伯曰：皆生于五脏也。夫心藏神，肺藏气，肝藏血，脾藏肉，肾藏志，而此成形。

此言五者之气，皆生于五脏，而五脏所藏之血气神志，以成此形。

志意通，内连骨髓而成身形五脏。

志意者，所以御精神，收魂魄，适寒温，和喜怒者也。志意通，内连骨髓，而成身形五脏。上节言有形之五脏，以生无形之五志；此言无形之五志，以成有形之身形。五志者，心藏神，肝藏魂，肺藏魄，脾藏意，肾藏志也。张兆璜曰："阴阳者，血气之男女也。神志者，水火之精也。人秉阴阳水火而成此形。"

五脏之道，皆出于经隧，以行血气，血气不和，百病乃变化而生，是故守经隧焉。

此言五脏之道，又皆归于经隧。经隧者，五脏之大络，以行血气者也。血气不和，百病乃变化而生，是故调治之道，亦守其经隧焉。

帝曰：神有馀不足何如？岐伯曰：神有馀则笑不休，神不足则悲。

神者，心之所藏也。心藏脉，脉舍神，心在志为喜，在声为笑，故有馀则笑不休，不足则金气反胜而为悲。《阴阳应象论》曰："悲胜怒。"《宣明五气篇》曰："并于肺则悲。"是悲属肺志。〔眉批：凡不足则所不胜反乘而侮之。〕

血气未并，五脏安定，邪客于形，洒淅起于毫毛，未入于经络也，故命曰神之微。

血气未并，则阴阳匀平，五脏之道，皆入于经隧，以行血气，故血气和则五脏安定矣。邪客于形，尚在于皮肤之间，洒淅动形，而未入于经络，此神气为病之微者也。张兆璜曰："血气相并，则有虚有实，邪入深而客于肌肉经脉，亦有虚有实，此血气平而邪客之浅者也。"

帝曰：补泻奈何？岐伯曰：神有馀，则泻其小络之血出血，勿之深斥，无中其大经，神气乃平。

血者，神气也。泻其小络之血，出其血，则有馀之神气自平。"斥"，推也。若深推而中其大经，则反伤其血气矣。

神不足者，视其虚络，按而致之，刺而利之，无出其血，无泄其气，以通其经，神气乃平。

心主血脉，视其心之皮部，有虚络者，按其穴而致其气，刺其络而利其血，无泄其血气，以通其经脉，而神气乃平矣。愚按针刺之道，通利经脉，无泄其气血，即所以补虚也。盖血气流通，而形神自生矣。人之为病，因郁滞而成虚者，十居其半，医者但知补虚，不知通利之中，更有补虚之妙用。〔眉批：经曰："黄白为虚。"〕

帝曰：刺微奈何？岐伯曰：按摩勿释，著针勿斥，移气于不足，神气乃得复。

言刺神之微者，当按摩其处，勿令释手。著针者，如以布憿著之，乃从单布上刺，谓当刺之极浅，而勿推内其针，移其邪气于不足，而神气乃自复矣。

帝曰：善。气有馀不足奈何？岐伯曰：气有馀，则喘咳上气；不足，则息利少气。

肺主气而司呼吸，故有馀则喘咳上逆；不足，则呼吸不利而少气也。

血气未并，五脏安定，皮肤微病，命曰白气微泄。

肺合皮，其色白，微邪客于皮肤，命曰白气。"微泄"，谓微伤其肺气也。

帝曰：补泻奈何？岐伯曰：气有馀则泻其经隧，无伤其经，无出其血，无泄其气；不足则补其经隧，无出其气。

"经隧"，大络也，五脏之所以出血气者也。故有馀则泻其经隧之血气，而勿再伤其经脉之血气也；不足则补其经隧之血气，而无泄其经隧之气焉。

帝曰：刺微奈何？岐伯曰：按摩勿释，出针视之，曰我将深之，适人必革，精气自伏，邪气散乱，无所休息，气泄腠理，真气乃相得。

"出针"，出而浅之也。"视之"，视其浅深之义也。"曰我将深之"，适人之邪，浅客于皮，必与真气相格，庶邪散而真气不泄，故曰我将深之，谓将持内之，而使精气自伏，复放而出之，令邪无散乱，迎之随之，以意和之，无所休息，使邪气泄于皮毛腠理，而真气乃相得复于肌表，此用针浅深之妙法也。

帝曰：善。血有馀不足奈何？岐伯曰：血有馀则怒，不足则恐。

肝志怒，肾志恐。故血有馀，则肝气盛而主怒；不足，则母气衰而并于脾故恐。莫仲超曰："木气不足，则土气盛，土气盛则并于所不胜之肾脏而为恐。"

血气未并，五脏安定，孙络水溢，则经有留血。

下文之所谓病在脉调之血者，心包络所主之血也。此所谓血者，肝脏之所主也。肝脏之血，本于冲脉，冲脉起于胞中，其浮而外者，循腹上行，散于皮肤、肌肉之间，充肤热肉生毫毛，卧则归于肝脏，寤则随卫气而行于脉外。孙络水溢者，胞中之津水也。水谷之津流溢于中，奉心神化赤而为血，故曰水入于经而血乃成。夫经脉之血，从经而脉，脉而络，络而孙；脉外之血，从皮肤而转注于孙脉，从孙络而入于经俞，此脉内脉外之血气互相交通者也。故曰："孙络水溢则经有留血。"此肝有微病，致经水之溢于经也。

帝曰：补泻奈何？岐伯曰：血有馀，则泻其盛经，出其血；不足，则视其虚经，内针其脉中，久留而视，脉大，疾出其针，无令血泄。

"盛经"，冲脉也。冲脉为经络之海，故曰盛经。"虚经"，虚而不盛也。"久留"，候气至也。脉大气至，而血复也。张兆璜曰："凡病虚中有实，实中有虚。'出针视之，曰我将深之，适人必革'，此泻邪而兼补其真气也；'久留而视脉大，疾出其针'，此补虚而兼出其微邪也。迎之随之，浅深在意，斯尽调经之妙。用二'视'字宜玩。"

帝曰：刺留血奈何？岐伯曰：视其血络，刺出其血，无令恶血得入于经，以成其疾。

经云："经脉为里，支而横者为络，络之别者为孙，盛而血者，疾诛之，盛者泻之。"盖血在于络是孙络之水溢留于络中，而成败恶之血矣。此将入于经，故当疾刺以泻出之。

帝曰：善。形有馀不足奈何？岐伯曰：形有馀则腹胀，泾溲不利，不足则四肢不用。

腹乃脾土之郭郭，故有馀则胀。《灵枢经》云："脾气实则泾溲不利。"盖土气盛实，则克制其水而不流，脾主四肢，故虚则不用。

血气未并，五脏安定，肌肉蠕动，命曰微风。

"蠕"，叶软，虫行动貌。盖风伤卫，卫气行于肌肉之间，故蠕动也。

帝曰：补泻奈何？岐伯曰：形有馀则泻其阳经，不足则补其阳络。

"阳"，谓阳明也。阳明与太阴为表里，盖皮肤气分为阳，脾所主在肌肉，故当从阳以补泻。泻刺其经者，从内而出于外也；补刺其络者，从外而内于内也。

帝曰：刺微奈何？岐伯曰：取分肉间，无中其经，无伤其络，卫气得复，邪气乃索。

微风伤卫，卫气行于脉外，故当取之分肉，而无伤其经络，所谓病在肉，调之分肉也。"索"，散也，尽也。

帝曰：善。志有馀不足奈何？岐伯曰：志有馀则腹胀飧泄，不足则厥。

肾者，胃之关也。关门不利，则聚水而为腹胀飧泄矣。肾为生气之原，故不足则厥逆而冷。

血气未并，五脏安定，骨节有动。

骨节有动者，亦为微风所伤也，故下文曰"邪所以能立虚。"

帝曰：补泻奈何？岐伯曰：志有馀则泻，然筋血者，不足则补其血溜。

"然"，谓然谷穴，在足踝下之两经间，故曰然筋，足少阴之荥穴也。荥为火，故有馀则当泻其坎中之满。"复溜"，足少阴之经穴也，经属金，虚则补其母也。

帝曰：刺未并奈何？岐伯曰：即取之，无中其经，邪所乃能立虚。

即取之者，即于骨节有动之处而取之也。"邪所"，谓邪客而有动之所也。此病在骨者调之骨，故无中其经。

帝曰：善。余已闻虚实之形，不知其何以生？岐伯曰：气血以并，阴阳相倾，气乱于卫，血逆于经，血气离居，一实一虚。

此言五者之有馀不足，生于血气之相并也。血气者，阴阳也。阴阳者，皮肤气分为阳，经脉血分为阴；表为阳，里为阴；身半以上为阳，身半以下为阴。气乱于卫者，血并于气也。血逆于经者，气并于血也。血并于气，则血离其居；气并于血，则气离其居矣。血离其居，则血虚而气实；气离其居，则气虚而血实。故曰一实一虚。盖有者为实，无者为虚也。此节论血气相并之总纲。再按卫者，水谷之悍气也。肺主之气，乃三阳之表气，肌腠之元真，故曰"气乱于卫"，谓乱于卫之部署也。下文曰"取气于卫，病在气，调之卫"，皆属此意。盖皮肤肌肉之腠理处，皆卫气游行出入之所，谓当取之于皮肤、肌腠，而无动其经脉也。当知卫气出于阳明，日行于阳，夜行于阴，大会于风府，游行于外内者也。太阳三焦之气，生于下焦水中，从下而上，自内而外，主司于肤表，通会于肌腠，故曰："三焦膀胱者，腠理毫毛其应。"分别血气生始出入之原，乃上乘之学问，学者当于《针经》及本经《针刺》诸篇用心参究。

血并于阴，气并于阳，故为惊狂；

此言血分气分之为阴阳也。脉外气分为阳，脉内血分为阴，阴血满之于外，阳气注于脉中，是为阴阳匀平。如血并居于阴，则阴盛而血实，心主血脉，故阴盛则惊；气并于阳，则阳盛而气实，阳盛则发狂也。

血并于阳，气并于阴，乃为炅中。

此言外内之为阴阳也。"炅"热也。血并于阳，则阴虚而生内热矣；气并于阴，则阳气内盛而为热中矣。故阴阳外内相并，而总属炅中。

血并于上，气并于下，心烦惋善怒；血并于下，气并于上，乱而善忘。

此分上下之为阴阳也。血并上，则脉气实而心烦惋。气并于下，则气不舒而多怒也。血并于下，则血蓄于下而善忘。气并于上，则气逆于上而为愧乱。《灵枢经》曰："清浊之气相干，乱于胸中，是为大愧。"《伤寒论》曰："其人善忘者，必有蓄血，宜抵当汤下之。"按抵当汤证，乃血蓄于气分，当知气并于上，非则并于脉外，而兼并于脉中，故曰清浊之气相干；血并于下，匪则并于脉中，而兼并于脉外，故其人善忘。经云："上气不足，下气有余，肠胃实而心气虚，虚则营卫留之于下，久之不以时上，故善忘也。"〔眉批：阳明有二气，粟悍者为卫气，柔和者为胃气，详《灵枢经》。卫气夜行于阴，行于脏腑募原之膜理。三阳之气，暮而收隐，归于所生之原。〕

帝曰：血并于阴，气并于阳，如是血气离居，何者为实？何者为虚？岐伯曰：血气者，喜温而恶寒，寒则泣不能留，温则消而去之，是故气之所并为血虚，血之所并为气虚。

此复申明血气各自并居而成虚也。"离"，分也。泣，涩也。夫血满于外，气注于阴，是阴阳相合，而为和平。如血并于阴，气并于阳，是血气各自分其居矣。故血气喜其温和相合，而恶其寒涩独居，如血并于阴，则寒涩而不能流行，血不流行，则气不得以和之矣；气并于阳，则气温而血消去，气热消铄则血不得以和之矣。是故气之所并为血虚，血之所并为气虚也。张兆璜问曰："血并于阴，则气亦并于阳矣，故谓血气离居，似血气皆当为实，而以血并为气虚，气并为血虚，两者皆虚何也？"曰："血并于阴者，血并而气不并也。血并于阴，则阴盛而寒，寒则血中之气，亦涩而不能流行矣。气并于阳者，气并而血不并也，气并于阳则阳盛而热，热则气分之血，亦消铄而去矣。故曰：'气并则无血，血并则无气。'"〔眉批：温则血气流行，寒则血气凝滞。〕

帝曰：人之所有者，血与气耳。今夫子乃言血并为虚，气并为虚，是无实乎？岐伯曰：有者为实，无者为虚，故气并则无血，血并则无气，今血与气相失，故为虚焉。

此再申明血气并而成虚者，因无而为虚也。如血并于阴，则阴寒盛而血中之气亦无矣；如气并于阳，则阳热盛而气分之血亦消去矣。故气并则无血，血并则无气，今血与气相失而不能相和，故皆为虚焉。

络之与孙脉，俱输于经，血与气并，则为实焉。血之与气，并走于上，则为大厥，厥则暴死，气复返则生，不返则死。

此申明血气共并之为实也。络者，经脉之支别也。孙脉者，乃孙络之脉。别经者，亦三百六十五脉，内通于十二大络，外通于肤腠皮毛。五脏之血气从大络而出于孙脉，从孙脉而出于肤表，表阳之气从孙络而入于大络，从大络而注于经俞，此外内交通，血气之径路也。是络脉之血气，孙络之气血，俱输于经，是血与气共并于血分则为实也。血之与气并走于上，则为大逆，逆则暴死，气复返则生，不返则死，此血与气共并于上则为实也。王芳侯曰："气复返则生，谓复归于下也。盖阳气生于下而升于上，血气并逆，则气机不转而暴死，返则旋转而复生。"

帝曰：实者何道从来？虚者何道从去？虚实之要，愿闻其故。

"道"，谓血气出入之道路。来则为实，去则为虚，有来有往，则和平矣。

岐伯曰：夫阴与阳，皆有俞会，阳注于阴，阴满之外，阴阳匀平，以充其形，九候若一，命曰平人。

此言血气相通，阴阳交互之为和平也。俞者，谓三百六十五俞穴，乃血脉之所流注；会者，谓三百六十五会，乃神气之所游行，皆阴阳血气之所输会者也。脉外之阳气，从孙脉而注于阴中，在内之阴血，从经俞而满之脉外。此阴阳相和，是为匀平。血气相通，以充其形，则三部九候之脉，上下若一，是为平人矣。

夫邪之生也，或生于阴，或生于阳。其生于阳者，得之风雨寒暑；其生于阴者，得之饮食居处，阴阳喜怒。

上节论阴阳不和，血气相并，而有虚实之分。此复论外因于风雨寒暑，内因于饮食七情，而亦有阴阳虚实之分焉。外为阳，内为阴，故生于阳者，得之风雨寒暑；其生于阴者，得之饮食居处，阴阳喜怒。朱永年曰："风暑天之阳邪，寒湿天之阴邪，多阳者多喜，多阴者多怒。"

帝曰：风雨之伤人奈何？岐伯曰：风雨之伤人也，先客于皮肤，传入于孙脉；孙脉满，则传入于络脉；络脉满，则输于大经脉。血气与邪，并客于分腠之间，其脉坚大，故曰实。实者外坚充满，不可按之，按之则痛。

此论外因之风雨寒暑，而有虚有实也。夫经脉为里，支而横者为络，络之别者为孙。风雨之伤人也，先客于皮肤，而次入于里，血气与邪并客分腠之间，其脉坚大，故曰实。此邪在于分腠之阳，迫及于脉而为坚大，未入于里，故按之则痛。

帝曰：寒湿之伤人奈何？岐伯曰：寒湿之中人也，皮肤不收，肌肉坚紧，荣血涩，卫气去，故曰虚。虚者聂辟，气不足，按之则气足以温之，故快然而不痛。

此言寒湿之伤人肌肉也。夫表阳之气主于皮肤，寒湿之阴邪伤人阳气，是以皮肤不收，阳气不能外御，致邪入于肌肉，而肌肉坚紧也。荣血涩而不行，卫气去于肤表，故为虚也。"聂"偬同。"辟"，积也。《灵枢经》曰："血气竭枯，肠胃偬辟。"盖言此虚者虚于外，而辟积于内也。此表气不足，故按摩之，则里气出以温之，故快然而不痛。此二节论阳受之风雨寒湿，阳气主于肤表，盖以阳气实者为实，而阳气虚者为虚也。

帝曰：善。阴之生实奈何？岐伯曰：喜怒不节，则阴气上逆，上逆则下虚，下虚则阳气走之，故曰实矣。

此论内因之虚实也。夫内为阴，外为阳；身半以下为阴，身半以上为阳。喜怒之气由衷而发，故不节则阴气上逆，逆则下虚，虚则阳气相乘而下走之，故为实矣。

帝曰：阴之生虚奈何？岐伯曰：喜则气下，悲则气消，消则脉虚空，因寒饮食，寒气熏满，则血涩气去，故曰虚矣。

心藏神，喜则神气散而下。肺藏气，悲则伤肺而气消。神气消而脉空虚者，脉随气而消长也。饮食于胃，喜温而恶寒，兼之寒饮，致寒气满于胸中，则血涩而气去，盖营卫血气皆阳明之所生也。此二节论饮食居处，阴阳喜怒，皆生于阴，故论在内之气，及经脉之为虚为实也。〔眉批：血者，神气也。宗气、荣气行于脉中，故气消则脉空虚。〕

帝曰：经言阳虚则外寒，阴虚则内热，阳盛则外热，阴盛则内寒，余已闻之矣，不知其所由然也。

此承上文而复论表里阴阳，有寒热虚实之别。上节论阳在外而阴在内，然表阳之气有虚之寒，里阴之气有虚之热，故帝引经而复问焉。

岐伯曰：阳受气于上焦，以温皮肤分肉之间，令寒气在外，则上焦不通，上焦不通，则寒气独留于外，故寒栗。

"阳"，谓诸阳之气。经云："上焦开发，宣五谷味，熏肤充身泽毛，是谓气。"是阳受气于上焦，以温皮肤分肉，假令寒气客于外，则上焦之气不通，而寒气独留，故寒栗也。朱永年曰："凡伤于寒则为病热，得阳气以化热也。寒栗而不能为热者，上焦之气不通也。"

帝曰：阴虚生内热奈何？岐伯曰：有所劳倦，形气衰少，谷气不盛，

上焦不行，下脘不通，胃气热，热气熏胸中，故内热。

此言阴虚生内热者，因中土之受伤也。夫饮食劳倦则伤脾，脾主肌肉，故形气衰少也。水谷入胃，由脾气之转输，脾不运行，则谷气不盛矣。上焦不能宣五谷之味，下焦不能受水谷之津，胃为阳热之腑，气留而不行，则热气熏于胸中，而为内热矣。金西铭曰："上即风雨寒湿，此即饮食居处。"

帝曰：阳盛生外热奈何？岐伯曰：上焦不通利，则皮肤致密，腠理闭塞，玄府不通，卫气不得泄越，故外热。

上焦为宗气之海，宗气积于胸中，上出于肺，以司呼吸。肺主气而上合于皮毛，是以上焦通利，则充肤泽毛，有若雾露之溉；上焦不通，则皮肤致密，腠理闭塞，而玄府不通矣。"玄府"，毛窍之汗空也。毫毛之腠理闭塞，则卫气不得泄越而为热矣。

帝曰：阴盛生内寒奈何？岐伯曰：厥气上逆，寒气积于胸中而不泻，不泻则温气去，寒独留，则血凝涩，凝则脉不通，其脉盛大以涩，故中寒。

厥气上逆，下焦之阴气厥逆于上也。阴寒之气积于胸中而不泻，则中上二焦之阳气消，而寒气独留于上，寒则血凝涩，而脉不通矣。阴盛则脉大血凝涩，故脉涩也。阳热去而寒独留，故中寒也。王芳侯曰："阴之生虚，曰脉空虚；阴盛生寒，曰血脉凝涩。盖里为阴，而血脉为阴也。"

帝曰：阴与阳并，血气以并，病形以成，刺之奈何？岐伯曰：刺此者取之经隧，取血于荣，取气于卫，用形哉，因四时多少高下。

阴与阳并者，谓表里上下阴阳相并也。血气以并者，血并于气，气并于血也。"经隧"，大络也。盖五脏之神志、血气，生于胃腑水谷之精，胃之所出气血者，经隧也。经隧者，五脏六腑之大络也，故当取之经隧，以调其五脏焉。夫取之经隧，调其神也。取之营卫，调其气也。"用"，以也，言又当以调其形，形者，皮肤肌肉。"哉"，者，未尽之辞。盖言上守神，粗守形，神气固当调，而形之不可不用也。因时气之升降浮沉，而用之以多少高下。如日以月生死为痏数，此多少之谓也。如春时俞在颈项，夏时在胸胁，秋时在肩背，冬时在腰股，高下之谓也。张兆璜曰："'用'，取也。'形'，肉也。心藏神，肺藏气，肝藏血，脾藏肉，肾藏志，而成此形，既已调之，神志气血，可不取之形哉？多少高下，皆取之于形"。故曰："用形哉，因四时多少高下。"

帝曰：血气以并，病形以成，阴阳相倾，补泻奈何？岐伯曰：泻实者，气盛乃内针，针与气俱内，以开其门，如利其户；针与气俱出，精气不伤，邪气乃下；外门不闭，以出其疾；摇大其道，如利其路。是谓大泻，必切而出，大气乃屈。

"内"，叶讷。上节论先调其五脏之形神气血，此复论补泻其虚实焉。虚实者，谓并者为实，无者为虚；邪气盛则实，精气夺则虚。气盛者谓所并之气，所受之邪盛也。盖候病气至而内针也。针与气俱内者，随气而深之也。以开其门，利其户者，开其门而伏其精气于内也。针与气俱出者，同病气俱出也。《针经》云："客者，邪气也。在门者，邪循真气之所出入也。"是以泻邪当先归伏其真气，而后引邪以出其门，则精气不伤，而邪气乃下。故外门勿闭，以出其邪，摇大其针孔，如利其所出之道路，是谓大泻。"切"，急也。"屈"，降也。"大气"大邪之气也。此论泻邪之中而兼用内正之法。

帝曰：补虚奈何？岐伯曰：持针勿置，以定其意，候呼内针，气入针出，针空四塞，精无从去，方实而疾出针，气入针出，热不得还，闭塞其门，邪气布散，精气乃得存，动气候时，近气不失，远气乃来，是谓追之。

空，叶孔。持针在手，勿置之意外，以定其迎随之意，候其呼出而内针，气出而针入，针空勿摇，使精气无从而去，候真气方实，而疾出其针，使真气内入，而针即外出，则热邪不得还入于内，内之气门已闭，则邪气布散于外，而精气乃得存矣。针下动气，候时而至，使浅近之气不散失于外，深远之气来复其间，是谓追而济之之法也。此补正之中，兼泻散其邪，盖邪之所凑，其正乃虚也。张兆璜曰："此先追实其真气，次散其邪，再候其时而使精气来复，迎之随之，得出入补泻之妙，而后能调其经焉。"〔眉批："出"，谓转针退出，非出针也。〕

帝曰：夫子言虚实者有十，生于五脏。五脏五脉耳。夫十二经脉，皆生其病，今夫子独言五脏。夫十二经脉者，皆络三百六十五节，节有病，必被经脉，经脉之病皆有虚实，何以合之？

神志血气肉五者，各有虚实，故虚实有十，而皆生于五脏。三百六十五节，乃筋骨之会，十二经脉支分三百六十五络，而皆络于节，节有病必被及于经脉，盖言筋骨血脉外内之相通耳。

岐伯曰：五脏者，故得六腑与为表里，经脉支节，各生虚实，其病所居，随而调之。

五脏者，内合五行，外合脉肉筋骨，故得六腑与为表里，以应十二经脉。故五者之虚实，只归于五脏，若经络支节各生其虚实，则随其病处而调之。张兆璜曰："以五脏合六腑，以配十二经脉，支分三百六十五络，与皮肉筋骨，被及相连，今各随其病之所居而调之，血气脉肉筋骨，是仍归于五脏矣。"

病在脉，调之血；病在血，调之络；病在气，调之卫；病在肉，调之分肉；病在筋，调之筋；病在骨，调之骨。

此言六脏所主之气血、筋骨、脉肉为病，各随其所生而调之。病在心包络所主之脉，即调之脉；在心脏所主之血，即调之络。在肺脏所主之气，即调之于卫。在脾脏所主之肉，即调之分肉。在肝脏所主之筋，即调之筋。在肾脏所主之骨，即调之骨。盖五脏者，五行之所生也，故先言其五脏。地之五行化生六气，六气之中有二火，一合心脏之阳火，一合包络之阴火，共为六脏，得六腑与为表里，以应十二筋脉，以合血气脉肉筋骨。

燔针劫刺其下，乃与急者，病在骨，焠针药熨。

"燔"，音烦，"焠"，叶翠，入声。上章论五脏之气不和，以致外合之血气筋骨为病，各随其处而调之，今复论风雨寒湿为病，于脉肉筋骨之间，而各有取刺之法也。按《灵枢·官针篇》曰："九曰焠刺，焠刺者，刺燔针则取痹也。"又曰："刺寒痹之法。刺布衣者，以火焠之；刺大人者，以药熨之。"盖阳受之风雨寒湿，客于脉肉筋骨之间，皆能为痹，故当以燔针劫刺其所病之下，而及与筋痹之急者，若病在骨，又当用焠针及药熨之。按足太阳之筋病，则项筋急，名曰仲春痹；足少阳之筋病，则腘筋急，名曰孟春痹；足阳明之筋病，则腹筋急，名曰季春痹。病手太阳则颈筋急，病手少阴则反折筋急，病手太阴则胁急，或为转筋，或为反折，或为瘈疭，或为卵缩，皆用燔针劫刺。再按《针经》云："内有阴阳，外有阴阳。在外者，皮肤为阳，筋骨为阴。病在阳者，名曰风；病在阴者，名曰痹。"然皮肉筋骨皆能为痹，故曰燔针劫刺其下，而复提出其筋与骨焉。

病不知所痛，两跷为上。

痛而不知其所者，当取之跷脉也。按两跷脉起于足踝，上入阴，上循胸里，故痛在跷脉之上者，不知痛处也。

身形有痛，九候莫病，则缪刺之。

此痹在于肌肉，而不及于经脉者，当缪刺之。按《缪刺篇》曰："凡痹往来，行无常者，在分肉间，痛而刺之，左刺右，右刺左，病已止；不已，复刺之如法。"

痛在于左而右脉病者，巨刺之。

此言病在于经别者，当巨刺也。《缪刺篇》曰："邪客于经，左盛则右病，右盛则左病。亦有移易者，左痛未已，而右脉先痛，如此者，必巨刺之。""巨"，大也。《九针论》曰："八曰长针，取法于綦针，长七寸，主取深邪远痹者也。"盖经脉在里而入深，故当用长大之针以取之。

必谨察其九候，针道备矣。

"九候"，三部九候也。九候外合九窍，内合九脏，循行于上中下之三部，皆五脏所生之血气也。此篇首论五脏所藏之神志血气，有虚有实，复总归于血气阴阳，复调之于皮肉筋骨，并取邪痹于身形跻脉之间，然必察其九候之脉，而知病之所正，调经之道，于斯为备矣。

缪刺论篇第六十三

黄帝问曰：余闻缪刺，未得其意，何谓缪刺？

缪刺者，谓病在左而取之右，病在右而取之左，如纰缪也。

岐伯对曰：夫邪之客于形也，必先舍于皮毛；留而不去，入舍于孙脉，留而不去，入舍于络脉；留而不去，入舍于经脉；内连五脏，散于肠胃，阴阳俱感，五脏乃伤。此邪之从皮毛而入，极于五脏之次也，如此则治其经焉。

此先言邪气循序而入于经者，则当治其经也。夫经脉为里，支而横者为络，络之别者为孙，络脉外见于皮部，经脉内连于脏腑，邪之始客于形也，必先舍于皮毛，留而不去，则传入于孙络，盖从孙而络，络而经也。阴阳俱感者，谓皮毛气分为阳，经络血分为阴，言五脏之血气，外充于形身，有阴而有阳也。夫十二经脉，三阴者属脏络腑，三阳者属腑络脏，而云内连五脏，散于肠胃者，谓地之五行，以生人之五脏，三阴三阳之六气，亦由五行之所生，故凡论经脉，以五脏五行之气为主，而六腑为其合也。"极"，至也。"次"，处也。此言邪入于经，而至于五脏之次者，不缪刺也。〔眉批：从大络而充于皮肤者为阳，走经络者为阴。〕

今邪客于皮毛，入舍于孙络，留而不去，闭塞不通，不得入于经，流溢于大络，而生奇病也。

此言邪入于大络者，当缪刺也。孙络者，孙脉也。孙络之脉别经者，亦三百六十五脉，并注于大络。大络者，脏腑之经隧也。《灵枢经》曰："胃之所出血气者，经隧也。经隧者，五脏六腑之大络也。"闭塞不通者，络脉不通也。络脉闭塞，则皮肤孙络之邪不得入于经，而流溢于大络矣。奇病者，谓病气在左，而证见于右；病气在右，而证见于左。盖大络乃经脉之别，阳走阴而阴走阳者也。按此论乃大络与皮肤孙络相通，胃腑所出之气血，从胃络而注于脏腑之大络，从大络而先行皮肤，先充络脉，从络脉而复入于经，以养五脏气，此胃气之所由出也。至于水谷所生之津液，以资养五脏之精者，由脾脏之转输也。是津液气血，皆由水谷之所生，胃腑之所出，而各有其道。故曰："孙络三百六十五穴会，以溢奇邪，以通营卫。"又曰："肉分之间，谿谷之会，以行营卫，以会大气。"大气者，宗气也。是胃腑之宗气血气，有由经隧而先行于皮肤孙络之间，与营卫交会者也。〔眉批：胃气所出之经在乳下脉，脉宗气者是也。〕

夫邪客大络者，左注右，右注左，上下左右，与经相干，而布于四末，其气无常处，不入于经俞，命曰缪刺。

左注右而右注左者，因大络之左右互交，邪随络气而流注也。"经"，经隧也。言脏腑之大络与胃之经隧相通，而布于四末，盖四肢乃为诸阳之本，阳明胃气之所生也。其气无常处者，布于四末而散于脉外，不入于经俞，故命曰缪刺。《经脉篇》曰："手太阴之别并太阴之经，直入掌中。手少阴之别，循经入于心中。"盖大络俱并经而行，故曰与经相干。

帝曰：愿闻缪刺？以左取右，以右取左，奈何？其与巨刺，何以别之？

缪刺巨刺之病，皆左右相注，故问何以别之。

岐伯曰：邪客于经，左盛则右病，右盛则左病，亦有移易者，左痛未已，而右脉先病，如此者，必巨刺之，必中其经，非络脉也。故络病者，其痛与经脉缪处，故命曰缪刺。

此言邪客于经者，当巨刺也。"巨"，大也。谓当以长针取之，亦左取右，而右取左也。夫大络之邪，由孙络之流注，故可浅刺络脉，以取大络之气，如邪在经者，当巨刺以取之，必中其经，非络脉之比也。"经"，谓十二经之别，即《灵枢·经别篇》之所谓"足太阳之正，与足少阴之正为一合；足少阳之正，与足厥阴之正为二合；足阳明之正，与足太阴之正为三合；手太阳之正，与手少阴之正为四合；手少阳之正，与手厥阴之正为五合；手阳明之正，与手太阴之正为六合是也。"此亦阴阳相贯，左右相交，是以左病则右盛，右病则左盛。亦有移易者，谓有病在阳经而移入于阴经者，有病在阴经而移入于阳经者，故左病未已，而右脉先病。如此者，必巨刺之，必中其经，非络脉也。络脉者，大络也。故络病者，其痛与经脉缪处，故命曰缪刺。按此节分别大络与经脉各走其道，不相交通，然为病皆左注右，而右注左，俱宜缪刺者也。故以巨刺之法，少分别之，故曰络病者，其痛与经脉缪处，故命曰缪刺。再按《灵枢经》有《经脉篇》，论脏腑之十二经脉者也；有《经别篇》即巨刺之经也；有十五大络，即缪刺之络也。在十二经脉则曰："盛则泻之，虚则补之，热则疾之，寒则留之，陷下则灸之，不盛不虚以经取之。"在十五大络十二经别，未论其缪刺、巨刺之法，故补论于诸刺篇之后，名曰《缪刺论》。当知《灵》《素》二经，皆黄帝之典坟，而《素问》多有补《灵枢》之未尽者，圣人救世之婆心也。愚谓血气之生始，经脉之贯通，乃医学之根本，学者当合参《灵枢》细心体会，不可以其刺而忽之。张兆璜曰："上古之法，首重针砭，次齐药食，故有讥丹谿为一代名流，不按针刺。针刺之道，医者不可不知。"〔眉批：上节言大络与经络缪处，此言大络与经别谬处。络脉，谓大络也。〕

帝曰：愿闻缪刺奈何？取之何如？岐伯曰：邪客于足少阴之络，令人猝心痛暴胀，胸胁支满，无积者，刺然谷之前出血，如食顷而已；不已左取右，右取左。病新发者，取五日已。

足少阴之络名曰大钟，当踝后绕跟，别走太阳，其别者，并经上走于心包下，外贯腰脊，故邪客之，令人猝心痛暴胀、胸胁支满。无积者，无盛血之结也。当刺然谷之前出血，如食顷而已，不已，当缪取之。新病者，刺五日病已。〔眉批：不已者，别走太阳，阴阳互交，故当缪刺，馀准此。〕

邪客于手少阳之络，令人喉痹舌卷，口干心烦，臂外廉痛，手不及头，刺手中指次指，爪甲上，去端如韭叶，各一痏，壮者立已，老者有顷已，左取右，右取左。此新病，数日已。

手少阳之别名曰外关，去腕二寸，外绕臂，注胸中，合心主。夫手少阳乃三焦相火主气，注胸中而合于心主包络，故邪客之，令人喉痹，舌卷、口干、心烦，脉循臂，故痛不能举也，当刺中指心包络之中冲，次指手少阳之关冲，去爪甲如韭叶许，各一痏，壮者之气盛，故立已，老者之气衰，故有顷，此言手少阳三焦之主气也。如不已者，乃左注右，而右注左，当缪刺之，此为新病当数日已。盖言邪始客于皮毛孙络，而流溢于大络者，非久病也。按《灵枢·经脉篇》云："六经络手阳明少阳之大络，起于五指间，上合肘中。饮酒者，卫气先行皮肤，先充络脉，络脉先盛，故卫气已平，荣气乃满，而经脉大盛。"是胃气之行于经隧者，布于四末，行于皮肤，而诸井穴乃经气之所出，故皆取刺其井焉。〔眉批：与肉相交处，即去端如韭许。〕

邪客于足厥阴之络，令人猝疝暴痛，刺足大趾爪甲上与肉交者各一痛，男子立已，女子有顷已，左取右，右取左。

足厥阴之络名曰蠡沟，去内踝五寸，别走少阳，其别者，经茎上睾，结于茎，故邪客之，令人卒疝暴痛，以其络上睾丸而结于阴茎也，当取足大趾之大敦，在爪甲上与肉相交之处左右各一痏。男子之血盛，故立已；女子之生，不足于血，故有顷。此言厥阴肝经之主血也。如不已，再缪取之。〔眉批：与肉相交处，即去端如韭许。〕

邪客于足太阳之络，令人头项肩痛，刺足小趾爪甲上与肉交者各一痏，立已，不已刺外踝下三痏，左取右，右取左，如食顷已。

足太阳之络名曰飞扬，去踝七寸，别走少阴。足太阳为诸阳主气，其气上升于头项，故邪客于络，而致头项肩痛也。当取足小趾之至阴穴，左右各一痏。如不已，取外踝下之络脉三痏，以缪刺之。

邪客于手阳明之络，令人气满，胸中喘息，而支胠胸中热，刺手大指次指爪甲上，去端如韭叶，各一痏，左取右，右取左，如食顷已。

手阳明之络名曰遍历，去腕三寸，别入太阴，故邪客之，令人气满胸中喘息，及支胠胸热。盖手太阴主气，以司呼吸，而脉循于胸中也。故当取手大指之少商，次指之商阳，各一痏，左取右，右取左，如食顷，其病即已。

邪客于臂掌之间，不可得屈，刺其踝后，先以指按之，痛乃刺之，以月生死为数，月生一日一痏，二日二痏，十五日十五痏，十六日十四痏。

臂掌之间，手厥阴之络也。厥阴之络，名曰内关，去腕二寸，出于两筋之间，循经以上系于心包络，故当刺其腕踝之后，循臂而上，按其痛处乃刺之，以月生死为数。盖手厥阴心主，主血脉，是谓得时而调之也。月晦初生日朔，故一日为月生。

邪客于足阳跷之脉，令人目痛，从内眦始，刺外踝之下半寸所，各二痏，左刺右，右刺左，如行十里顷而已。

此言阳跷之脉，亦左右互交，会于睛明，所当缪刺者也。阳跷者，足太阳之别，起于足外踝下太阳之申脉穴，当踝后绕跟，以仆参为本，上外踝三寸，以跗阳为郄，循股胁，上肩髆，上人迎，夹口吻，至目内眦，会于足太阳之睛明穴。故邪客之，令人目痛，从内眦始也，当刺外踝下之仆参、申脉，左右各二痏。如痛在左目者取之右，痛在右目者取之左，盖跷脉夹口吻，左右互交而上于目内眦也。按《灵枢·寒热篇》曰："足太阳有通项入于脑者，正属目本，名曰眼系，乃别阴跷阳跷，阴阳相交，阳入阴，阴入阳，交于目锐眦。"是阴跻阳跻，左右交转于面，故病在上者，当缪取之下也。〔眉批：其时约计，如行十里，则跻脉之气已周。〕

人有所堕坠，恶血留内，腹中胀满，不得前后，先饮利药，此上伤厥阴之脉，下伤少阴之络，刺足内踝之下，然谷之前，血脉出血，刺足跗上动脉；不已，刺三毛上各一痏，见血立已，左刺右，右刺左。善悲惊不乐，刺如右方。

此言堕伤者，亦当用缪刺之法也。恶血留内，则气脉不通，是以腹中满胀。肝主疏泄，肾开窍于二阴，故不得前后也。先服利药以去恶血，所谓先治其标也。夫堕坠者，有伤筋骨，筋即为肝，骨即为肾，是以上伤厥阴之脉，下伤少阴之络，当刺足内踝下厥阴之中封，然谷前少阴之络脉，血脉出血，以调其经，再刺足跗上阳明之动脉，以消腹胀，如不已，再刺三毛上肝经之大敦。盖堕坠者，伤筋骨与血，肝主筋而主血也。如悲惊不乐者，亦刺如前法。盖堕伤血脉筋骨，伤五脏外合之有形；悲惊不乐，伤五脏内藏之神志，皆当以针调之。张兆璜曰："神有馀不足，志有馀不足，皆调之于经，盖言用针之神妙，匪则调之于有形也。"

邪客于手阳明之络，令人耳聋，时不闻音，刺手大指次指爪甲上，去端如韭叶，各一痏，立闻，不已，刺中指爪甲上与肉交者立闻，其不时闻者，不可刺也。耳中生风者，亦刺之如此数，左刺右，右刺左。

手阳明之络，其别者入耳，合于宗脉，故邪客之令人耳聋。"时不闻音"，谓有时闻而有时不闻也。盖邪客于络，络脉闭塞则有时而不闻；脉气有时而通，则有时而闻矣。亦当取手太阴之少商，手阳明之商阳。盖耳者，宗脉之所聚也，宗脉出于阳明，而合于手太阴，故刺之立闻。如不已，刺中指，心主之中冲，盖十二经脉三百六十五络，皆上于面而走空窍，心主脉而开窍于耳也。其不时有闻者，乃内伤之聋证，非邪客于络，不可刺也。"耳中生风者"，耳鸣之如风生也。此邪在于络，从外窍而欲出，故刺之亦如此数。

凡痹往来，行无常处者，在分肉间，痛而刺之，以月生死为数。用针者，随气盛衰，以为痏数，针过其日数则脱气，不及日数则气不泻。左刺右，右刺左，病已止；不已，复刺之如法。月生一日一痏，二日二痏，渐多之；十五日十五痏，十六日十四痏，渐少之。

此言邪痹于肌腠之气分者，亦当以缪取也。风痹往来，行无常处者，邪随气转，谓之行痹，故当于分肉间，随其痛处而取之。夫月始生，则血气始精，卫气始行；月郭满，则血气实，肌肉坚；月郭空，则肌肉减，经络虚．卫气去，形独居。是以邪客于手厥阴心主之血分，客于肌腠分肉之卫分，皆当以月生死盈亏而加减之。

邪客于足阳明之经，令人鼽衄，上齿寒，刺足中趾次趾爪甲上与肉交者各一痏，左刺右，右刺左。

此言经脉之有互交者，亦当以缪取也。"经"，谓阳明之经脉也。足阳明之脉，起于鼻交頞中，上入齿中，环绕唇下，左右相交于承浆，故邪客阳明之经，而令人鼽衄。上齿寒者，亦当以缪刺也。足阳明之脉，下入中趾外间，其支者别跗上，入大趾间，出其端，故当取中趾间之内庭，大趾次趾间之厉兑各一痏，而缪刺之，此言脏腑之经脉，左右互交，而为病于相交之上者，亦当左取右而右取左也。

邪客于足少阳之络，令人胁痛不得息，咳而汗出，刺足小趾次趾爪甲上，与肉交者各一痏，不得息立已，汗出立止，咳者温衣饮食，一日已，左刺右，右刺左，病立已；不已，复刺如法。

足少阳之络，名曰光明，去踝五寸，别走厥阴，下络足跗，一呼一吸曰息，肺所司也。足少阳厥阴之脉，并循于胁，厥阴之脉，上注肺，循喉咙，邪客于少阳之络，令人胁痛不得息者，阳邪而走于阴，络病而及于脉，盖阴阳经脉之相通也。足少阳所生病者，汗出，上逆于肺则咳也，当刺足小趾次趾之窍阴穴。盖此穴在四趾五趾之间，故各刺一痏，其不得息，汗出立已。咳者，邪干肺也，故宜温衣及温暖饮食。若形寒饮冷，是为重伤矣。

邪客于足少阴之络，令人嗌痛，不可内食，无故善怒，气上走贲上，刺足下中央之脉各三痏，凡六刺立已，左刺右，右刺左。嗌中肿，不能内，唾时不能出唾者，刺然谷之前，出血立已，左刺右，右刺左。

"贲"，音奔。此邪客于络而并于经者，亦当以缪取也。足少阴之络，其别者，并经上走于心包下，其经脉贯肝膈，循喉咙，其支者从肺出络心，注胸中。邪客于络而并入于经，迫其心火上炎，故令人嗌痛，不可内食。上逆于肝膈，则无故善怒也。贲者，胃之贲门，肾气上通于胃，故气上走贲上，宜刺足下中央之涌泉，左右各三痏。凡六刺立已，如甚至嗌中肿而唾亦不能出内者，此君相之火并炽也，当刺然谷前之络脉，出血立已。此邪客于络而并于经，经脉上络于心，络脉上走于心包下。先见经证，故先刺经脉之涌泉；后并见络证，故复刺然谷前之络脉。盖大络乃经脉之别，血气之相通者也。

邪客于足太阴之络，令人腰痛，引少腹腔月少，不可以仰息，刺腰尻之解，两胂之上，是腰俞，以月死生为痏数，发针立已，左刺右，右刺左。

足太阴之别名曰公孙，去本节之后一寸，别走阳明，其别者入络肠胃。王冰曰："足太阴之络，从髀合阳明，上贯尻骨中，与厥阴少阳结于下髎，而循尻骨内入腹。"故邪客之令人腰痛，引少腹控胁月少也。络循于腹，故不可以仰息。腰尻骨间曰解，侠脊之肉曰胂，腰尻之解，两胂之上，是腰俞也。以月生死为痏数，发针立已。盖脾主肌肉，肌腠之间乃卫气之出入，故以月为痏数。〔眉批：足太阴脾经有二大络。〕

邪客于足太阳之络，令人拘挛背急，引胁而痛，刺之从项始，数脊椎，侠脊疾按之，应手如痛，刺之旁三痏，立已。

此邪客于络而入于经者，即当取之经也。夫筋挛背急引胁而痛，足太阳之经证也。故刺之当从项之大椎始，数脊椎而下，侠脊疾按之，应手如痛，即于脊骨之旁，刺之三痏立已，盖十五大络，乃十二经脉之别，交相贯通者也。故邪客于络而为络病者，则缪取之。如邪客于络，转入于经，而为经病者，即随经脉之痛处而取之也。

邪客于足少阳之络，令人留于枢中痛，髀不可举，刺枢中以毫针，寒则久留针，以月死生为数，立已。

此言邪留其处而为痛者，亦当随其痛处而取之也。"枢中"，髀枢之中，两髀厌分中，即环跳二穴。毫针取法于毫毛，长一寸六分，主寒热痛痹之在络者，故当以毫针刺枢中。寒则久留针，以待阳热之气，至以月生死为数，立已。按邪舍于络，有随络气而留行者，则缪取之，有客于络而转入于经者，有客于络而留其处者，皆随其痛处而刺之，盖邪气之无经常也。少阳主初生之气，故亦以月生死为痏数。

治诸经刺之，所过者不病，则缪刺之。

此复申明治诸经者，亦有缪刺之法也。"经"，经别也。足太阳之正，别入腘中，其一道下尻五寸，别入于肛，属于膀胱，散之肾；足少阴之正，至腘中，别走太阳而合上至肾；足少阳之正，绕髀，入毛际，合于厥阴，别者入季胁之间，循胸里，属胆，散之上肝；足厥阴之正，别跗上，上至毛际，合于少阳；足阳明之正，上至髀，入于腹里，属胃，散之脾；足太阴之正，上至髀，合于阳明；手太阳之正，指地别于肩解，入腋走心，系小肠；手少阴之正，别入渊液两筋之间，属于心，上走喉咙，出于面，合目内眦；手太阳之正，指天别于巅，下走三焦，散于胸中；手心主之正，别下渊液三寸，入胸中，别属三焦；手阳明之正，从手循膺乳下，走大肠，属于肺，上循喉咙；手太阴之正，别入渊液少阴之前，入走肺，散之太阳，上出缺盆，复合阳明。此十二经之别脉，亦阳走阴，而阴走阳者也。故治在诸经者巨刺之，如邪在所过者不病，是邪盛于左而病反在右，邪在于右而病反在左，或邪在于阳之经而移易于阴经者，或在阴之经而移易于阳经者，又当左取右，而右取左也。按以上十二经别亦皆系于五脏，是以下文论邪客于五脏之间，引脉而痛者，当缪取之也。〔眉批：手少阳厥阴只言三焦，不言心包络。〕

耳聋，刺手阳明；不已，刺其通脉出耳前者。

此言经别之与经脉相通也。夫十二经正，乃十二经脉之别，道路虽分，其源流通贯，故刺经不已，当复刺其脉焉。"通脉出于耳前者"，谓手阳明之脉上出于耳前，循禾髎、迎香，而通于足阳明胃脉者。耳聋刺手阳明者，承上文而言，邪客于手阳明之经而病耳聋者，则当治其经。如不已，此邪入于脉，即取耳前之脉以刺之，则其病立已矣。〔眉批：手少阳厥阴，只言三焦，不言心包络。〕

齿龋，刺手阳明，不已，刺其脉入齿中，立已。

"龋"，音区。齿龋，齿痛也。此言邪客于手阳明之经别，而为齿痛者，则当取之经，如不已，此邪入于脉，即刺其入齿中之脉。举一经而十二经可类推矣，然独提手阳明者，何也？手阳明之脉，交人中而左之右，右之左，如病在耳而取之耳，痛在齿而取之齿，是随其病之所在而取之。若病在上而取之下，又当以缪刺者也。上章论大络与经脉相通，此论经别与经脉相通。上章论邪客于足阳明之经，下节论缪传引上齿痛，皆病在上而取之下，所当缪刺。此论邪在于手阳明之脉，病在上而取之上者，不必缪刺。盖手足阳明之经，皆左右相交于人中、承浆之间，言缪刺之证，不则大络之奇病，如十二经别，足阳跻之脉及手足阳明二经，皆有缪刺之证，当知谬刺者，因经脉之左右互交而取之也。

邪客于五脏之间，其病也，脉引而痛，时来时止，视其病缪刺之，子手足爪甲上，视其脉，出其血，间日一刺，一刺不已，五刺已。

此邪客于五脏之间，而病及于经别也。盖十二经别内散通于五脏，外交络于形身，故邪在五脏之间。其为病也，引脉而痛者，当取手足之井穴，随其所病之经而缪刺之。时来时止者，邪随气而或出或入也。视其脉者，视其皮部有血络者，即泻出之。间日一刺者，邪客之深也。五刺已者，五脏之气平也。张兆璜曰："以其时来时止，始知邪客于五脏之间。"

缪传引上齿，齿唇寒痛，视其手背脉血者去之，足阳明中趾爪甲上一痏，手大指次指爪甲上各一痏立已，左取右，右取左。

缪传者，谓手阳明之邪，缪传于足阳明之脉也。足阳明之脉，入上齿中，还出夹口，左右相交于承浆，此邪客于手阳明之经别，而缪传于足阳明之脉，致引入上齿，而使齿唇寒痛。当先视其手背之脉，有留血者去之，以泻手阳明经别之邪，取足阳明中趾之内庭，以泻上齿之痛，再刺手大指之少商，手次指之商阳，以泻手阳明经别之本病，此左右相交于承浆，而取刺在下，故当缪刺者也。此章论十二经别与十二经脉相通，而手之阳明，又可通于足阳明者也。〔眉批：止足之中趾，故曰一痏，取手之三指，故曰各二痏。〕

邪客于手足少阴太阴足阳明之络，此五络皆会于耳中，上络左角，五络俱竭，令人身脉皆动，而形无知也。其状若尸，或曰尸厥，刺其足大趾内侧爪甲上，去端如韭叶，后刺足心，后刺足中趾爪甲上各一痏；后刺手大指内侧，去端如韭叶，后刺手心主少阴锐骨之端，各一痏，立已。不已，以竹管吹其两耳，剃其左角之发，方一寸，燔治，饮以美酒一杯，不能饮者灌之，立已。

此申明诸脉生始出入之原。耳者，宗脉之所聚也，所谓宗脉者，百脉之宗也。百脉皆始于足少阴肾，生于足阳明胃，输于足太阴脾，主于手少阴心，朝于手太阴肺，是以五脉之气，皆会于耳中。络左角者，肝主血而居左，其气直上于巅顶也。五络俱竭，则营卫不行，故令人身脉振振而形无知也。"其状若尸"，或曰尸厥，盖人之所以生动者，藉气响而血濡，血气不行，则其形若尸矣。刺足大趾足太阴之隐白，刺足心足少阴之涌泉，刺足中趾足阳明之厉兑，刺手大指手太阴之少商，刺手心主少阴之神门，使血气疏通，其厥立已。如不已，用竹管吹其两耳，以通宗脉之气，剃其左角之发，方一寸，燔治，饮以美酒一杯，不能饮者，灌之。盖发者，血所生也，充肤热肉生毛发之血，肝所主也，肝居左，故剃其左角之发，以通荣血。酒者，热谷之悍液也；卫者，水谷之悍气也。故饮酒者，随卫气先行皮肤，先充络脉，故饮以美酒一杯，以通卫气，营卫运行，则其人立疏矣。此节复结大络之气先行于皮肤，先充络脉，是以皮肤孙络之邪，不入于经则流溢于大络，而生奇病也。按《神农本经》："发者，血之馀，服之仍自还神化。"盖血者神气也，中焦之汁，奉心神化赤而为血，故服之有仍归于神化之妙。曰方寸者，言其心所主也。灌者，欲其灌溉于四旁也。夫医者，意也，以意逆之，思过半矣。〔眉批：张兆璜曰："宗脉者，宗气所出之脉也，即胃之大络出于乳下，聚于胸中。"〕

凡刺之数，先视其经脉，切而从之，审其虚实而调之，不调者经刺之，有痛而经不病者缪刺之，因视其皮部有血络者尽取之，此缪刺之数也。

此总结治法，又当先治其经脉也。"数"，几也。言凡刺之有几而各有所取也。经脉者，脏腑之十二经脉，如江河之径道也；络脉者，如江河之支流；孙络者，如支流之更有支流也。经者，经别也。如江河之别道，江从此而通于河，河从此而通于江，此阴阳相合之道路，故又曰经正。络者，大络也，如江河之外别有江河，而外与经脉之孙络相通，然而总归出于海，海之所以行云气于天下者，从大络而充于皮肤，海之潮汐，从经脉而流溢于支络。是以始受之邪，从皮肤而入于孙络，从孙络而入于络脉，从络脉而入于经脉，极于五脏，散于肠胃。故当先治其经脉，切而从之，审其虚实而调之，不调者，以经刺之。如身有痛而经脉不病者，此流溢于大络，所当缪刺者也。因视其皮部有血络者尽取之，此缪刺之数也。王芳侯曰："邪气从外而入，真气从内而出，知其所出之道路，后能知邪入之浅深，故为根本之学。"〔眉批：此结照应首节。从皮肤孙络而入于大络，故因而视其皮部血络。〕

四时刺逆从论第六十四

厥阴有余，病阴痹；不足，病生热痹；滑，则病狐疝风；涩，则病少腹积气。

此论六气之内合于五脏也。曰厥阴少阴，太阳少阳，论六气之为病也。曰皮肉筋骨脉者，因六气而及于五脏之外合也。曰心肝脾肺肾者，因六气而及于五脏之次也。有馀者，多气少血；不足者，血气皆少。滑者，阳气盛，微有热；涩者，多血少气，微有寒。痹者，闭也，血气留著于皮肉筋骨之间而为痛也。气病之谓疝，血病之谓积，盖气盛而生热，则为疝痛，血多而凝涩，故成积也。厥阴者，阴之极也，阴极而阳生，得中见少阳之火化，故有寒有热也。厥阴主春生风木之气，故首论厥阴焉。张兆璜问曰："厥阴止曰寒热，而以少阳病筋病肝者何也？"曰："此论病在六气，而及于五脏者也。厥阴不从标本，从乎中也，从中者，以中气为化也。"〔眉批：从少阳而生，故曰生热痹。〕

少阴有余，病皮痹隐轸；不足病肺痹；滑则病肺风疝；涩则病积溲血。太阴有馀，病肉痹寒中；不足病脾痹；滑则病脾风疝；涩则病积，心腹时满。阳明有馀，病脉痹，身时热；不足病心痹；滑则病心风疝；涩则病积时，善惊。太阳有余，病骨痹身重；不足病肾痹；滑则病肾风疝；涩则病积，善时癫疾。少阳有馀，病筋痹胁满；不足病肝痹；滑则病肝风疝；涩则病积，时筋急目痛。

三阴三阳有多血少气者，有多气少血者，惟阳明血气皆多，盖血气之生于阳明也。荣血行于脉中，乃阳明水谷之精，上归于心，淫精于脉，脉气归于肺，肺朝百脉，输精于皮毛，毛脉合精，行气于府，府者在外之皮肉筋骨也。府精与神明相合，而通于五脏，气复归于权衡，此脉气之生始出入也。是以阳明之有馀不足，则为脉痹、心痹。心主脉而上归于肺，肺主皮毛，毛脉合精于皮肤之间，是以少阴之为皮痹、肺痹也。脉气散于皮毛，复从太阴所主之肉，少阳所主之筋，太阳所主之骨，而内通于五脏。是以有馀而在于外，则为肉痹、筋痹、骨痹；不足而陷于内，则为脾痹、肝痹、肾痹矣。至气有馀于内而为热，则为疝；血有馀于内而为寒，则为积矣。故所谓风者，热所生也。所谓身重者，病在气也。所谓溲血、腹满、善惊、目痛者，病在血也。此三阴三阳，所主之血气生始出入，各有太过不及之为病也。愚按此章无问答之起句，乃伯承上章而言。〔眉批：太阴为阴中之至阴，故寒中。太阳之上，寒水主之，故主肾主骨。"神明"，五脏之神明也。又：少阴之上，君火主之，血热而隐见于皮毛，是为隐疹。〕

是故春气在经脉，夏气在孙络，长夏气在肌肉，秋气在皮肤，冬气在骨髓中。

此承上文而言脉气之随四时生长收藏，外出于皮肤，内通于五脏，环转之无端也。

帝曰：余愿闻其故。岐伯曰：春者天气始开，地气始泄，冻解冰释，水行经通，故人气在脉；夏者，经满气溢，人孙络受血，皮肤充实；长夏者，经络皆盛，内溢肌中；秋者天气始收，腠理闭塞，皮肤引急；冬者盖藏，血气在中，内着骨髓，通于五脏。

夫经脉为里，支而横者为络，络之别者为孙，是血气之从经脉而外溢于孙络，从孙络而充于皮肤，从皮肤而复内溢于肌中，从肌肉而着于骨髓，通于五脏，是脉气之散于脉外，而复内通于五脏也。夫天为阳，地为阴，阴阳合而血气始生，肾主冬令之水，而为生气之原，阳明乃血气所生之腑，故曰："谷入于胃，脉道乃行，水入于经，而血乃成。"然藉肾中之生气，戊癸合化，而后生此水谷之精微。故天气开，地气泄，冻解冰释，水行经通，肾藏之冬令已得春生之气，而人气始在脉，是人气之通于天也。故曰："春生夏长，秋收冬藏，是气之常也，人亦应之"。以一日分为四时，朝则为春，日中为夏，日入为秋，夜半为冬。朝则人气始生，日中人气长，夕则人气收，夜半人气在藏，人与天地参也。愚按《缪刺篇》论卫气先行皮肤，先充络脉，络脉先盛，故卫气已平，荣气乃满，而经脉大盛，是卫气之通于脉内也。此篇言血气之从经而络，从络而皮，复从皮肤肌肉而内着骨髓，通于五脏，是荣血之行于脉外也。当知荣行脉中，卫行脉外者，论通体之经脉也。至于血气之生始出入，荣于脉中，渗于脉外，充肤热肉，生毫毛，内入于募原，而通于脏腑，表里上下，无处不周，医者能尚悉血气之原流，而后能导邪病之窾却，故帝曰："经脉者，人之所以生，病之所以成；人之所以治，病之所以起。学之所始，工之所止也，粗之所易，上之所难也。"习上乘者，可不于《针刺》诸篇用心求之。

是故邪气者，常随四时之气血而入客也，至其变化，不可为度，然必从其经气，辟除其邪，除其邪，则乱气不生。

邪气者，在天六淫之邪也。四时之血气者，春气在经脉，夏气在孙络，长夏气在肌肉，秋气在皮肤，冬气在骨髓中也。至其变化，不可为度者，谓天有六淫之邪，而人有形层六气之化也。如邪留于外，则为皮肉筋骨之痹矣；合于内，则为心肝脾肺之痹矣。如留于气分，则为疝；留于血分，则为积矣。如身中之阳盛则为热，虚寒则为寒矣。此皆吾身中阴阳虚实之变化也。然必从其四时之经气，辟除其邪，则变乱之气不生矣。

帝曰：逆四时而生乱气奈何？岐伯曰：春刺络脉，血气外溢，令人少气；春刺肌肉，血气环逆，令人上气；春刺筋骨，血气内着，令人腹胀。

此言血气之随时环转，自有出入之度，不可使之妄行也。夫刺者，所以取气也。春气在经脉，而取之于络脉，则血气外溢，而令人少气矣，至于肌肉，则血气环逆，而令人上气矣。环逆者，逆其环转也。言血气之从经而络，从络而皮，从皮肤而复环转于肌中也，至于筋骨，则血气内着，而令人腹胀矣。王芳侯曰："此后添出'筋'字，盖以四时六气而言，则春主筋，而少阳主筋；以形层而言，则皮而肉，肉而筋，筋而骨也。"

夏刺经脉，血气乃竭，令人懈惰；夏刺肌肉，血气内却，令人善恐；夏刺筋骨，血气上逆，令人善怒。

夏气盛长而血气已外出于孙络矣，若再取之于经脉，则血气内竭而令人懈惰也。血脉出于阳明，外溢于肌腠，夏气在孙络，而使之溢于肌中，则血气虚却于内矣。阳明脉虚则恐，如人将捕之，夏气浮长于上，而反逆之使下，则气郁不疏，而使人善怒也。"上逆"，当作下逆。〔眉批：《脉解篇》曰："阳明者，午也。"〕

秋刺经脉，血气上逆，令人善忘；秋刺络脉，气不外行，令人卧不欲动；秋刺筋骨，血气内散，令人寒栗。

秋令降收而反令其生长，故使血气上逆，而令人善忘也。血气络脉而充于皮肤，从皮肤而内溢于肌肉，秋刺络脉则血气不外行于皮肤肌肉之间，故令人卧，不欲动。盖肌肉者，脾所主也，脾病者，嗜卧不欲动，夫秋令始降而反取之筋骨，使血气散于内而令人寒栗矣。按秋气在皮肤，长夏之气在肌肉，长夏者，夏秋之交也。此篇论经脉之气，从经脉而外出于孙络，从孙络而充于皮肤，从皮肤而内溢于肌中，从肌中而着于筋骨，是皮肤尚属出机，至肌肉始属回转之降令，故此章以肌肉主秋令者，从脉气之环转故也。

冬刺经脉，血气皆脱，令人目不明；冬刺络脉，内气外泄，留为大痹；冬刺肌肉，阳气竭绝，令人善忘。

冬主闭藏，以奉春生之气，应藏而反泄之，故使血气皆脱于内，而令人目不明。盖五脏之精皆注于目，而为之睛，冬者血气在中，内着骨髓，通于五脏，血气内脱，则五脏皆虚，故令人目不明也。冬刺络脉，则内气外泄，而留为大痹，大痹者，脏气虚而邪痹于五脏也。阳气生于阴中，出于肌腠，至冬令之时，复归于阴脏，冬刺肌肉，是取所藏之气于肌腠之外，故使阳气竭绝于内，而令人善忘也。

凡此四时刺者，大逆之病，不可不从也，反之则生乱气相淫病焉。

凡逆刺其四时之经气，则变生大病，故不可不顺也。"乱气"，变乱之气也。相淫者，血气淫泆也。此言不顺四时之气，则真气变乱而为病也。

故刺不知四时之经，病之所生，以从为逆，真气内乱，与精相薄。

此言邪气者，常随四时之气血而入客也。故不知四时之经病之所生，以从为逆，使真气内乱，而邪与精相薄矣。此篇重在六经之气血还转出入，宜顺而不宜逆，故上节先论真气为病，此始论其邪，下节复论其真气。

必审九候，真气不乱，精气不转。

此言知四时之逆从者，必审察其九候也。九候者，有天、有地、有人，在天主气，在地主血，在人主脉，知血气经脉出入之源流，则真气不致内乱，而精气不逆回矣。

帝曰：善。刺五脏，中心一日死，其动为噫；中肝五日死，其动为语；中肺三日死，其动为咳；中肾六日死，其动为嚏欠；中脾十日死，其动为吞。刺伤人五脏必死，其动依其脏之所变候，知其死也。

刺五脏者，谓刺伤其五脏之气也。盖三阴三阳之六气，外合于皮、肉、筋、骨、脉，脉、肉、筋、骨，内合于五脏。如病肺痹、肺风、脾痹、脾疝，则当取气于皮，取气于肉，不可逆刺，以伤其脏真。故曰："刺伤人五脏必死，各依其脏之所变候，而知其死期。"盖刺五脏则动其脏气，动脏气则变候见于外矣。按五脏外合五时，六经上应六气，《诊要经终篇》以六气应五脏，而终于六经，此篇以六经应四时，而终于五脏；

《诊要篇》以经脉之生于五脏，而外合于六经，此篇以经脉之本于六气，而内连于五脏。盖脉气之循于皮肉筋骨，内合五行，外合六气，外内之交相生，始出入者也。是以一篇之章句虽同，而旨意各别，学者宜分析体会，不可以其重而忽之。张兆璜曰："《诊要篇》论逆刺其脏气之所出，而中伤五脏，故曰：'凡刺胸腹者，必避五脏'"。此篇论刺六经之内入，而中伤五脏，故曰内通五脏。"刺五脏中心，一日死。"谓刺外合之皮肉筋骨脉，而不可中伤其脏也。

标本病传论篇第六十五

　　黄帝问曰：病有标本，刺有逆从，奈何？

　　标本者，六气之化。病传者，五脏相传。此篇承上章而言，六气为病，有四时之顺逆，而又有标本之逆从，五脏受伤，有刺中之死期，而又有病传之日数，是以《灵枢》原属二篇，本经合而为一，盖谓五脏六气外内相合，始病在六气，而不亟治之，则传入五脏，而为不救之死证矣。

　　岐伯对曰：凡刺之方，必别阴阳，前后相应，逆从得施，标本相移。

　　阴阳者，三阴三阳之六气也。少阳标阳而本火，太阴标阳而本湿，少阴标阳而本热，太阳标阳而本寒，阳明标阳而本燥，厥阴标阴而本风。少阳太阴从本，少阴太阳从本从标，阳明厥阴不从标本从乎中也。从本者化生于本，从标本者有标本之化，从中者以中气为化也。前后相应者，有先病后病也。逆从得施者，有逆取而得者，有顺取而得者。标本相移者，有取标而得者，有取本而得者。

　　故曰：有其在标而求之于标，有其在本而求之于本，有其在本而求之于标，有其在标而求之于本。故治有取标而得者，有取本而得者，有逆取而得者，有顺取而得者。故知逆与顺，正行无间；知标本者，万举万当；不知标本，是谓妄行。

　　故曰者，引《至真要论》而言也。有其在标而求之于标者，谓病三阴三阳之六气，即于六经中求之以治标；有其在本而求之于本者，谓病风寒暑湿燥火六淫之邪，即于六气中求之以治本；有其在本而求之于标者，如寒伤太阳，乃太阳之本病而反得标阳之热化，即求之于标，而以凉药治其标热；有其在标而求之于本者，如病在少阴之标阴，而反得君火之本热，即求之于本，以急泻其火。故百病之起，有生于本者，有生于标者；有取本而得者，有取标而得者；有逆取而得者，有顺取而得者。逆取而得者，谓寒者热之，热者寒之，结者散之，散者收之，留者攻之，燥者濡之。顺取而得者，谓热因寒用，寒因热用，塞因塞用，通因通用，必伏其所主，而先其所因，其始则同，其终则异，可使破积，可使溃坚，可使气和，可使必已。

夫阴阳逆从，标本之为道也，小而大，言一而知百病之害。

阴阳逆从者，谓三阴三阳之气，有胜有复也。王冰曰："著之至也，言别阴阳，知逆从，法明著，见精微，观其所举则小，循其所利则大，以斯明著，故言一而知百病之害。"

少而多，浅而博，可以言一而知百也。

王冰曰："言少可以贯多，举浅可以料大者，何法之明？故非圣人之道，孰能至于是耶！故学之者，犹可以言一而知百病也。'博'，大也。"

以浅而知深，察近而知远，言标与本，易而勿及。

王冰曰："虽事极深远，人非咫尺，略以浅近，而悉贯之，然标本之道，虽易可为言，而世人识见，无能及者。"

治反为逆，治得为从。

相反而治为逆治，相得而治为从治。相得者如热与热相得，寒与寒相得也。

先病而后逆者，治其本；先逆而后病者，治其本。

逆者，胜克之气也。先病者，谓吾身中先有其病也。先逆先寒先热者，谓在天之六气也。"先病而后逆者"，如吾身中先有脾土之病，而后复感其风邪，重伤脾土，则当先治其脾土，而后治其风邪；如先感天之风邪，克伤中土，以致脾脏为病，是当先治其风邪，而后调其脾土。故曰："言标与本，易而勿损。察本与标，气可令调，明知胜复，为万民式，天之道毕矣。"

先寒而后生病者，治其本；先病而后生寒者，治其本。

先寒者，寒淫所胜也。以吾身感之而生病者，是当治其寒邪。如先病而后生寒者，当治其身之本病，而寒气自解矣。张兆璜曰："先寒者，客气；生寒者，同气。"

先热而后生病者，治其本；先热而后生中满者，治其标。

先热者，热淫所胜也。以吾身感之而生病者，是当治其本热；如吾身感之而生中满者，又当治其中满。盖六淫之邪，始伤六气，若致中满，则病气入内，故当治其内。

先病而后泄者，治其本；先泄而后生他病者，治其本；必且调之，乃治其他病。

泄者，湿土之病也。他病者，如湿邪所胜，民病心痛耳聋之类，故当先治其虚泄，必且调之脾土，而后治其他病。

　　先病而后生中满者，治其标；先中满而后烦心者，治其本。人有客气，有同气。

　　《至真要论》曰："诸胀腹大，皆属于热。"如先病热而后生中满者，是当治其中满；如先病中满而湿热之气上乘于心，以致心烦者，亦当治其中满，而烦自解矣。夫先热而后生中满者，感天之热淫，而致生中满也。先病而后生中满者，病吾身中之热，而生中满也。故曰："人有客气，有同气。"客气者，谓在天之六气。同气者，谓吾身中亦有此六气，而与天气之相同也。

　　小大不利，治其标；小大利，治其本。

　　如中满而大小便不利者，当先利其二便；如小大便利者，仍治其中满。盖邪气入于腹内，必从二便而出。

　　病发而有余，本而标之，先治其本，后治其标；病发而不足，标而本之，先治其标，后治其本。

　　有余者，邪气之有余；不足者，真气之不足也。邪气者，风寒暑湿燥火六淫之邪；真气者，三阴三阳之六气也。《六微旨论》曰："少阳之上，火气治之；阳明之上，燥气治之；太阳之上，寒气治之；厥阴之上，风气治之；少阴之上，热气治之；太阴之上，湿气治之；所谓本也。"本之下，气之标也，此皆以风寒暑湿燥火六气为本，而以三阴三阳之六气为标。故病发而有余者，此风寒暑湿之本气有余，故当先散其邪气，而后理其阴阳。如病发而不足，当先调其阴阳，而后治其本气。盖邪气盛则实，精气夺则虚，是以邪气有余者，先散其邪气，精气不足者，先补其正虚，此标本之大纲领也。

　　谨察间甚，以意调之，间者并行，甚者独行，先小大不利而后生病者，治其本。

　　"间"，去声。此言标本之间，而又当以意调其间甚也。夫邪之所凑，其正必虚。间者，谓邪正之有余不足，二者兼于其间，故当并行其治，盖以散邪之中，兼补其正，补正之内，兼散其邪。如偏甚者，则当独行其法，谓邪气甚者，竟泻其邪；正虚甚者，竟补其正，此为治之要道也。如先大小便不利，而后生病者，当专治其小大二便，又无论其邪正之间甚矣。朱永年曰："间甚之中，又分缓急。"

　　夫病传者：

夫者，承上接下之辞。按《灵枢·病传篇》曰："折毛发理，真气横倾，淫邪泮衍，血脉传溜，大气入脏，腹痛下淫，可以致死，不可以致生。"大气者，即在天之六气，淫胜而太过者也。"泮衍"，散蔓而盛也。夫邪之中人，必先始于皮毛，次发于肉理，次入于络脉。此淫甚之气，故始于皮毛，而使毛折；发于肉理，而使真气横倾；伴衍于脉中；而使血气流传；入于脏腑，以成猝死之病。夫所谓标本者，感在天之六气，而病吾身中之阴阳，即入于腹内，以致中满者，在于募原腠理之气分，若淫邪泮衍于血脉之中，则入脏腑，为内所因矣。故曰："善治者治皮毛，其次治肌肤，其次治筋脉，其次治六腑，其次治五脏。治五脏者，半死半生也。"

心病先心痛，一日而咳，三日胁支痛，五日闭塞不通，身痛体重，三日不已死，冬夜半，夏日中；

心先痛者，病先发于心。咳者，一日而之肺；胁支痛者，三日而之肝；闭塞不能，身痛体重者，五日而之脾，此皆逆传其所胜，是以三日不已而死。心为火脏，冬之夜半者，水胜而火灭也。夏之日中者，亢极而自焚矣。

肺病喘咳，三日而胁支满痛，一日身重体痛，五日而胀，十日不已死，冬日入，夏日出；

肺病喘咳者，病先发于肺；三日而之肝，则胁支满痛；一日而之脾，则身重体痛；五日而之胃，则胀；再十日不已，死。夫冬气收藏，夏气浮长，日出气始生，日入气收引，肺主气，故终于气之出入也。《系辞》曰："日月运行，一寒一暑。"故只言冬夏者，重阴阳寒暑之气也。至如所传之日数，有一三五之奇，有二六十之偶，亦如六爻之有阴有阳也。王子律曰："日出为春，日中为夏，日入为秋，夜半为冬，以上二节，四时之气已备。"

肝病头目眩，胁支满，三日体重身痛，五日而胀，三日腰脊少腹痛，胫痠，三日不已死，冬日入，夏早食；

病发于肝，则头目眩，胁支满；三日而之脾，则体重身痛；五日而之胃，则胀；三日而之肾，则腰脊少腹痛；三日不已，死。夏早食者，寅卯之时，木气绝而不生也。冬日入者，申酉之时，金气旺而木气绝也。

脾病，身痛体重，一日而胀，二日少腹腰脊痛，胫痠，三日背胁筋痛，小便闭，十日不已死，冬人定，夏晏食；

病先发于脾，则身痛体重；二日而之胃，则胀；二日而之肾，则少腹腰脊痛，胫痠；三日而之膀胱，则背胎痛，小便闭；十日不已，死。马莳曰："冬之人定在亥，谓土败而水胜也。夏之晏食在寅，木旺而土绝也。"王冰曰："人定在申，后二十五刻，晏食在寅，后二十五刻。"王子律曰："膀胱之脉，循于背，足太阳主筋，故背胎筋痛。"

肾病，少腹腰脊痛，骱痠，三日背胎筋痛，小便闭，三日腹胀，三日两胁支痛，三日不已死，冬大晨，夏晏晡；

病先发于肾，则少腹腰脊痛；三日而之胎膀胱，则背胎筋痛，小便闭；三日而之胃，则腹胀，三日而之肝，则两胁支痛。冬之大明在辰，土旺而木灭也。夏之晏晡在亥，水绝而不能生也。按《灵枢·病传篇》曰："三日而上之心，三日而之小肠。"是水乘其所胜之火脏火腑也。此节与《灵枢》之不同者，心乃君主之官，原不受邪，膀胱之气上与阳明相合，水邪上乘，上焦不受，则还转于中焦，而留于阳明矣。阳明主秋金之令，故复传之肝木而死，下二节大意相同。王子律曰："《玉机真脏论》曰'肾因传之心，心即复反传而行之肺。'此亦心不受邪，而复传之肺也。"

胃病胀满，五日少腹腰脊痛，骱痠，三日背胎筋痛，小便闭，五日身体重，六日不已死，冬夜半后，夏日昳；

病先发于胃，故胀满；五日而之肾，则少腹腰脊痛，胫痠；三日而之胎膀胱，则背胎筋痛，小便闭；五日而之脾，则身体重；再六日不已，而死。冬夜半后者，土败而水胜也。夏日昳者，乃阳明所主之时，土绝而不能生也。按《灵枢经》曰："五日而上之心，二日不已，死。"此言五日身体重者，亦心不受邪，而还之脾，水行乘土，腑邪传脏而死。徐东屏曰："一者数之始，十者数之终，阳数起于一，阴数起于二。三日死者，死于生数之始也；六日死者，终于成数之始；十日死者，终于成数之终。是有终其所始，而终其所终者；有死于其所不胜者，有死于本气所生之时者，此皆阴阳终始之微妙。"

膀胱病，小埂闭，五日少腹胀，腰脊痛，骱痠，一日腹胀，一日身体痛，二日不已死，冬鸡鸣，夏下晡。

此亦腑邪传脏，水泛土败而死。病先发于膀胱，则小便闭，五日而之肾，则少腹胀，腰脊痛；一日而之胃，则腹胀；一日而之脾，则身体痛。冬鸡鸣在丑，乃少阳太阳生气之时，气绝而不能生也。夏下晡乃阳明生气之时，阳明之气亦绝矣。董帷园曰："风乃百病之长。大气，风气也。风木之邪，故独乘胃土，而行涣膀胱之水液。"

诸病以次是相传，如是者，皆有死期，不可刺，间一脏止，及至三四脏者，乃可刺也。

以上诸病，如是相胜克而传者，皆有速死之期，非刺之可能救也。或间一脏相传而止，不复再传别脏者，乃可刺也。假如心病传肝，肺病传脾，此乃子行乘母，至肝脏脾脏而止，不复再胜克相传于他脏者，可刺也。假如心病传脾，肺病传肾，乃母行乘子，得母脏之生气不死之证也。如心病传肾，肺病传心，肝脏传肺，此从所不胜来者，为微邪，乃可刺也。金西铭曰："五脏相传，止可间二脏三脏，经言四脏者，或脏传之于腑，而后传于他脏，腑亦可以名脏也。"

天元纪大论篇第六十六

此篇总论五运主岁，六气司天，皆本乎天之运化，故曰《天元纪大论》。

黄帝问曰：天有五行御五位，以生寒暑燥湿风，

天有五行者，丹黅苍素玄之五气也。"五位"，五方之位，地之五行也。寒暑燥湿风火，天之六气也。盖言天之五气，经于十干之分，十干之气，以化地之五行，地之五行，以生天之六气。

人有五脏化五气，以生喜、怒、忧、思、恐。

"五脏"，五行之所生也。"五气"，五行之气，风、热、湿、燥、寒也。喜、怒、忧、思、恐，五脏之神志也。夫在天为气，在地成形，形气相感，而万物化生，人本乎地之五行，而成此形，以有形之五脏，化五气生五志，而复通乎天气。

论言五运相袭而皆治之，终期之日，周而复始，余已知之矣，愿闻其与三阴三阳之候，奈何合之？

论，谓《六节脏象》诸论也。五运者，甲己岁为土运，乙庚岁为金运，丙辛岁为水运，丁壬岁为木运，戊癸岁为火运。三阴三阳者，子午之岁，少阴主之；丑未之岁，太阴主之；寅申之岁，少阳主之；卯酉之岁，阳明主之；辰戌之岁，太阳主之；巳亥之岁，厥阴治之。帝言五运之气，递相沿袭，而一岁皆为之主治，终期之三百六十五日，周而复始，其与三阴三阳之主岁相合，何以候之？徐振公曰："五运独主一岁，三阴三阳之主岁，有司天在泉，间气客气，故曰五运相袭而皆治之。"

鬼臾区稽首再拜对曰："昭乎哉问也！夫五运阴阳者，天地之道也，万物之纲纪，变化之父母，生杀之本始，神明之府也，可不通乎？

天之十干运化地之五行，地之五行上呈三阴三阳之六气，故曰五运阴阳者，天地之道也。王冰曰："'道'，谓生化之道；'纲纪'，谓生长化收藏之纲纪也；'父母'，谓万物形之先也；'本始'，谓生杀皆因而有之也。夫有形禀气，而不为五运阴阳之所摄者，未之有也。所以造化不极，为万物生化之元始者何哉？以其是神明之府故也。然合散不测，生化无穷，非神明运为，无能尔也。"

故物生谓之化，物极谓之变，阴阳不测谓之神，神用无方谓之圣。

《六微旨论》曰："物之生从于化，物之极由乎变，变化之相薄，成败之所由也。"《五常政论》曰："气始而生化，气散而有形，气布而蕃育，气终而象变。"阴阳者，天地之道也，阴中有阳，阳中有阴，莫可穷测，用施于四时，变化乎万物，无可矩量者也。孔子曰："知变化之道者，其知神之所为乎！"金西铭曰："神以运用言，圣以功业言。"

夫变化之为用也，

"用"，功用也，言阴阳不测之变化，在天地之间，生成万物，功用最大。金西铭曰："用者，神用之无方，即所谓圣也。"

在天为玄，

"玄"，幽远也。天道幽远，变化无穷。

在人为道，

"道"，里路也。凡日用事物之间，莫不有天地自然之理。

在地为化；

"化"，生化也。化育万物，皆由地之生成。

化生五味，

"五味"，五行之所生也。万物之有情有性者，莫不具五行之气味。《五运行论》曰："化生气。"

道生智，

能循乎天理之自然，则是非邪正，自然分别，而用无不周也。张兆璜曰："心之灵明日智，乃人之神明也。"

玄生神；

王冰曰："玄远幽深，故生神也。神之为用，触遇玄通，因物化成，无不应也。"倪仲宣曰："先从天而人，人而地，复从地而人，人而天。"

神在天为风，在地为木；在天为热，在地为火；在天为湿，在地为土；在天为燥，在地为金；在天为寒，在地为水。故在天为气，在地成形，形气相感，而化生万物矣。

风寒热燥湿，天之阴阳也。木火土金水，地之阴阳也。故在天为气，在地成形，形气相感，而万物化生。

然天地者，万物之上下也；

天覆地载，万物化生于其间。

左右者，阴阳之道路也；阴阳之气，左右旋转之不息。徐振公曰：
"左右者，间气也。"

水火者，阴阳之征兆也；

"征"，验也。"兆"，现也。天乙生水，地二生火，火为阳，水为
阴，言阴阳不可见，而水火为阴阳之征险。徐振公曰："水火即阴阳也。
先天只有水火，至后天而始备五行。"

金木者，生成之终始也。

**木主春令，其气生长而生万物；金主秋令，其气收敛，而成万物，
故为生成之始终。金西铭曰："上、下、左、右，天地之六合也。水、
火、木、金，阴阳之四时也。"**

气有多少，形有盛衰，上下相召，而损益彰矣。

**在天为气，而气有多少；在地成形，而形有盛衰；上下相感，而太过
不及之气，昭然彰著矣。**

帝曰：愿闻五运之主时也，何如？

"时"，四时也。谓木运主春，火运主夏，土运主长夏，金运主秋，
水运主冬。

鬼臾区曰：五气运行，各终期日，非独主时也。

言五运之气，各终期年之三百六十五日，终而复始，非独主于时也。
徐振公曰："五运主时，乃四时寒热温凉之气。主岁者，五行太过不及之
年。"

**帝曰：请闻其所谓也。鬼臾区曰：臣积考《太始天元册》文曰：太虚
寥廓，肇基化元，**

《天元册》，乃太古之文，所以纪天真元气运行之书也。"太虚"，
谓空玄之境，大气之所充，神明之官府也。"寥廓"，空大无际之谓。
"肇"，始。"基"，立也。"化元"，造化之本原也。

万物资始，五运终天，

"五运"，木、火、土、金、水运也。终天者，日日行一度，五运各
主一岁，终周天之三百六十五度四分度之一也。万物藉化元而始生，五行
终天运而无已。《易》曰："大哉《乾》元，万物资始。"

布气真灵，总统坤元，

真灵者，人与万物也。总统坤元者，地居天之中，天包乎地之外也。《易》曰："至哉《坤》元，万物资生。"

九星悬朗，七曜周旋，

九星者，天蓬、天芮、天冲、天辅、天禽、天心、天任、天柱、天英。九星悬朗于天，下应九州之分也。七曜者，日月五星，《虞书》谓之七政。"周"，谓周天之度。"旋"，谓左循天度而行。

曰阴曰阳，曰柔曰刚，

《易》曰："立天之道曰阴与阳，立地之道曰柔与刚。"

幽显既位，寒暑驰张。

阳主昼，阴主夜。幽显既位者，阴阳定位也。寒暑弛张者，寒暑往来也。《易》曰："日月运行，一寒一暑。"

生生化化，品物咸章。

《易》曰："云行雨施，品物流形。"又曰："天地细缊，万物化醇。"此所以生生不息，化化无穷，而品物咸章矣。

臣斯十世，此之谓也。

"十世"，言自祖传习至今，于兹十世矣。所谓积考《太始天元册》文者，此之谓也。

帝曰：善。何谓气有多少，形有盛衰？鬼臾区曰：阴阳之气，各有多少，故曰三阴三阳也。形有盛衰，谓五行之治，各有太过不及也。

太阳、少阳、少阴，运行先天而主有余；阳明、太阴、厥阴，运行后天而主不足，此三阴三阳之气有多少也。"形"，谓五行之有形也。五形之治，各有太过不及者，谓五运之主岁，如诸壬年之木运太过，则诸丁年之木运不及矣；诸戊年之火运太过，诸癸年之火运不及矣；诸甲年之土运太过，诸己年之土运不及矣；诸庚年之金运太过，诸乙年之金运不及矣；诸丙年之水运太过，诸辛年之水运不及矣。

故其始也，有余而往，不及随之，不足而往，有余从之，知迎知随，气可与期。

始者，谓天干始于甲，地支始于子。如甲年之土运太过，则乙年之金运不足随之；子年之少阴有余，则丑年之太阴不足随之。所谓有余而往，不足随之也。如乙年之金运不及，则丙年之水运有余从之；丑年之太阴不足，则寅年之少阳有余从之。所谓不足而往，有余从之也。"迎"，往也。"随"，来也。知岁运之往来，则太过不及之气，可与之相期而定矣。

应天为天符，承岁为岁值，三合为治。

此承上下而言六十岁之中，又有天符岁会三合主岁，此为平气之年，无太过不及者也。所谓天符者，土运之岁，上见太阴；火运之岁，上见少阳；少阴金运之岁，上见阳明；木运之岁，上见厥阴；水运之岁，上见太阳；乃五运之气与司天之气相合，故为天符。"值"，会也。谓木运临卯，火运临午，土运临四季，金运临酉，水运临子，乃地支之主岁与五运之主岁，五行之气，正值会合，故曰岁合。三合者，谓司天之气，五运之气，主岁之气。三者相合，又名太乙天符，此皆平气之年，无太过不及者也。俱详注《六微旨论》。

帝曰：上下相召奈何？鬼臾区曰：寒、暑、燥、湿、风、火，天之阴阳也，三阴三阳上奉之。木、火、土、金、水、火，地之阴阳也，生、长、化、收、藏下应之。

寒暑燥湿风火，天之六气也。太阳之上，寒气主之；少阴之上，热气主之；阳明之上，燥气主之；太阴之上，湿气主之；厥阴之上，风气主之；少阳之上，火气主之。是三阴三阳，上奉天之六气也。木火土金水火，地之五行也。在春主木而主生，在夏主火而主长，长夏主土而主化，在秋主金而主收，在冬主水而主藏，是以生长化收藏下应之。盖天之五气，运化地之五行；地之五行，上呈天之六气。是以上下相感召，而三阴三阳之气，天地之所共有，故下文曰："天有阴阳，地亦有阴阳。"倪仲宣曰："木火火地之三阳也；金水土，地之三阴也。二之气君火，三之气相火，地亦有三阴三阳之六气，故曰：'木火土金水火，地之阴阳也。'"

天以阳生阴长，地以阳杀阴藏。

岁半以上，天气主之，是春夏者，天之阴阳也，故天以阳生阴长。岁半以下，地气主之，是秋冬者，地之阴阳也，故地以阳杀阴藏。张玉师曰："司天之气主上半岁，在泉之气主下半岁，故曰：岁半以上，天气主之；岁半以下，地气主之。然司天之气，始于地之左；在泉之气，本乎天之右。天地之气，互相感召，而共主一岁，又非独天主上半岁，而地主下半岁也。"

天有阴阳，地亦有阴阳。木火土金水火，地之阴阳也，生长化收藏。

故阳中有阴，阴中有阳。

此申明地亦有三阴三阳之气也。风寒暑湿燥火，三阴三阳上奉之，是天有阴阳也。木火土金水火，生长化收藏，下应之，是地有阴阳也。夫天为阳，而天有三阴三阳之气，是阳中有阴也；地为阴，地有三阴三阳之气，是阴中有阳也。张玉师曰："此二句，启下文之天五地六，天六地五。"

所以欲知天地之阴阳者，应天之气，动而不息，故五岁而右迁，应地之气，静而守位，故六期而环会。

应天之气者，丹黅苍素玄之气也。动而不息，五岁而右迁者，自甲而乙，乙而丙，丙而丁，丁而戊，五运之气已终，而复起五运也。应地之气者，木火土金水火之气也。静而守位，六期而环会者，自子而丑，丑而寅，六岁已周，至午岁而复起少阴也。

动静相召，上下相临，阴阳相错，而变由生也。

动静相召者，天地之气相感也。上下相临者，天之五气下御地之五行，地之木火土金水火，上临天之六气，是以天五地六，天六地五，阴阳交错而变生，三十年之一纪，六十岁之一周也。按天之五气，经于十干之分，运化地之五行，是天五地五也。地之木、火、土、金、水、火，分主十二支之位，子午，少阴君火司天；丑未，太阴湿土司天；寅申，少阳相火司天；卯酉，阳明燥金司天；辰戌，太阳寒水司天；巳亥，厥阴风木司天，是地六天六也。是以上文云："应天之气，五岁而右迁；应地之气，六期而环会。"下文云："周天气者，六期为一备，终地纪者，五岁为一周。"

帝曰：上下周纪，其有数乎？鬼臾区曰：天以六为节，地以五为制，周天气者，六期为一备，终地纪者，五岁为一周，君火以明，相火以位。

上下周纪者，天干地支，五六相合，凡三十岁为一纪，六十岁为一周也。天以六为节者，以三阴三阳为节度也。地以五为制者，以五行之位为制度也。周天气者，子，属少阴君火司天；丑，属太阴湿土司天；寅，属少阳相火司天；卯，属阳明燥金司天；辰，属太阳寒水司天；巳，属厥阴风木司天，六期为三阴三阳之一备。终地纪者，甲主土运，乙主金运，丙主水运，丁主木运，戊主火运，五岁为五运之一周。是以君火以明而在天，相火以位而在下，盖言地以一火而成五行，天以二火而成六气也。玉师曰："地之十二支，上应司天之气，天之十干，下合地之五行。"

五六相合，而七百二十气为一纪，凡三十岁，千四百四十气，凡六十岁而为一周，不及太过，斯皆见矣。

十五日为一气，五运六气相合而主岁，一岁凡二十四气，计七百二十气为一纪。"纪"，小会也。盖以五六为三十，六五亦为三十，故以三十岁为一会，自甲子而终于癸亥，凡六十岁为一周，其太过不及之气，于此皆可见矣。

帝曰：夫子之言，上终天气，下毕地纪，可谓悉矣。余愿闻而藏之，上以治民，下以治身，使百姓昭著，上下和亲，德泽下流，子孙无忧，传之后世，无有终时，可得闻乎？

此以下复申明五运六气之主岁，周而复始，循环无端，使天下万世子孙黎民，知天地阴阳之数，不罹灾眚之患，此皆圣人忧民之心，德泽下流之不穷也。

鬼臾区曰：至数之机，迫迮以微，其来可见，其往可追，敬之者昌，慢之者亡，无道行私，必得夭殃，谨奉天道，请言真要。

至数者，太过不及之定数也。机者，先期而动也。"迫"，近。"迮"，起也。言气机之动甚微，能追思已往之气，则其来者可知。如敬畏者，则灾眚可避。忽慢者，必罹夭殃。"无道"，谓不修养生之道。"行私"，谓放纵嗜欲也。"真要"，至真之要道也。

帝曰：善。言始者，必会于终；善言近者，必知其远。是则至数极而道不惑，所谓明矣。愿夫子推而次之，令有条理，简而不匮，久而不绝，易用难忘，为之纲纪，至数之要，愿尽闻之。

此言阴阳之道，自始至终，由近至远，简而明，易而难，有条有理，有纪有纲。

鬼臾区曰：昭乎哉问！明乎哉道！如鼓之应桴，响之应声也。

言阴阳之道，昭也，明也。能明乎斯道，如桴鼓声响，未有不相应者矣。

臣闻之，甲己之岁，土运统之；乙庚之岁，金运统之；丙辛之岁，水运统之；丁壬之岁，木运统之；戊癸之岁，火运统之。

"运"，化运也。甲己合化土，乙庚合化金，丙辛合化水，丁壬合化木，戊癸合化火。统者，五运相袭而皆治之也。

帝曰：其于三阴三阳合之奈何？鬼臾区曰：子午之岁，上见少阴；丑未之岁，上见太阴；寅申之岁，上见少阳；卯酉之岁，上见阳明；辰戌之岁，上见太阳；巳亥之岁，上见厥阴。少阴所谓标也，厥阴所谓终也。

合者，以五运而合六气，以天干而合地支也。"标"，高也。子午为少阴君火，君为尊，故以少阴为始，而标见于上，厥阴为阴之尽，故以厥阴为终，阴极而一阳之子又复矣。

厥阴之上，风气主之；少阴之上，热气主之；太阴之上，湿气主之；少阳之上，相火主之；阳明之上，燥气主之；太阳之上，寒气主之。所谓本也，是谓六元。

风寒暑湿燥火，在天之六气也。三阴三阳，合于地之十二支，而上奉天之六气，是以天气为本，而三阴三阳为标，故下文曰："本之下，中之见也；见之下，气之标也。"六元者，谓天有此三阴三阳之六气，地亦有此三阴三阳之六气，天地浑元，上下相召，是以六气司天，而六气在泉也。〔眉批：故先以少阴标于下，而后以三阴三阳标于下。〕

帝曰：光乎哉道！明乎哉论！请著之玉版，藏之金匮，署曰《天元纪》。

著之玉版，藏之金匮，垂永久，示贵重也。

五运行大论篇第六十七

　　此篇分论天之五气，地之五行，布五方之政令，化生五脏五体，皆五者之运行，故曰《五运行论》。

　　黄帝坐明堂，始正天纲，临观八极，考建五常，

　　"天纲"，天之度数也。"八极"，地之八方也。"五常"，五行政令之常也。

　　请天师而问之曰：论言天地之动静，神明为之纪，阴阳之升降，寒暑彰其兆。

　　神明者，日月星斗也。纪者，以日月纪度星斗定位也。寒暑者，阴阳之征兆也。

　　余闻五运之数于夫子，夫子之所言，正五气之各主岁尔。首甲定运，余因论之。鬼臾区曰：土主甲己，金主乙庚，水主丙辛，木主丁壬，火主戊癸。子午之上，少阴主之；丑未之上，太阴主之；寅申之上，少阳主之；卯酉之上，阳明主之，辰戌之上，太阳主之；巳亥之上，厥阴主之。不合阴阳，其故何也？

　　余闻五运之数于夫子者，言五运之气，以论于《六节脏象论》中矣。余因论之，鬼臾区复以五运六气相合主岁而论者，即上篇《天元纪大论》也。不合阴阳者，五运六气之阴阳不相合也。〔眉批：《脏象论》中，只论五运而不言六气。〕

　　岐伯曰：是明道也，此天地之阴阳也。夫数之可数者，人中之阴阳也，然所合，数之可得者也。夫阴阳者，数之可十，推之可百；数之可千，推之可万。天地阴阳者，不可以数推，以象之谓也。

　　三"数"字，叶素。三"数"字，上声。伯言臾区所论五运六气相合而主治者，是明天地阴阳之道也。夫数之可数者，人中之阴阳也。所谓人中之阴阳者，其生五，其气三，三而成天，三而成地，三而成人，三而三之，合则为九。九分为九野，九野为九脏，以应天六六之节，此人中之阴阳与天地相合，其所合之数，可得而数者也。若夫天地之阴阳者，数之可十、可百，推之可万可千，难以数推，只可以象推之。象者，即下文之丹、黅、苍、素、玄之天象，南面北面之图象是也。

帝曰：愿闻其所始也。岐伯曰：昭乎哉问也！臣览《太始天元册》文。丹天之气，经于牛女戊分；黅天之气，经于心尾己分；苍天之气，经于危室柳鬼；素天之气，经于亢氐昴毕；玄天之气，经于张翼娄胃。所谓戊己分者，奎壁角轸，则天地之门户也。夫候之所始，道之所生，不可不通也。

"黅"，居吟切。此言五行之化运，始于五方之天象也。"丹"，赤色，火之气也。牛女在癸度，经于牛女戊分，戊癸合而化火也。"黅"，黄色，土之气也。心尾在甲度，经于心尾己分，甲己合而化土也。"苍"，青色，木之气也。危室在壬度，柳鬼在丁度，丁壬合而化木也。"素"，白色，金之气也。亢氐在乙度，昴毕在庚度，乙庚合而化金也。玄黑色，水之气也。张翼在丙度，娄胃在辛度，丙辛合而化水也。戊己居中宫，为天地之门户。《遁甲经》曰："六戊为天门，六己为地户。"在奎壁角轸之分，奎壁在《乾》方，角轸在《巽》方，此五气化五行之始，乃天地阴阳，道之所生，不可不通也。张玉师曰："在天绷缊之气色，故见丹黅素苍玄；在地成五行之形，则为青黄赤白黑矣。"〔眉批：丹黅苍素玄，在天之气色也。青黄赤白黑，在地五行之色也。〕

帝曰：善。论言天地者，万物之上下左右者，阴阳之道路，未知其所谓也。

此复论六气之上下左右也。司天在上，在泉在下，万物化生于其间，故天地为万物之上下。左右者，间气也。间气者纪步，故为阴阳之道路。徐振公曰："五六相合而后成岁，故论五运，篇中而兼论六气。"

岐伯曰：所谓上下者，岁上下见，阴阳之所在也。

此言司天在泉之上下也。如子午岁，少阴在上，则阳明在下矣；丑未岁，太阴在上，则太阳在下矣；寅申岁，少阳在上，则厥阴在下矣；卯酉岁，阳明在上，则少阴在下矣；辰戌岁，太阳在上，则太阴在下矣；巳亥岁，厥阴在上，则少阳在下矣。此三阴三阳上下之所在也。

左右者，诸上见厥阴，左少阴，右太阳；见少阴，左太阴，右厥阴；见太阴，左少阳，右少阴；见少阳，左阳明，右太阴；见阳明，左太阳，右少阳；见太阳，左厥阴，右阳明。所谓面北而定其位，言其见也。

此言在上之左右也。在东为左，在西为右。"诸"，凡也。谓凡见厥阴在上，则少阴在左，太阳在右；见少阴在上，则太阴在左，厥阴在右，见太阴在上，则少阳在左，少阴在右；见少阳在上，则阳明在左，太阴在右；见阳明在上，则太阳在左，少阳在右；见太阳在上，则厥阴在左，阳明在右。盖以图像向南，人面北以观之，言其所见之图象，而命其上下左右之定位也。玉师曰："上章以厥阴为终，此论厥阴为始，盖阴阳之道，自始至终，终而复始。"

帝曰：何谓下？岐伯曰：厥阴在上，则少阳在下，左阳明，右太阴；少阴在上，则阳明在下，左太阳，右少阳；太阴在上，则太阳在下，左厥阴，右阳明；少阳在上，则厥阴在下，左少阴，右太阳；阳明在上，则少阴在下，左太阴，右厥阴；太阳在上，则太阴在下，左少阳，右少阴。所谓面南而命其位，言其见也。

此言在下之左右也。如巳亥岁，厥阴在上，则少阳在下矣，而阳明在少阳之左，太阴在少阳之右；如子午岁，少阴在上，则阳明在下矣，而太阳在阳明之左，少阳在阳明之右；如丑未岁，太阴在上，则太阳在下矣，而厥阴在太阳之左，阳明在太阳之右；如寅申岁，少阳在上，则厥阴在下矣，而少阴在厥阴之左，太阳在厥阴之右；如卯酉岁，阳明在上，则少阴在下矣，而太阴在少阴之左，厥阴在少阴之右；如辰戌岁，太阳在上，则太阴在下矣，而少阳在太阴之左，少阴在太阴之右。盖以图象向北，人面南以观之，以所见之上下左右，而命其位，故曰言其见也。详后图象。金西铭曰："上下之左右，皆以东为左，西为右，故面南面北以观之。若只南面而观，如在下之气左行，则在上之气右转矣。"故下文曰："上者右行，下者左行。"〔眉批：面北面南之义，详南北政注。〕

上下相遘，寒暑相临，气相得则和，不相得则病。

相临者，谓加临之六气也。此总结上文而言司天在泉之气，则上下相遇，左右间气之气，则四时加临。如太阳寒水之气，加临于上半岁，则少阴少阳暑热之气，加临于下半岁矣。如暑热之气，加临于上半岁，则寒水之气，加临于下半岁矣。举寒暑而六气自序，盖以上下主岁，上下左右，六气纪时，如与时相得则和，与时相逆则病矣。

帝曰：气相得而病者何也？岐伯曰：以下临上，不当位也。

上言加临之六气与主时之六气，有相得而不相得也。气相得者，如少阴君火之气，与少阳相火之气相合，君臣之相得也。君位在上，臣位在下，如君火加临于相火之上，为顺；相火加临于君火之上，是为下临上，不当其位也。《六微旨论》曰："君位臣则顺，臣位君则逆。逆则其病近，其害速；顺则其病远，其害微，所谓二火也。"盖举此君臣之上下加临而言，则六气之顺逆可类推矣。

帝曰：动静何如？岐伯曰：上者右行，下者左行，左右周天，余而复会也。

此复申明司天在泉之气，六期而环会也。动静者，天地之道也。在上者，司天；在下者，纪地。如子年少阴在上，则阳明在下矣。周天之三百六十五日，则在上者右行于太阴，在下者左行于太阳也。上下左右，周司天之六岁，尚余午、未、申、酉、戌、亥之六岁，又环转而复会也。上节之所谓面南面北者，盖以左皆在东，右皆在西，此以图象五分南北，平以观之，是在下者左行，则在上者右行矣，总以六气之图推看。

帝曰：余闻鬼臾区曰：应地者静，今夫子乃言下者左行，不知其所谓也，愿闻何以生之乎？

静者，地之体也。"生"，谓动之所生。张玉师曰："动生于静，故曰生。"

岐伯曰：天地动静，五行迁复，虽鬼臾区其上候而已，犹不能遍明。

天地动静，谓司天在泉之气，绕地而环转也。"五行迁复"，谓五运相袭，周而复始也。"其上"，谓臾区其上至于十世，只能占候其天之动象，地之静形，犹不能遍明天地阴阳之运行也。

夫变化之用，天垂象，地成形，七曜纬虚，五行丽地。地者，所以载生成之形类也；虚者，所以列应天之精气也。形精之动，犹根本之与枝叶也，仰观其象，虽远可知也。

此言地居天之中，天包乎地之外，是以在上之天气右旋，在地下之气左转也。变化之用者，谓天地阴阳之运动也。在天无形而垂象，在地有形而成形。"七曜"，日月五星也。纬虚者，经纬于太虚之间，亦绕地而环转也。"五行"，五方五气之所生而成形者。"丽"，章著也。地者，所以载生成之物类也。精者，天之所生之精水也。应天之精气者，在天为气，在下为水，水应天而天连水也。"形"，谓地之体，静而不动者也。形精之动者，谓地下在泉之气旋转，犹根本不动而枝叶动摇，然根气又与枝叶之相通也。仰观其天象，见日月五星之绕地右旋，道虽深远可得而知矣。玉师曰："用者，动之体"

帝曰：地之为下否乎？岐伯曰：地为人之下，太虚之中者也。帝曰：凭乎？岐伯曰：大气举之也。

地之为下者，谓天居上而地居下也。太虚者，虚玄之气也。言地居太虚之中，大气举之，无所凭依者也。按《天文志》云："言天体者三家，一曰浑天，二曰周髀，三曰宣夜。宣夜绝无师说，不知其状如何？周髀之术，以为天似覆盆，盖以斗极为中，中高而四边下，日月傍行，绕之日近而见之为昼，日远而不见为夜。蔡邕以为'考验天象，多所违失'。浑天说曰：'天之形状，似鸟卵，地居其中，天包地外，犹卵之裹黄，圆如弹丸，故曰浑天。'"浑天，言其形体浑浑然也。其术以为天半覆地上，半在地下，其天居地上，见者一百八十二度半强，地下亦然。北极出地上三十六度，南极入地下亦三十六度，而嵩高正当天之中极，是浑天之说，本之《素问》者也。余自戊申冬疏及岁运，本年六月十七夜地动后，闻天下大地皆动，而青兖独甚，当知地在太虚之中，大气举之，无所冯依者也。下文云：风胜则动，盖风从东方而生，是以山东独甚。夫《素问》乃三坟之一，三坟者，伏羲、神农、黄帝之书也。故自《易》而下，莫大乎《素问》，今质诸千古以上之书，而征验于千古之下，是天地阴阳之道，幽远难明，非天生之至圣，孰能知之？故学者能于此中用心参究，则六十年之中，万物之变化，民病之死生，未有不如桴鼓声响之相应也。〔眉批：玉师曰："日虽不见，不应夜黑。风者亦天地之大气也。"〕

燥以干之，暑以蒸之，风以动之，湿以润之，寒以坚之，火以温之。故风寒在下，燥热在上，湿气在中，火游行其间，寒暑六入，故令虚而生化也。

此言六气之游行于天地上下之间也。风寒暑湿燥火，在天无形之气也。干蒸动润坚温，在地有形之征也。天包乎地，是以在天之上，在泉之下，在地之中，八极之外，六合之内，无所不至，盖言太虚之气，不唯包乎地之外，而通贯乎地之中也。寒水在下，而风从地水中生，故风寒在下；燥乃《乾》金之气，热乃太阳之火，故燥热在上；土位中央，故湿气在中；火乃太极中之元阳，即天之阳气，故游行于上下之间。《易》曰："日月运行，一寒一暑。"寒暑往来，而六者之气皆入于地中，故令有形之地，受无形之虚气，而生化万物也。〔眉批：司天在泉，论大气环转于地之外。六入者，言六气复通贯乎地中。〕

故燥胜则地干，暑胜则地热，风胜则地动，湿胜则地泥，寒胜则地裂，火胜则地固矣。

此复结上文六人之义。〔眉批：朱永年曰："肝肾在下，心肺居上，

土位中央，三焦之火游行于上下之间，人与天地参也。"〕

帝曰：天地之气，何以候之？岐伯曰：天地之气，胜复之作，不形于诊也。《脉法》曰：天地之变，无以脉诊，此之谓也。

天地之气者，五运六气也。胜复之作者，淫胜郁复也。言气运之变而为民病者，非诊候之可知也。盖每岁有司天之六气，有主岁之五运，有间气之加临，有四时之主气，人在天地气交之中，一气不和，即为民病，是天地四时之气，而为民病者，不能以脉诊而别某气之不和也。再按《平脉篇》曰："伏气之病，以意候之，今月之内，欲有伏气，假令旧有伏气，当须脉之。"盖天地之气淫胜，则所不胜之气郁伏矣，民感之而为病者，亦郁伏于内，而不形于诊也。故欲知伏气之病，当以意候之，候今月之内有何气之不和，则知民有伏气之病矣。郁伏之气复发，而民病始作，然后发见于脉，故曰："假令旧有伏气，当须脉之。"此与暴感风寒暑湿之邪，而猝病伤寒、中风，即见于脉诊者之不同。故曰："天地之气，无以脉诊"，此之谓也。

帝曰：间气如何？

间气者，加临之六气也。以上之左右，下之左右，兼于其间，共为六气，故曰间气。每一气加临于四时之中，各主六十日，故曰间气者纪步。步者，以六十日零八十七刻半为一步也。

岐伯曰：随气所在，期于左右。

《六微旨论》曰："天枢之上，天气主之；天枢之下，地气主之。"又曰："初者，地气也。中者，天气也。"盖以在下之气左转，在上之气右旋，各主六十日以终一岁。故曰："随气所在，期于左右。"谓随在上在下之气之所在，而期于左右之旋转也。如子年少阴在上，则阳明在下矣；少阴在上，则厥阴在左，太阴在右；阳明在下，则太阳在左，少阳在右。盖以地之左转而主初气，故以太阳主正月朔日之寅初一刻为始；次厥阴、次少阴，以司天之气终三气，而主岁半以上；次太阴、次少阳、次阳明，以在泉之气终六气，而主岁半以下，各加临六十日，以终一岁也，六气环转相同。徐振公曰："司天之气，始于地而终于天；在泉之气，始于天而终于地，此地天升降之妙用也。"

帝曰：期之奈何？岐伯曰：从其气则和，逆其气则病，

间气者，加临之客气也，而一岁之中，又有主时之六气，如主从其客则和，主逆其客则病矣。如子午岁初之气，系太阳寒水加临，主气系厥

阴风木，如寒胜其风为从，风胜其寒则逆，故《下经》曰"主胜逆，客胜从，"六气皆然。

不当其位者病，

不当其位者，即上文之所谓以下临上也。

迭移其位者病，

如初之气，太阳寒水加临而反热；三之气，少阴君火加临而反寒。本位之气，互相更迭，气之反也，故为民病，六气皆然。

失守其位者危，

失守其位者，谓失守其所主之本位也。如丑未岁，太阴司天，则初之客气主气，并主厥阴风木，而清肃之气乘所不胜而侮之，是金气失守其位矣。至五之气，阳明秋金主气，而本位反虚，风木之子气复仇，火热烁金，则为病甚危。所言"侮反受邪"，此之谓也。张玉师曰："金不失守其位，则金气不虚矣。金气不虚，自有所生之水气制火，失守则母子皆虚，故曰危。"

尺寸反者死，

南政、北政之岁，有寸不应尺不应之分。如应不应者，而反应之，是为尺寸相反。

阴阳交者死。

南政、北政之岁，有左右尺寸之不应，盖左为阳，右为阴，寸为阳，尺为阴，如阴阳交相应者死。

先立其年，以知其气，左右应见，然后乃可以言死生之逆从。

此总结六气之加临，先立其主气之年，以知其司天在泉之气，则间气之应，见于左右，或从或违，然后乃可以言死生之顺逆。

帝曰：寒暑燥湿风火，在人合之奈何？其于万物，何以化生？

此节论天地之气，而合于人民万物。

岐伯曰：东方生风，风生木，木生酸，酸生肝，肝生筋，筋生心。

五方生天之五气，五气生地之五行，五行生五味，而生五脏，五脏生外合之五体，盖人秉天地五方之气味而生成者也。

其在天为玄，在人为道，在地为化；化生五味，道生智，玄生神，化生气；神在天为风，在地为木，在体为筋，在气为柔，在脏为肝。

此言阴阳不测之变化，运行于天地人之间为玄为道为化，为有形之五行五体五脏，皆神用无方之妙用也。柔者，风木之气柔软也。

其性为暄，其德为和，其用为动，其色为苍，其化为荣，其虫为毛；其政为散，其令宣发，其变摧拉，其眚为陨；其味为酸，其志为怒。怒伤肝，悲胜怒；风伤肝，燥胜风；酸伤筋，辛胜酸。

性者，五行之性也。德化者，气之祥也。政令者，气之彰也。"变眚者，气之易也。"用者，体之动也。"毛虫"，木森森之气也。夫天有五行御五位，以生寒、暑、燥、湿、风；人有五脏化五气，以生喜、怒、忧、思、恐；是人秉五气五味所生，而复伤于五气五志，犹水之所以载舟，而亦所以覆舟也。是以上古之人，饮食有节，起居有常，顺天地之变易，以和调其阴阳，故能苛疾不起，而常保其天命。今时之人，能知岁运之变迁，避胜复之灾眚，不唯可以治人，而亦可以养生，推而广之，可以救斯民于万世，功莫大焉。

南方生热，热生火，火生苦，苦生心，心生血，血生脾；其在天为热，在地为火，在体为脉，在气为息，在脏为心；其性为暑，其德为显，其用为躁；其色为赤，其化为茂，其虫羽；其政为明，其令郁蒸，其变炎烁，其眚燔焫；其味为苦，其志为喜。喜伤心，恐胜喜；热伤气，寒胜热；苦伤气，咸胜苦。

息者，火气之蕃盛也。"显"，明也。"躁"，火之动象也。其虫羽者，火化之游行于虚空上下也。"郁"，盛，"蒸"，热也。"炎烁燔焫"，热之极也，极则变，变则为灾眚矣。

中央生湿，湿生土，土生甘，甘生脾，脾生肉，肉生肺，其在天为湿，在地为土，在体为肉，在气为充，在脏为脾，其性静兼，其德为濡，其用为化，其色为黄，其化为盈，其虫倮；其政为谧，其令云雨，其变动注，其眚淫溃，其味为甘，其志为思。思伤脾，怒胜思；湿伤肉，风胜湿；甘伤脾，酸胜甘。

充者，土气充贯于四旁也。静者，土之性。兼者，土旺四季，兼有寒热温凉之四气也。"濡"，润也，化生万物，土之用也。"盈"，充满也。"倮虫"，肉体之虫，土所生也。"谧"，静也。云雨者，在地为土，在天为湿，湿气上升，而为云为雨也。"动"，不静也。"动注淫溃"，湿之极也。

西方生燥，燥生金，金生辛，辛生肺，肺生皮毛，皮毛生肾。其在天为燥，在地为金，在体为皮毛，在气为成，在脏为肺。其性为凉，其德为清，其用为固；其色为白，其化为敛，其虫介；其政为劲，其令雾露，其变肃杀，其眚苍落。其味为辛，其志为忧。忧伤肺，喜胜忧；热伤皮毛，寒胜热；辛伤皮毛，苦胜辛。

成者，万物感秋气而成也。固者，坚金之用也。"敛"，收敛也。"介"，甲也。外被介甲，金之象也。"劲坚"，锐也。肃杀者，物过盛而当杀，于时为金，又兵象也。"苍"，老也。落者，肃杀盛而陨落也。按在春日风伤肝，在夏日热伤气，在长夏日湿伤肉，在冬日寒伤血，谓四时之本气自伤也。在秋日热伤皮毛，为所胜之气伤也。盖言五脏之有受伤于四时之本气者，抑亦有受伤于所胜之气者，举一脏之不同，而可以类推于五脏也。玉师曰："秋承夏热，变炎烁为清凉，如炎热未静，则为热气所伤。"

北方生寒，寒生水，水生咸，咸生肾，肾生骨髓，髓生肝。其在天为寒，在地为水，在体为骨，在气为坚，在脏为肾；其性为凛，其德为寒，其用为□。其色为黑，其化为肃，其虫鳞；其政为静，其令□□，其变凝冽，其眚冰雹，其味为咸，其志为恐。恐伤肾，思胜恐，寒伤血，燥胜寒，咸伤血，甘胜咸。

坚者，寒气之化也。"凛"，寒凛也。"肃"，静也。静者，水之政令也。"鳞虫"，水所生也。"凝冽"，寒之极也。"冰雹"，水之变也。圈者，原本之阙文。按在春日风伤肝，在长夏日湿伤肉，是自伤其本体也。在夏日热伤气，在冬日寒伤血，谓伤其所胜也。亦举二脏之不同，而可类推于五脏耶。玉师曰："火热为阳，气为阳，寒水为阴，血为阴，亦阴阳之自伤也。"

五气更立，各有所先，非其位则邪，当其位则正。

"五气"，五方之气也。"更立"四时之更换也。各有所先者，如春之风，夏之热，秋之凉，冬之寒，各先应期而至也。各当其所主之位，四时之真气也。如冬时应寒而反热，夏时应热而反寒，非其所主之位则邪。邪者，为万物之贼害也。上节之不当其位，谓客气加临之位，此节之位，谓四时主气之位。

帝曰：病生之变何如？岐伯曰：气相得则微，不相得则甚。

此论四时之气，而变生民病也。如五气各得其位，其病则微，不相得而非其本位，则其病甚矣。

帝曰：主岁如何？岐伯曰：气有馀，则制己所胜而侮所不胜；其不及，则己所不胜侮而乘之，己所胜轻而侮之。

此复论五运主岁之有太过不及也。如岁木太过，则制己所胜之土气，而侮所不胜之金气。如不及，则己所不胜之金气，侮我而乘之，己所胜之土气，来轻我而侮之。五运皆同，周而复始。

侮反受邪，侮而受邪，寡于畏也。帝曰：善。

此言乘侮而反受其复也。如岁木不及，则所不胜之金气，侮而乘之，而金反自虚其位矣。至秋令之时，金气虚而反受水之子气来复，则火热烁金，所谓侮反受邪也。侮而受邪，因木气不及，而金气又能制木，寡于畏之故也。此篇论五运之气主岁主时，而兼论六气之上下左右，盖五六相合，而后成岁也。故篇名《五运行》，而未结五运之太过不及。

五运主岁之图

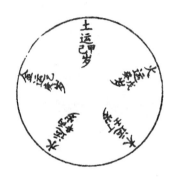

五阳年，主太过；五阴年，主不及。

六气主岁及间气加临之图

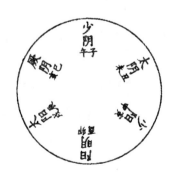

少阴司天，则阳明在泉。少阴在上，则左太阴，右厥阴。阳明在下，则左太阳，右少阳。上下主岁，左右主时，六期环转，周而复始。

六气主岁太过不及之图

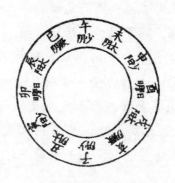

子午寅申辰戌，为阳，主太过；丑未卯酉巳亥，为阴，主不及。

六气主时之图

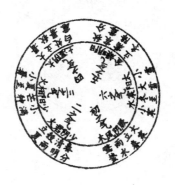

主时之气谓之主气，加临之气谓之客气。主气不移，静而守位；
加临之气，随司天在泉六气环转。

六气主岁主时及间气加临之总图

司天在泉之气主岁，加临之气主时。加临为客气，六气为主气，客胜
为从，主胜为逆。

子午之岁

少阴司天　阳明在泉

太阳寒水加	厥阴风木加	少阴君火加
初之气 厥阴风 木主气	二之气 少阴君 火主气	三之气 少阳相 火主气

三之气，少阴君火加临，以终司天之三气

太阴温土加	少阳相火加	阳明燥金加
四之气 太阴湿 土主气	五之气 阳明燥 金主气	终之气 太阳寒 水主气

六之气，阳明燥金加临，以终在泉之三气，故曰：岁半之前天气主之，岁半之后地气主之。

司天之气，始于在泉之左，是天气之本于地也；在泉之气，始于司天之右，是地气之本于天也。

丑未之岁

太阴司天　太阳在泉

厥阴风木加	少阴君火加	太阴湿土加
初之气 厥阴风 木主气	二之气 少阴君 火主气	三之气 少阳相 火主气

司天在泉之气主岁，加临之气主时。

少阳相火加	阳明燥金加	太阳寒水加
四之气 太阴湿 土主气	五之气 阳明燥 金主气	终之气 太阳寒 水主气

加临为客气，介气为主气，客胜为顺，主胜为逆。

寅申之岁

少阳司天　厥阴在泉

少阴君火加	太阴湿土加	少阳相火加
初之气 厥阴风 木主气	二之气 少阴君 火主气	三之气 少阳相 火主气

阳明燥金加	太阳寒水加	厥阴风木加
四之气 太阴湿 土主气	五之气 阳明燥 金主气	终之气 太阳寒 水主气

卯酉之岁

阳明司天　少阴在泉

太阴湿土加	少阳相火加	阳明燥金加
初之气 厥阴风 木主气	二之气 少阴君 火主气	三之气 少阳相 火主气

二之气，少阳相火加临于阴君火，是以下临上，为不当其位，民善暴死。

太阳寒水加	厥阴风木加	少阴君火加
四之气 太阴湿 土主气	五之气 阳明燥 金主气	终之气 太阳寒 水主气

辰戌之岁
太阳司天　太阴在泉

少阳相火加	阳明燥金加	太阳寒水加
初之气	二之气	三之气
厥阴风	少阴君	少阳相
木主气	火主气	火主气

厥阴风木加	少阴君火加	太阴湿土加
四之气	五之气	终之气
太阴湿	阳明燥	太阳寒
土主气	金主气	水主气

巳亥之岁
厥阴司天　少阳在泉

阳明燥金加	太阳寒水加	厥阴风木加
初之气	二之气	三之气
厥阴风	少阴君	少阳相
木主气	火主气	火主气

司天之厥阴加临于三气之上，以主岁半之前。

少阴君火加	太阴湿土加	少阳相火加
四之气	五之气	终之气
太阴湿	阳明燥	太阳寒
土主气	金主气	水主气

在泉之少阳加临于六气之上，以主岁半之后。六气准此。

　　岁运七篇，总以前项图象推之，其五运六气，司天在泉，间气加临，主时主岁，总括于中矣。再以天时民病，合而推之，已了然在目，不必多赘也。

六微旨大论篇第六十八

此篇分论六节应天，六节应地，主岁主时，及加临之六气，故曰《六微旨论》。言阴阳之数，其旨甚微。

黄帝问曰：呜呼远哉！天之道也，如迎浮云，若视深渊。视深渊，尚可测；迎浮云，莫知其极。

天之道者，阴阳之道也。言阴阳之道，高远而渊深也。夫有形者，尚可测，在天之为气者，莫知其极也。张玉师曰："天包乎地，六气绕地环转，故不曰在地而曰在泉"。视深渊尚可测者，喻六气之在泉也。"

夫子数言谨奉天道，余闻而藏之，心私异之，不知其所谓也。愿夫子溢志，尽言其事，令终不灭，久而不绝，天之道可得闻乎？岐伯稽首再拜对曰：明乎哉问天之道也！此因天之序，盛衰之时也。

天之道者，天之阴阳也。因天之序者，天以六为节，因六气而环序也。盛衰者，六气之有太过不及也。

帝曰：愿闻天道，六六之节盛衰何也？岐伯曰：上下有位，左右有纪。故少阳之右，阳明治之；阳明之右，太阳治之；太阳之右，厥阴治之，厥阴之右，少阴治之；少阴之右，太阴治之，太阴之右，少阳治之。此所谓气之标，盖南面而待也。故曰：因天之序，盛衰之时，移光定位，正立而待，此之谓也。

六六者，谓司天之三阴三阳，上合天之六气也。上下有位者，言少阴在上，则阳明在下；太阴在上，则太阳在下；少阳在上，则厥阴在下；阳明在上，则少阴在下；太阳在上，则太阴在下；厥阴在上，则少阳在下。六期环转，而各有上下之定位也。左右有纪者，如少阴在上，则厥阴在左，太阴在右；太阴在上，则少阴在左，少阳在右；少阳在上，则太阳在左，阳明在右；阳明在上，则少阳在左，太阳在右；太阳在上，则阳明在左，厥阴在右；厥阴在上，则太阳在左，少阴在右。各随气之在上，而有左右之定纪也。故少阳之右，阳明治之；阳明之右，太阳治之。盖以右位之阴阳，转迁于上而主岁也。气之标者，标见于上也。夫天气右旋，故南面观之，则待其循序环转也。移光者，日月运行也。以日行一周天，以定一气之位。"正立"，正南面而立也。

少阳之上，火气治之，中见厥阴；阳明之上，燥气治之，中见太阴；太阳之上，寒气治之，中见少阴；厥阴之上，风气治之，中见少阳；少阴之上，热气治之，中见太阳；太阴之上，湿气治之，中见阳明。所谓本也，本之下，中之见也；见之下，气之标也。

此言三阴三阳有六气之化，有上下之本标，有中见之标本也。风寒暑湿燥火，天之阴阳也，三阴三阳上奉之，故以天气为本而在上，以三阴三阳之气，标见于下也。

本标不同，气应异象。

此言三阴三阳之六气，虽上下相应而各有不同也。少阴标阴而本热，太阳标阳而本寒，是本标之不同也。少阴太阳从本从标，太阴少阳从本，阳明厥阴不从标本，从乎中也。故有从本而得者，有从标而得者，有从标本而得者，有从中见而得者，是气应之异象也。

帝曰：其有至而至，有至而不至，有至而太过，何也？岐伯曰：至而至者和；至而不至，来气不及也；未至而至，来气有馀也。

此论三阴三阳之主岁，而各有太过不及也。至而至者，此平气之年，无太过不及，四时之气应期而至，气之和平也。如春应温而寒，夏应热而尚温，此应至而不至，来气之不及也。如未至春而先温，未至夏而先热，此未应至而先至，来气之有馀也。按《天元纪大论》曰："凡此阳明、太阴、厥阴、司天之政，气化运行后天；太阳、少阳、少阴司天之政，气化运行先天。"盖不及之岁，则司天之气，后天时而至；有馀之岁，则司天之气，先天时而至。又，阳年主实，阴年主虚，其天符岁会之年，是为平气，无太过不及者也。

帝曰：至而不至，未至而至如何？岐伯曰：应则顺，否则逆，逆则变生，变则病。

不及之岁应至而不至；有馀之岁应未至而至，是为应则顺。如不及之岁，反未至而至；有馀之岁，反至而不至，是为否则逆。逆则变生，变则为民之灾病矣。

帝曰：善。请言其应。岐伯曰：物生其应也，气脉其应也。

请言其应者，谓应太过不及之气也。物生其应者，如厥阴司天，毛虫静，羽虫育；少阳司天，草木早荣；太阴司天，万物以荣，此生物以应司天之候也。气脉其应者，如太阳司天，寒临太虚，阳气不令；阳明司天，阳专其令，炎暑大行；太阴司天，阴专其政，阳气退避。又，厥阴之至，其脉弦；少阴之至，其脉钩；太阴之至，其脉沉；少阳之至，大而浮；阳明之至，短而涩；太阳之至，大而长，此皆气脉其应也。

帝曰：善。愿闻地理之应六节气位何如？岐伯曰：显明之右，君火之位也；君火之右，退行一步，相火治之；复行一步，土气治之；复行一步，金气治之；复行一步，水气治之；复行一步，木气治之；复行一步，君火治之。

此论六节应地而主时也。"节"，度也。"气位"，六气所主之步位也。显明者，寅正立春节候，乃初之气也；显明之右，乃少阴君火之位，主二之气也；退行一步者，从右而退转一位也，君火之右，乃少阳相火之位，主三之气也；复行一步者，复行一位也，复行一位，乃太阴湿土，主四之气也；复行一位，乃阳明燥金，主五之气也；复行一位，乃太阳寒水，主六之气也；复行一位，乃厥阴风木，主初之气也；复行一位，乃少阴君火之所主，周而复始也。金西铭曰："君火为尊，故以少阴为始。"〔眉批：以主时之气为上，已行而退下者为下，总以六气主时之图轮转观之。〕

相火之下，水气承之；水位之下，土气承之；土位之下，风气承之；风位之下，金气承之；金位之下，火气承之；君火之下，阴精承之。帝曰：何也？岐伯曰：亢则害，承乃制，制则生化，外列盛衰，害则败乱，生化大病。

上节论六气相生以主时，此论六气承制而生化。盖五行之中，有生有化，有制有克，如无承制而亢极则为害，有制克则生化矣。"治"，主也，谓六气定位，而各有所主也。承者，谓承奉其上而制之也。阴精者，天乙所生之精水也。如木位之下，乃阳明燥金，太阳寒水，母子之气以承之，母气制之，则子气生化其木矣；如金位之下，乃君相二火，太阴湿土，母子之气承之，母气克之，则子气生化其金矣；土位之下，乃厥阴风木，君相二火，母子之气以承之，木制其土，则火气生化矣。余三气相同，是为制则生化也。如火亢而无水以承之，则火炎铄金，而水之生原绝矣，无水以制水，则火愈亢矣；如水亢而无土以承之，则水滥火灭，而土之母气绝矣，无土以制水，则水愈亢矣。是以亢则为五行之贼害，害则生化，承制之气，皆为败乱，而生化大病矣。外列盛衰者，谓外列主岁之气，有盛有衰。如主岁之气与主时之气交相亢极，则为害更甚，故曰害则败乱，生化大病。金西铭曰："主岁之气太过，则己亢而侮所不胜，如不及，则为所胜之气亢而侮之。"〔眉批：古文"制生则化"，今文改为"制则生化"。如木位于上，而无承制则太过矣，少生气则不及矣，有金制，水生于下，则木化而和平矣。化者，天地阴阳之造化，如太过不及，则有灾眚之变，而不能化生万物，又当以古文为是。〕

帝曰：盛衰何如？岐伯曰：非其位则邪，当其位则正，邪则变甚，正则微。

此承上文而言太过不及之岁，而有盛衰之气也。非其位者，谓气来有馀，则制己所胜，而侮所不胜，此岁气之盛也。气来不及，则己所不胜，侮而乘之；己所胜，轻而侮之，此岁气之衰也。此皆不守本位，而交相乘侮，则邪僻内生矣。当其位者，乃平气之年，无太过不及之乘侮，而各当其本位，此气之正也。邪则变甚，正则变微。张玉师曰："地理之应，论主时而及于主岁，司天之气，以主岁而及于主时。"〔眉批：与《六元正纪论》合看。〕

帝曰：何谓当位？岐伯曰：木运临卯，火运临午，土运临四季，金运临酉，水运临子，所谓岁会，气之平也。帝曰：非其位何如？岐伯曰：岁不与会也。

此言平气之岁而无盛衰也。木运临卯，丁卯岁也。火运临午，戊午岁也。土运临四季，甲辰甲戌己丑己未岁也。金运临酉，乙酉岁也。水运临子，丙子岁也。"会"，合也。以天干之化运，与地支之主岁相合，故为岁会，此平气之年也。如非岁会之年，则有太过不及之相承，是为不当其位矣。

帝曰：土运之岁，上见太阴；火运之岁，上见少阳少阴；金运之岁，上见阳明；木运之岁，上见厥阴；水运之岁，上见太阳。奈何？岐伯曰：天与之会也，故《天元册》曰：天符。

此言司天之气与五运之气相合，是为天符。上见者，谓司天之气见于岁运之上也。土运之岁，上见太阴，己丑、己未岁也。火运之岁，上见少阳，戊寅、戊申岁也；上见少阴，戊子、戊午岁也。金运之岁，上见阳明，乙卯、乙酉岁也。木运之岁，上见厥阴，丁巳、丁亥岁也。水运之岁，上见太阳，丙辰、丙戌岁也。此司天之气与五运之气相合，故名曰天符。

帝曰：天符岁会何如？岐伯曰：太乙天符之会也。

如天符与岁会相合，是名太乙天符，乃戊午、己丑、己未、乙酉四岁。此乃司天之气，五运之气，主岁之气，三者相合，故又名曰三合。

帝曰：其贵贱何如？岐伯曰：天符为执法，岁会为行令，太乙天符为贵人。

王冰曰："执法犹相辅，行令犹方伯，贵人犹君主。"

帝曰：邪之中也，奈何？岐伯曰：中执法者，其病速而危；中行令者，其病徐而持，中贵人者，其病暴而死。

王冰曰："执法，官人之准绳，目为邪僻，故病速而危。方伯无执法之权，故无速害，而病能自持。贵人义无凌犯，故病则暴而死。"

帝曰：位之易也，何如？岐伯曰：君位臣则顺，臣位君则逆，逆则其病近，其害速，顺则其病远，其害微，所谓二火也。

地理之应六节，乃主时之六气，不易之位也。然又有加临之六时，随司天在泉，六期环转，故曰位之易也。如少阴君火加临于少阳相火之上，是为君位臣则顺；如少阳相火加临于少阴君火之上，是为臣位君则逆，所谓二火之顺逆也。徐振公曰："类而推之，余四气亦有母子之分。如母加于子为顺，子加于母为逆。"张玉师曰："此节起下文加临之六气。"

帝曰：善。愿闻其步何如？岐伯曰：所谓步者，六十度而有奇，故二十四步，积盈百刻而成日也。

此论加临之六气也。"步"，位也。以一气各主六十日零八十七刻半，故为六十度而有奇。四岁之中，共计二十四步，每步气盈八十七刻半，共积二千一百刻，以二千刻分为四岁之气盈五日，尚积盈一百刻，而成有馀之一日也。

帝曰：六气应五行之变何如？岐伯曰：位有终始，气有初中，上下不同，求之亦异也。

此论加临之六气与主时之气相应，而各有不同也。五行者，谓厥阴风木主初气，君相二火主二气三气，太阴湿土主四气，阳明燥金主五气，太阳寒水主六气，此主时之五行，守定位而不移者也。如加临之六气，应主时之五行，则更变不同矣。位有终始者，谓主时之六位，始于厥阴，终于太阳，有一定之本位也。气有初终者，谓加临之六气，始于地之初气，而终于天之中气也。上下不同者，谓客气加于上，主气主于下，应各不同，是以求之亦异也。

帝曰：求之奈何？岐伯曰：天气始于甲，地气始于子，子甲相合，命曰岁立。谨候其时，气可与期。

天干之气始于甲，地支之气始于子，子甲相合，而岁立矣。先立其岁，以候其时，则加临之六气可与之相期而定矣。

帝曰：愿闻其岁，六气始终，早晏何如？

其岁者，谓其一岁之中，有加临之六气也。始终者，始于一刻，终于八十七刻半也。早晏者，如卯、子、辰岁，天气始于一刻，气之早也；如寅、未、亥岁，天气始于七十六刻，气之晏也。

岐伯曰：明乎哉问也！甲子之岁，初之气，天数始于水下一刻，终于八十七刻半，二之气，始于八十七刻六分，终于七十五刻；三之气，始于七十六刻，终于六十二刻半；四之气，始于六十二刻六分，终于五十刻；五之气，始于五十一刻，终于三十七刻半；六之气，始于二十七刻六分，终于二十五刻。所谓初六，天之数也。

天数者，以一岁之日数，应周天之三百六十五度四分度之一也。初之气，始于寅正朔日子初之水下一刻，终于六十日零八十七刻半，六气共计三百六十日零五百二十五刻，是三百六十五日零二十五刻，此初之六气，应天之数也。〔眉批：四分度之一者，零二十五分也。是以三百六十五日零二十五刻。〕

乙丑岁，初之气，天数始于二十六刻，终于一十二刻半；二之气，始于一十二刻六分，终于水下百刻；三之气，始于一刻，终于八十七刻半；四之气，始于八十七刻六分，终于七十五刻；五之气，始于七十六刻，终于六十二刻半；六之气，始于六十二刻六分，终于五十刻。所谓六二，天之数也。

乙丑岁，初之气，始于甲子岁三百六十六日之二十六刻，终于六十一日之一十二刻半，计六十日零八十一刻半，六气共计三百六十五日零三十五刻，所谓六气之二，以应天之数也。

丙寅岁，初之气，天数始于五十一刻，终于三十七刻半；二之气，始于二十七刻六分，终于二十五刻；三之气，始于二十六刻，终于一十二刻半；四之气，始于一十二刻六分，终于水下百刻；五之气，始于一刻，终于八十七刻半；六之气，始于八十七刻六分，终于七十五刻。所谓六三，天之数也。

丙寅岁，初之气，始于前二岁七百三十一日之五十一刻，终之气，终于一千九十六日之七十五刻，计三百六十五日零二十五刻，所谓三岁之六气也。

丁卯岁，初之气，天数始于七十六刻，终于六十二刻半；二之气，始于六十二刻六分，终于五十刻；三之气，始于五十一刻，终于二十七刻半；四之气，始于二十七刻六分，终于二十五刻；五之气，始于二十六刻；终于一十二刻半；六之气，始于一十二刻六分，终于水下百刻。所谓六四，天之数也。次戊辰岁，初之气，复始于一刻，常如是而已，周而复始。

丁卯岁，初之气，始于一千九十六日之七十五刻，终于一千四百六十一日之水下百刻，是每年各三百六十五日零二十五刻，四年共计一千四百六十日，又积盈百刻，而成一日也。每年计朔虚六日，气盈五日零二十五刻，二十岁中之气盈朔虚，共积余二百二十五日，是以三岁一闰，五岁再闰，十有九岁七闰，而除三日之有奇也。

帝曰：愿闻其岁候何如？岐伯曰：悉乎哉问也！日行一周天，气始于一刻；日行再周天，气始于二十六刻；日行三周天，气始于五十一刻；日行四周天，气始于七十六刻；日行五周天，气复始于一刻，所谓一纪也。

上节论六气之纪步，此复论一岁之气以应周天之数焉。周天三百六十五度四分度之一，日一日绕地一周，而过一度，每岁计三百六十五日零二十五刻，是日行一岁一周天，而复行于再周也，四岁共积盈百刻，而为一纪。

是故寅午戌岁气会同，卯未亥岁气会同，辰申子岁气会同，巳酉丑岁气会同，终而复始。

此言天数之与地支会同。是以四岁而为一纪。寅、午、戌岁，皆主日行三周，天气始于五十一刻；卯、未、亥岁，皆主日行四周，天气始于七十六刻；辰、申、子岁，皆主日行一周，天气始于一刻；巳、酉、丑岁，皆主日行三周，天数始二十六刻，四会而地支巳周，终而复始。

帝曰：愿闻其用也。岐伯曰：言天者求之本，言地者求之位，言人者求之气交。

用者，阴阳升降之为用也。本者，天以风、寒、暑、湿、燥、火之六气为本位者，三阴三阳之步位也。气交者，天地阴阳之气，上下出入之相交也。

帝曰：何谓气交？岐伯曰：上下之位，气交之中，人之居也。故曰：天枢之上，天气主之；天枢之下，地气主之；气交之分，人气从之，万物由之，此之谓也。

"分"，叶问。"上下之位"，天地定位也。天枢之上下者，言天包乎地，地居天之中也。人与万物生于天地气交之中，人气从之，而生长壮老已；万物由之，而生长化收藏。

帝曰：何谓初中？岐伯曰：初凡三十度而有奇，中气同法。帝曰：初中何也？岐伯曰：所以分天地也。帝曰：愿卒闻之。岐伯曰：初者，地气也；中者，天气也。

此申明天地阴阳之气交也。夫岁半之前，天气主之，而司天之初气又始于地之左；岁半之后地气主之，而在泉之初气又始于天之右，是上下之相交也。而一气之内，又有初中之分，有奇者，各主三十日零四十三刻七分五厘。地主初气，天主中气，是一气之中，而又有天地阴阳之交会，故曰阴中有阳，阳中有阴。张玉师曰："司天在泉之气，皆始于地之初气，而终于天之中气，故曰：初者，地气也。又，司天之气始于地之左，而地中有天；在泉之气始于司天之右，而天中有地，皆气交之妙用。"

帝曰：其升降何如？岐伯曰：气之升降，天地之更用也。帝曰：愿闻其用何如？岐伯曰：升已而降，降者谓天；降已而升，升者谓地。天气下降，气流于地；地气上升，气腾于天。故高下祖召，升降相因，而变作矣。

天气主降，然由升而降，是所降之气从地之升；地气主升，然由降而升，是所升之气从天之降，此天地更用之妙也。天气流于地，地气腾于天，高天下地之气，交相感召，因升而降，因降而升，升降相因，而变化作矣。

帝曰：善。寒湿相遘，燥热相临，风火相值，其有闻乎？岐伯曰：气有胜复，胜复之作，有德有化，有用有变，变则邪气居之。

此论六气临御于天地上下之间，有胜复之作，有德化之常，有灾眚之变，人与万物生于天地气交之中，莫不由阴阳出入之变化，而为之生长老已，能出于天地之外，而不为造化之所终始者，其惟真人乎！"遘"，谓六气之遇合。"临"，谓六气之加临，"值"，谓六气之值岁。"胜复"，淫胜郁复也。德化者，气之祥。用者，体之动。变者，复之纪。邪者，变易之气也。张玉师曰："此节统论六气之旨，至精微而至广大。"

帝曰：何谓邪乎？岐伯曰：夫物之生从于化，物之极由乎变，变化之相薄，成败之所由也。

《五常政大论》曰："气始而生化，气终而象变。"是以生长收藏，物之成也；灾眚变易，物之败也。故人与万物生长于阴阳变化之内，而成败倚伏于其中。

故气有往复，用有迟速，四者之有，而化而变，风之来也。

"气有往复"，谓天地之气，有升有降也。"用有迟速"，谓阴阳出入，有迟有速也。风者，天地之动气，能生长万物，而亦能害万物者也。玉师曰："至而不至，来气之迟也；未至而至，来气之速也。迟速者，谓阴阳六气有太过不及之用，故下文曰：'因盛衰之变耳'。"〔眉批：即变化之气。〕

帝曰：迟速往复，风所由生，而化而变，故因盛衰之变耳。成败倚伏游乎中，何也？岐伯曰：成败倚伏生乎动，动而不已，则变作矣。

动者，升降出入之不息也。万物之成败，由阴阳之变化，是以成败之机，倚伏于变化之中。

帝曰：有期乎？岐伯曰：不生不化，静之期也。

如不生不化，静而后已，盖言天地之气，动而不息者也。

帝曰：不生化乎？

言有不生不化之期乎？

岐伯曰：出入废，则神机化灭；升降息，则气立孤危。

此复申明天地开辟，而未有不运动生化者也。"出入"，阖辟也。"机"，枢机也。神机者，阴阳不测之变化也。夫阖辟犹户扇，枢即转枢。盖舍枢则不能阖辟，舍阖辟则无从转枢，是以出入废，则神机之化灭矣。"升降"，寒暑之往来也。夫阴阳升降，皆出乎地，天包乎地之外，是以升降息，在外之气孤危，孤则不生矣。《下经》曰："根于外者，命曰气化，气止则化绝；根于中者，命曰神机，神去则机息。"

故非出入，则无以生长壮老已，非升降，则无以生长化收藏。是以升降出入，无器不用。

"已"，死也。生长壮老已，指动物而言。生长化收藏，指植物而言。凡有形者，谓之器，言人与万物生于天地气交之中，有生长老已，皆由乎升降出入之气化，是以无器不有此升降出入。

故器者，生化之宇。器散则分之，生化息矣。故无不出入，无不升降。

凡有形之物，无不感此天地四方之气，而生而化，故器者，乃生化之宇，器散则阳归于天，阴归于地，而生化息矣。故万物无不有此升降出入，亦由成败而后已。

化有小大，期有远近，

此言天地之气化动静，又有小大远近之分焉。如朝菌不知晦朔，蟪蛄不知春秋，此化之小者也；蟪灵大椿以千百岁为春，千百岁为秋，此化之大者也。夫天地之气，阳动阴静，昼动夜静，此期之近者也；天开于子，地辟于丑，天地开辟，动而不息，至戌亥而复天地浑元，静而不动，此其之远者也。〔眉批：静而不动，生化始息，故曰："不生不化，静之期也。"〕

四者之有，而贵常守，反常则灾害至矣。故曰无形无患，此之谓也。

言人生于天地之间，有此升降出入之气，而贵常守此形，常怀忧患，如反常，则灾害并至，故曰无形无患，谓能出于天地之间，脱履形骸之外，而后能无患。

帝曰：善。有不生化乎？岐伯曰：悉乎哉问也！与道合同，惟真人也。帝曰：善。

言生于天地之间，而不为造化之所围者，其惟真人乎？真人者，提挈天地，把握阴阳，寿敝天地之外，而无有终时，是不与天地之同动静者也。

气交变大论篇第六十九

五运主岁，有太过不及之气交，有胜复之变易，故以名篇。

黄帝问曰：五运更治，上应天期，阴阳往复，寒暑迎随，真邪相薄，内外分离，六经波荡，五气倾移，太过不及，专胜兼并，愿言其始，而有常名，可得闻乎？

五运更治者，五运相袭而更治之也。上应天期者，每运主期年之三百六十五日，上应周天之三百六十五度也。阴阳往复者，有馀而往，不足随之；不足而往，有馀随之也。"迎随"，往来也。真邪相薄者，有德化之祥，有变易之气也。"内外"，表里也。"六经"，三阴三阳之六经。"五气"，五脏之气也。此言民感胜复之气而为病也。专胜兼并者，太过不及之岁，所胜之气专胜，有胜复之气兼并。如委和之纪，是谓胜生，其果枣李，其谷稷稻，其味酸辛，其色白苍，其畜火鸡，其音角商是也。始者，天气始于甲，地气始于子，子甲相合，而岁运立矣。〔眉批："阴阳"，指岁气而言。"寒暑"，指时气而言。〕

岐伯稽首再拜对曰：昭乎哉问也，是明道也。此上帝所贵，先师传之，臣虽不敏，往闻其旨。

言道由师传，不假自得。

帝曰：余闻得其人不教，是谓失道，传非其人，慢泄天宝。余诚菲德，未足以受至道，然而众子哀其不终，愿夫子保于无穷，流于无极，余司其事，则而行之，奈何？

修道之谓教。《易》曰：苟非其人，道不虚行。垂教后世，以保子孙黎民于无穷。无极者，大圣之业也。"事"，阴阳通变之事。"则"，法也。

岐伯曰：请遂言之也。《上经》曰：夫道者，上知天文，下知地理，中知人事，可以常久，此之谓也。

《上经》，谓上世先师所传之经，能知天地人三才之道，可通于无穷，究于无极也。

帝曰：何谓也？，岐伯曰：本气位也。位天者，天文也；位地者，地理也；通于人气之变化者，人事也。故太过者先天，不及者后天，所谓治化，而人应之也。

气位者，五运六气各有司天纪地，主岁主时之定位也。位天者，在天之呈象也。位地者，地理之应六节也。人居天地气交之中，随四时阴阳之变化者，人事也。故运气之太过者，四时之气，先天时而至；岁运之不及者，四时之气，后天时而至。此岁运之变化，而人应之也。金西铭曰："苍黅丹素玄，天之象也；风寒暑湿燥火，天之气也。"

帝曰：五运之化，太过何如？岐伯曰：岁木太过，风气流行，脾土受邪。民病飧泄，食减体重，烦冤肠鸣，腹支满，上应岁星。

岁木太过，则制胜其土气，故民应之而为脾病也。飧泄食减，肠鸣腹满，皆脾土之病，脾主肌肉四肢，故体重烦冤者，土伤而不能制水，水气上乘于心也。上应岁星，光芒倍大。"岁星"，木星也。木运太过，诸壬岁也。

甚则忽忽善怒，眩冒癫疾，

此言淫胜太甚，则反自伤也。善怒，肝志之病也。厥阴与督脉会于巅，故眩冒癫疾。

化气不政，生气独治，云物飞动，草木不宁，甚而摇落，反胁痛而吐甚，冲阳绝者，死不治，上应太白星。

"化气"，土气也。风木太过，是以化气不能彰其政令，"生气"，木气也。风胜则动，是以在上之云物飞动，在下之草木不宁。反胁痛而吐甚者，淫极而反招损也。食气入胃，散精于肝，肝气虚逆，故吐甚也。"冲阳"，胃脉也，木淫而土气已绝，故为不治之死证，上应太白星明。"太白"，金星也。盖岁运太过，畏星失色，而兼其母，岁木太过，则镇星失色，而火之荧惑亦无光矣。荧惑失明，故太白得现而复胜其木，此交相承制，自然之理也。

岁火太过，炎暑流行，金肺受邪。民病疟，少气咳喘，血溢血泄注下，嗌燥耳聋，中热肩背热，上应荧惑星。

火胜则克金，故金肺受邪。"痎疟"，暑热病也。壮火食气，故少气。肺受火热，故喘咳也。肺朝百脉，阳脉伤则血溢于上，阴脉伤则血泄于下也。肺乃水之生源，嗌燥者，火热烁金也。肾开窍于耳，水源已竭，则肾虚而耳聋矣。中热者，热淫于内也，肩背者，肺之俞也。"荧惑"，火星也。火气胜，故上应荧惑，光芒倍大，火运太过，诸戊运也。

甚则胸中痛，胁支满，胁痛，膺背肩胛间痛，两臂内痛，身热骨痛而为浸淫。

此亢极而心火自伤也。膺胸之内，心主之宫城也。背为阳，心为阳中之太阳，故胸中膺背肩胛间痛。手少阴心脉，出胁下，循臑内，下肘中，循臂内后廉，是以胁支满痛，两臂内痛。身热骨痛者，火亢而水亦伤也。"浸淫"，火热疮也。《脏气法时论》曰："心痛者，胸中痛，胁支满，胁下痛，膺背肩胛间痛，两臂内痛。"《金匮要略》曰："譬如浸淫疮，从口流向四肢者，可治。从四肢流来入口者，不可治。"

收气不行，长气独明，雨水霜寒，上应辰星。

此金气郁而水气复也。"收气"，金气也。"长气"，火气也。"雨水霜寒"，寒水之气复也，上应辰星当明。"辰星"，水星也。

上临少阴少阳，火燔焫，冰泉涸，物焦槁。

上临者，司天之气上临岁运，所谓天符之岁也。戊子、戊午岁，上临少阴；戊寅、戊申岁，上临少阳。司天与岁运相合，火气更甚，故水泉涸而物焦枯也。按诸阳年主太过，故只有戊子、戊午、戊寅、戊申，及丙辰、丙戌有司天，上临与岁运相合，其余木金土岁无上临也。〔眉批：顾氏影宋本，"焫"作"焫"，"冰"作"水"，高士宗《直解》从之。〕

病反谵妄狂越，喘咳息鸣，下甚血溢泄不已，太渊绝者死不治，上应荧惑星。

病反者，火亢极而反自伤也。"谵妄狂越"，热极之变证也。喘咳息鸣者，火上炎而铄金也。心主血脉，下甚则迫血下泄而不已也。"太渊"，肺金之俞穴也。火亢极而金气已绝，故为不治之死证。上应荧惑，光芒倍大。"荧惑"，火星也。

岁土太过，雨湿流行，肾水受邪。民病腹痛，清厥意不乐，体重烦冤，上应镇星。

在地为土，在天为湿，故岁土太过，雨湿流行。《六元正纪论》曰："太阴所至为云雨。"盖湿土之气上升而为云、为雨也。"腹痛"，谓大腹小腹作痛，乃肾脏之病，土胜而水伤也。《脏气法时论》曰："肾病者，身重。"肾虚者，大腹小腹痛，清厥，意不乐。"清"，冷；"厥"，逆也。肾为生气之原，肾气受邪，故手足厥冷也。意之所存谓之志，肾藏志，志不舒，故意不乐也。人之行动，藉气嘘而血濡，肾乃血气之生原，故体重烦冤者，水不能济火也。岁土太过，故上应镇星增明。

"镇星"，土星也。土运太过，诸甲岁也。

甚则肌肉萎，足萎不收，行善瘛，脚下痛，饮发满中，食减，四肢不举，变生得位。

肌肉四肢，脾土之所主也。饮者，脾气不能转输，而为痰饮、水饮也。中满食减，土虚而不能主化也。此淫胜太甚，则反虚其本位而自伤也。故于四季月之十八日，土气得位之时，而反变生此病。张玉师曰："以中土而可类推于他脏，如金病在秋，水病在冬，反病在于本位之时。"

脏气伏，化气独治之，泉涌河衍，涸泽生鱼，风雨大至，土崩溃，鳞见于陆，病腹满溏泄肠鸣，反下甚而太谿绝者，死不治，上应岁星。

"脏气"，水气也。"化气"，土气也。土胜则制水，是以脏气伏也。"泉涌河衍，涸泽生鱼"，湿淫太过也。"风雨大至"，木气来复也。"土崩溃，鳞见于陆"，土败而水泛也。"腹满溏泄肠鸣"，脾土之虚证也。"太谿"，肾脉也。"反下甚而太谿绝者"，土败而水反下甚也，水泛甚则肾气绝矣。上应岁星倍明，木反胜也。〔眉批："下甚"下添一"而"字宜玩。〕

岁金太过，燥气流行，肝木受邪。民病两胁下少腹痛，目赤痛，眦疡，耳无所闻，肃杀而甚，则体重烦冤，胸痛引背，两胁满，且痛引少腹，上应太白星。

岁金太过，燥气流行，则肝木受病矣。两胁下少腹痛，肝病也。肝开窍于目，故目痛眦疡，肝虚则耳无所闻也。《脏气法时论》曰："肝病者，两胁下痛，引少腹，虚则目𥉁𥉁无所见，耳无所闻。"体重者，肃杀而甚，无生动之气也。烦冤者，肝气逆而不舒也。《本经》曰："肾虚、脾虚、肝虚，皆令人体重烦冤。"《玉机真脏论》曰："肝脉不及，则令人胸痛引背下，则两胁支满。""太白"，金星也。金气胜，故上应太白增光，金运太过，诸庚岁也。张玉师曰："上节之两胁下少腹痛，病肝脏之气也。下节复言两胁满且痛引少腹者，病肝脏之经脉也。盖运气与脏气相合，是以太过不及之气，先病脏气而后及于经脉，与四时所感风寒暑湿之邪，先从皮毛而入于经脉，从经脉而入于脏腑者之不同也。"

甚则喘咳逆气，肩背痛，尻阴股膝髀腨骱足皆病，上应荧惑星。

肃杀太甚，则金气自虚，而火气来复也。"喘咳逆气"，肺病也。肺俞在肩背，故肩背痛，尻、阴、股、膝、髀、腨、骱足皆病，金气虚而下及于所生之水脏也。夫金淫太过，则反虚其本位，金虚不能生水，则火无所畏而得以复之矣，故上应荧惑增光。

收气峻，生气下，草木敛，苍干凋陨，病反暴痛，胠胁不可反侧，咳逆甚而血溢，太冲绝者，死不治，上应太白星。

"收气"，金气也。"生气"，木气也。收气峻利，而生气下伏，是以草木敛而苍干凋落矣。暴痛胠胁，不可反侧者，肝胆病也。肝脉贯肺中，故咳逆甚。肝主藏血，故血溢也。"太冲"，肝之俞脉也。金气强甚，上应太白增光。按上节之所谓燥气流行，民病两胁下少腹痛者，谓岁运之太过于岁半以下，故至夏而火气得以复之。此复言收气峻，病反暴痛胠胁者，复淫胜于岁半以下也。秋冬乃金水当令之时，故至太冲脉绝。五运之气同义。张玉师曰："岁木太过，无金气之复，则曰生气独治，谓独主其一岁也。在岁金太过，至秋而复胜，故曰收气峻。在秋冬之时，春阳之生气已下，故曰生气下。句法字法，各有不同，俱宜着眼。"〔眉批：此运气与时气之要紧关头。又：在春主木，至秋而仍胜，故曰独治。〕

岁水太过，寒气流行，邪害心火。民病身热，烦心，躁悸，阴厥，上下中寒，谵妄，心痛，寒气早至，上应辰星。

水运太过，寒气流行，故邪害心火。寒气上乘，迫其火气外炎，故身热。心烦心悸者，水气上凌于心也。躁者，火气不交于阴也。阴阳寒甚，故厥逆于上。上下中寒者，三焦之火衰也。心神不宁，故谵妄也。寒主冬令，此岁气流行，故寒气早至。"辰星"，水星也。水气太甚，故上应辰星倍明，岁水太过，诸丙岁也。〔眉批：曰邪害心火，曰肾水受邪，谓五运伤五脏，五行之气也，故俱当在气分上看。〕

甚则腹大胫肿，喘咳，寝汗出憎风，大雨至，埃雾朦郁，上应镇星。

此水淫甚而自伤，所谓满招损也。《脏气法时论》曰："肾病者，腹大胫肿，喘咳寝汗出，憎风。"盖水邪泛溢，土不能制之，则腹大胫肿，水气上逆，则喘咳也。太阳之气生于水中，而主于肤表，水泛则源竭，太阳之气无从资生，表阳虚，故汗出憎风也。"大雨至，埃雾朦郁，"水淫而土气复也。《六元正纪论》曰："太阴所至为湿生，终为注雨。"埃雾朦郁者，土之湿气上蒸也。土气复，故上应镇星倍明。

上临太阳，雨冰雪霜不时降，湿气变物，病反满腹，肠鸣溏泄，食不化，渴而妄冒，神门绝者，死不治，上应荧惑辰星。

上临太阳者，寒水司天之气加临于上，乃丙辰、丙戌二岁，即天符岁也。寒水交盛，是以雨冰雪霜，不时降。冰雪者，寒水之变易也。雨水下降，则土湿而物变，民病腹满肠鸣溏泄，食不化者，皆水泛土败之证也。脾土不能转输其津液故渴，湿气冒明，故妄冒也。"神门"，心脉也。水气甚强，故上应荧惑失色，辰星倍明。

帝曰：善。其不及何如？岐伯曰：悉乎哉问也！岁木不及，燥乃大行，生气失应，草木晚荣，肃杀而甚，则刚木辟着，柔萎苍干，上应太白星。

岁气不及，则己所不胜，侮而乘之，是以主岁之木运不及，则金之燥气大行。木之生气失时而应，是以草木晚荣。"辟"，刑也。肃杀之气，太甚，故虽坚刚之木，亦受其刑伤，而柔萎者，则苍干矣。金气反胜，故上应太白增光。木运不及，六丁岁也。

民病中清胠胁痛，少腹痛，肠鸣溏泄，凉雨时至，上应太白星，其谷苍。

中清者，清凉之气乘于中，而中气冷也。"胁痛、少腹痛，"肝木病也。食气入胃，散精于肝，行气于筋，肝气虚逆而更兼中清，故腹鸣溏泄也。金气清凉，故凉雨时至，金能生水也。金气胜，故上应太白，光芒倍大。夫五谷受在地五行之气，而生长化收藏者也。木受金制，故其谷色苍。

上临阳明，生气失政，草木再荣，化气乃急，上应太白镇星，其主苍早。

阳明燥金临于司天之上，乃丁卯、丁酉二岁，所谓天刑岁也。岁木不及，而又上临金气，是以木之生气失政，草木受金刑而再荣，木不及则不能制土，故化气乃急。金土之气胜，上应太白镇星光明，木受金制，故主苍色早现，即制则生化之义。按诸阴年主不及，故只有丁卯丁酉及己巳己亥辛丑辛未岁，其诸癸诸乙岁，无曰天之合胜也。张玉师曰："化气乃急，故草木得以再荣。"

复则炎暑流火，湿性燥柔脆，草木焦槁，下体再生，花实齐化，病寒热疮疡，痤痱痈痤，上应荧惑、太白，其谷白坚。

"脆"，音翠。"痤"，才何切。复者，母郁而子复也。"火"，大火。"流"，下也。夏秋之交，大火西流，暑热铄金矣。长夏湿土主气，因暑热而湿性反燥，故万物柔脆，草木焦槁。火主长气，故下体再生。夫夏主花而秋主成实，火制其金，是以花实齐化。"寒热疮疡痈疹"，皆暑热病也。上应荧惑增光，太白减耀，其谷白坚。"坚"，实也。盖秋主收成，因火制之，故早实也。

白露早降，收杀气行，寒雨害物，虫食甘黄，脾土受邪，赤气后化，心气晚治，上胜肺金，白气乃屈，其谷不成，咳而鼽，上应荧惑太白星。

此复论上临阳明之岁金气用事，故至夏秋之交，白露早降，收杀气行，而火复在后也。盖不及之岁，所胜之气妄行，而反自虚其位，故复气得以胜之，今上临阳明，金气原盛，金气盛则金之子气亦能胜火，木之子欲复之，而金之子能胜之，是以赤气后化也。"寒雨"，寒水之气，金之子也。长气后发，而收藏之令早行，故万物为之贼害，而其谷不成也。虫感雨湿之气而生，夏秋之交，土气用事，而反为寒雨所胜，是以虫食甘黄，而脾土受邪也。肺开窍于鼻，故咳而鼽。鼽者，鼻流清涕也。上应荧惑复耀，太白减明。张玉师曰："阳明燥金司天，则少阴君火主终之气，故赤气后化，而白气始屈也。其谷不成，当与其谷白坚对看。盖火主长气，金主收成。上节火制其金，是以花实齐化，其谷坚成。此收杀气盛，寒雨早行，而长气后发，四时失序，故其谷不成也。如云其谷苍，其谷白坚，其谷丹，其谷黅，其谷坚芒，其谷秬，其主黅谷，皆当在成物上论。如云其谷不成，玄谷不成，苍谷乃损，秀而不实，其谷不登，斯在败上论也。"

岁火不及，寒乃大行，长政不用，物荣而下，凝惨而甚，则阳气不化，乃折荣美，上应辰星。

岁火不及，水反胜之，故寒乃大行，而长政不用也。夫万物得长气而荣美，夏长之气被寒折于上，故物荣而下。"凝惨"，阴寒之气也。太阳之气生于寒水之中，如凝惨太甚，则阳气不生化矣。万物得阳气而荣，阳气不化，而荣美乃折矣。上句言寒胜于上，则长气不能上荣；下句言寒凝于下，则阳气不能施化于上。水气胜，当上应辰星增耀。岁火不及，六癸岁也。

民病胸中痛，胁支满，两胁痛，膺背肩胛间及两臂内痛，郁冒朦昧，心痛暴喑，胸腹大，胁下与腰背相引而痛，甚则屈不能伸，髋髀如别，上应荧惑、辰星，其谷丹。

火运不及，寒乃胜之，则阳气不能施化，故为此诸痛。所谓寒胜为痛痹也。"郁冒朦昧"，寒湿之气冒明也。水寒乘心，故心痛。心主言，故暴喑也。夫太阳主诸阳之气，生于寒水之中，寒淫太甚，则生阳自虚。

屈不能伸者，其病在筋，太阳主筋，阳气虚，不能养筋故也。太阳气之为病，腰似折，髀不可以曲，腘如结，踹如别，是为踝厥，上应荧惑失色，辰星倍明。火受其制，故其谷丹。

复则埃郁，大雨且至，黑气乃辱，病鹜溏腹满，食饮不下，寒中肠鸣，泄注腹痛，暴挛痿痹，足不任身，上应镇星、辰星，玄谷不成。

此水淫甚而土气复也。"埃"，土；"郁"，蒸也。湿土之气郁蒸于上，是以大雨且至，所谓地气生而为云为雨也。《六元正纪论》曰："太阴所至为湿生，终为注雨。""黑气"，水气也。"辱"，下也，土气复而水气乃伏也。"鹜溏腹满，足不任身"，皆寒湿之证。盖水寒太甚，而又湿土复之，故为此诸病也。上应镇星增明，辰星减耀。寒湿相胜，而无燥热之化，是以玄谷不成。

岁土不及，风乃大行，化气不令，草木茂荣。飘扬而甚，秀而不实，上应岁星。

土运不及，木反胜之，故风乃大行，而土之化气，不能章其政令也。风主生物，土主成物，故草木虽茂荣，而多不成实也。上应岁星增光。土运不及，六己岁也。

民病飧泄霍乱，体重腹痛，筋骨繇复，肌肉瞤痠，善怒，藏气举事，蛰虫早伏，咸病寒中，上应岁星镇星，其谷黅。

"瞤"，动也。"飧泄霍乱、体重腹痛、肌肉瞤酸"，皆风木伤土之病。《根结篇》曰："所谓骨繇者，摇故也。"筋骨摇动，乃厥阴少阳之病，风木太过，故筋骨复摇而善怒也。土气不及，则木无所制，故藏气举事而蛰虫早归伏也。咸病寒中者，水寒上乘而火土衰也，上应岁星增光，镇星失色。土受其制，故其谷黅。

复则收政严峻，名木苍凋，胸胁暴痛，下引少腹，善太息，虫食甘黄，气客于脾，黅谷乃减，民食少失味，苍谷乃损，上应太白、岁星。

土弱木元，金乃复之，故收政严峻，而名木苍凋。病胸胁暴痛，下引少腹，肝木之病也。《灵枢经》曰："胆病者，善太息。"盖木郁则胆气不舒，故太息以伸出之。虫感寒湿之气而生，"气"，水气也。虫食甘黄，气客于脾，水侵土也。盖土运不及而藏气举事，故金虽复之，而子亦随之。金气复，则苍谷乃损；水气胜，则黅谷乃减，民食少失味矣，上应太白增光。

上临厥阴，流水不冰，蛰虫来见，藏气不用，白乃不复，上应岁星，

民乃康。

上临厥阴，己巳己亥岁也。厥阴在上，则少阳在下，是以流水不冰，蛰虫不藏，而藏气不用。谓岁半以下，得少阳之火，而冬令不寒也。岁运之木，虽不务其德，而乘侮其土，然值厥阴司天，木气不虚，故白乃不复，上应岁星增光。按胜气在于岁半以前，复气在于岁半以后，秋冬之时，木气已平，金气不复，故民乃得康矣。当知胜气妄行，反自虚其本位，而子母皆虚，故复气得以复之。如本气不虚，则子气亦实，复气亦畏其子而不敢复矣。

岁金不及，炎火乃行，生气乃用，长气专胜，庶物以茂，燥烁以行，上应荧惑星。

金运不及，则所胜之火气乃行，金不能制木，故木之生气乃用。火之长气专胜，生长之气盛，故庶物以茂，火气专胜，故燥烁以行，上应荧惑，光芒倍大。岁金不及，六乙岁也。

民病肩背瞀重，鼽嚏，血便注下，收气乃后，上应太白星，其谷坚芒。

"瞀"，音务。"嚏"，音窨。肺俞在肩背，故民病肩背。低目俯首曰瞀，《经脉篇》曰："肺是动则病缺盆中痛，甚则交两手而瞀。""鼽嚏"，肺病也。"血便注下"，火迫血流下注也。金受其制，是以收气至秋深而后乃行，上应太白失色，收气乃后，故其谷后成。"坚芒"，成实也。

复则寒雨暴至，乃零，冰雹霜雪杀物，阴厥且格，阳反上行，头脑户痛，延及脑顶发热，上应辰星，丹谷不成，民病口疮，甚则心痛。

金弱火亢，水乃复之，故寒雨暴至，继以冰雹杀物，乃寒水之变也。"厥"，逆；"格"，招也。秋冬之时，阳气应收藏于阴脏，因寒气厥逆，且格阳于外，致阳反上行，而头脑户痛，延及脑顶发热，上应辰星倍明。水胜其长气，是以丹谷不成，水寒之气上乘，迫其心火外炎，故民病口疮，甚则心痛。

岁水不及，湿乃大行，长气反用，其化乃速，暑雨数至，上应镇星。

"数"，音朔。水运不及，土乃胜之，故湿气大行，水弱而不能制火，故长气反用火土合化，故土之化气乃速，而暑雨数至。《六元政纪论》曰："太阴所至，为化，为云雨。"上应镇星倍明，水运不及，六癸岁也。

民病腹满，身重濡泄，寒疡流水，腰股痛发，腘腨股膝不便，烦冤足痿，清厥足下痛，甚则跗肿，藏气不政，肾气不衡，上应辰星，其谷秬。

湿土太过，伤及肾阴，故为此诸病。《灵枢经》曰："阳气有馀，荣气不行，乃发为痈。阴阳不通，两热相搏，乃化为脓。"又曰："寒邪客于经络于中，不得复反则为痈肿。"此寒毒而无热化，故发为寒疡流水而无脓也。寒气上凌，故烦冤也。水之藏气不能彰其政令，水脏之肾气不得平衡，上应辰星失色。"秬"，黑黍也。土制其水，故秬谷得成。

上临太阴，则大寒数举，蛰虫早藏，地积坚冰，阳光不治，民病寒疾于下，甚则腹满胕肿，上应镇星，其主黅谷。

司天之气，上临太阴，乃辛丑辛未岁也。太阴湿土司天，则太阳寒水在泉，是以大寒数举，而蛰虫早藏也。寒气数举，故阳光不治于上；寒水在泉，故民病寒疾于下。甚则腹满胕肿者，湿淫太过，而脾土受伤也。上应镇星增耀，下主黅谷有成。

复则大风暴发，草偃木零，生长不鲜，面色时变，筋骨并辟，肉䐃瘛，目视䀮䀮，物疏璺，肌肉胗发，气并膈中，痛于心腹，黄气乃损，其谷不登，上应岁星。

"璺"，音问。水弱土胜，木后复之，故大风暴发，草偃木落，而生长不鲜泽也。阳明属土，所主在面，故面色时变。"辟"，刑伤也。阳明主润宗筋。诸筋皆属于骨，阳明之中土气伤，是以筋骨并辟也。"瞤瘛"，动掣也。䀮䀮者，眼目不明，因风胜而伤血也。物裂曰璺，物因风而破裂也。胗，疹也。风气入于膈中，在上则痛于心，在下则痛于腹也。土主成物，土气伤，故其谷不登，上应岁星光芒倍大。〔眉批：凡论五脏之中，兼重阳明胃土。〕

帝曰：善。愿闻其时也。

谓四时亦有五运之胜复也。《至真要论》曰："初气终三气，天气主之，胜之常也；四气至终气，地气主之，复之常也。"盖五运主岁，所胜之气在岁半以前，所复之气在岁半以后，若夫四时之胜复，随所主之时以胜之，亦随所主之时以复之，与岁运之不同，故帝有此问。

岐伯曰：悉哉问也！木不及，春有鸣条律畅之化，则秋有雾露清凉之政；春有惨悽残贼之胜，则夏有炎暑燔烁之复。其眚东，其脏肝，其病内舍胠胁，外在关节。

一岁之中，有岁运之胜复，有四时之胜复，知岁与时而运始详悉，故伯曰：悉哉问也，木不及，则金当胜之，如春有鸣条律畅之化，则秋有雾露清凉之政。此各守四时之本位，无胜无复，气之和者也。如春有惨悽残贼之胜，则夏有炎暑燔烁之复。其眚当主于东方，其脏在肝。"其病内舍胠胁"，肝之分也。"外在关节"，肝主筋也。余四时同义。张玉师曰："不及，谓岁运之不及，岁运不及，必有胜有复，如得时气之和则无胜复矣。"〔眉批：以肃杀之气而害生气，故曰残贼。〕

火不及，夏有炳明光显之化，则冬有严肃霜寒之政；夏有惨悽凝冽之胜，则不时有埃昏大雨之复。其眚南，其脏心，其病内舍膺胁，外在经络。

水不胜火，则火有明显之德化矣。无胜则无复，冬得以彰其寒肃之政令矣。"不时"，四时也。"埃昏大雨之复，"土复水也，其灾眚当主在南方，其脏为心。"其病内舍膺胁"，膺胸之内，心之分也。"外在经络"，心主血脉也。

土不及，四维有埃云润泽之化，则春有鸣条鼓拆之政；四维发振拉飘腾之变，则秋有肃杀霖霪之复。其眚四维，其脏脾，其病内舍心腹，外在肌肉四肢。

"埃云润泽"，土之德化也。"鸣条鼓拆"，木之政令也。此气之和平，无胜复也。"振拉飘腾"，木淫而胜土也。"肃杀霖霪"，秋金之复也。土旺四时，故曰四维，曰不时。心者，胃脘之分。腹者，脾土之郭郭也。徐振公曰："四维者，乾坤艮巽之方，盖东南西北，水火木金之正位，土旺四季月，故在四维。"

金不及，夏有光显郁蒸之令，则冬有严凝整肃之应；夏有炎烁燔燎之变，则秋有冰雹霜雪之复。其眚西，其脏肺，病内舍膺胁肩背，外在皮毛。

"雹"，音薄。"光显郁蒸"，火之化也。《六元正纪论》曰："少阳所至为火生，终为蒸溽，此德化之常也。"膺胸之内，肺之分也。胁内乃云门天府之分，肺脉之所出。肩背，肺俞之分；皮毛，肺所主也。

水不及，四维有湍润埃云之化，则不时有和风生发之应；四维发埃昏骤注之变，则不时有飘荡振拉之复。其眚北，其脏肾，其病内舍腰脊骨髓，外在豁谷踹膝。

水不及则土胜之。"湍润埃云"，土之德化也。"和风生发"，木之和气也。"埃昏骤注"，土之淫胜也。"飘荡振拉"，风木之复也。腰脊者，肾之府；骨髓者，肾所主；谿谷者，骨所属；踹膝者，肾脉之所循也。

夫五运之政，犹权衡也，高者抑之，下者举之，化者应之，变者复之。此长生化成收藏之理，气之常也；失常，则天地四塞矣。

夫五运阴阳之政令，犹权衡之平。高而亢者，必有所抑，因太过也；卑而下者，必有所举，因不及也。德化者，四时应之；变易者，随时复之。此生长化收藏之理，四时之常气也。失常则天地四时之气，皆闭塞矣。

故曰：天地之动静，神明为之纪，阴阳之往复，寒暑彰其兆，此之谓也。

应天之气，动而不息，应地之气，静而守位。神明者，九星悬朗，七曜周施也。此承上文而言盛衰胜复，即天地动静；生长化收藏，即阴阳之往复。动静不可见，有神明之纪可察；阴阳不可测，有寒暑之兆可知，此天地阴阳之道也。

帝曰：夫子之言五气之变，四时之应，可谓悉矣。夫气之动乱，触遇而作，发无常会，猝然灾合，何以期之？岐伯曰：天地之动变，固不常在，而德化政令灾变，不同其候也。帝曰：何谓也？岐伯曰：东方生风，风生木；其德敷和，其化生荣；其政舒启，其令风；其变振发，其灾散落。南方生热，热生火；其德彰显，其化蕃茂；其政明曜，其令热；其变销烁，其灾燔爇。中央生湿，湿生土；其德溽蒸，其化丰备；其政安静，其令湿；其变骤注，其灾霖溃。西方生燥，燥生金；其德清洁，其化紧敛；其政劲切，其令燥；其变肃杀，其灾苍陨。北方生寒，寒生水；其德凄沧，其化清谧；其政凝肃，其令寒；其变凛冽，其灾冰雹霜雪。是以察其动也，有德有化，有政有令，有变有灾，而物由之，而人应之也。

此节复论五运四时之气，有德化之常，有灾眚之变，必察其动而后知之。盖言太过之岁有淫胜，不及之岁有胜复，此岁运之常，可与之期者也。然五运之气生于五方，五方之气合于四时，在岁运虽有淫胜郁复之变，在四时又有德化政令之和，与岁运不同其候也，故必察其气之动也，是德是化；是政是令，是变是灾，万物由之，而或成或败，人应之而或病或康，此气运之有岁有时，有常有变，又不能于先期而必者也。〔眉批：随四时而察之〕。

帝曰：夫子之言岁候，其太过不及，而上应五星，今夫德化政令，灾

眚变易，非常而有也，猝然而动，其亦为之变乎？

此承上文而言岁运之太过不及，必上应五星，今云德化政令，灾眚变易，又非一定常有之气，如猝然而为德化政令，猝然而为灾眚变易，其于五星亦为之变乎？〔眉批：顾氏影宋本，"其太过不及"，作"不及其太过"。〕

岐伯曰：承天而行之，故无妄动，无不应也。猝然而动者，气之交变也，其不应焉。故曰：应常不应猝，此之谓也。

此言五星之应岁运，而不应时气之猝变也。承天者，谓五运之气上承天干之化运，承天运而行之，故无妄动，无不上应于五星也。猝然而动者，乃四时气交之变也，其不上应于五星焉。故曰："应常不应猝，此之谓也。"常者，谓五运主岁，有太过不及之气，有淫胜郁复之常。猝者，谓五方四时之气，猝然而为德化政令，猝然而为灾眚变易也。张玉师曰："四时之气，生于五方，五方之气，在地五行之气也。因时气而变岁气者，地气之变易天气也。"〔眉批：玉师曰："承天之苍黅丹素玄，十干之分野。"〕

帝曰：其应奈何？岐伯曰：各从其气化也。

气化者，五运之化气也。甲己运化土，乙庚运化金，丙辛运化水，丁壬运化木，戊癸运化火。五阳年主太过，五阴年主不及，而各上应乎天之五行。

帝曰：其行之徐疾逆顺何如？

谓五星之行，徐行、疾行、顺行、逆行也。

岐伯曰：以道留久，逆守而小，是谓省下。

"道"，五星所行之道路也。"留久"，稽留而延久也。"逆守"，逆而不进，守其度也。小者，光芒不露也。"省下"，谓察其分野之下，君民之有德有过也。

以道而去，去而速来，曲而过之，是谓省遗过也。

谓既去而复速来，委曲逡巡而过其度也。"省遗过"，谓省察有未尽，而复省其所遗之过失也。

久留而环，或离或附，是谓议灾与其德也。

久留者，守其位而不去也。"环"，回环旋转也。"或离或附"，欲去不去也。议灾与德者，谓君民之有过者，议降之以灾；有德者，议降之以福也。

应近则小，应远则大。

"应"，谓祸福之应。"远近"，谓分野之远近也。

芒而大，倍常之一，其化甚；大常之二，其眚即也；小常之一，其化减；小常之二，是谓临视，省下之过与其德也。德者福之，过者伐之。

"芒"，五星之光芒也。"化"，谓淫胜郁复之气化也。如胜复之气盛，则上应之星光，倍常而大；胜复之气减，则上应之光芒，倍常而小。若光芒之大，倍于平常之二，其灾眚即至也。若小于平常之二倍，是谓临视。谓临上而视下，省察其君民之有德者，降之以福；有过者，伐之以灾。玉师曰："居高视卑，故临视之星小常之二。"

是以象之现也，高而远则小，下而近则大，故大则喜怒迩，小则祸福远。

星高而远，则星之象小；星下而近，则星之象大。喜怒者，星象之有喜有怒也。君民有德，星象喜之；君民有过，星象怒之。祸福者，所降之祸福也。光芒倍大，其眚即也。留守而小，欲君民之省过也。首言星象之大小，应分野之远近；次言星象之大小，因胜复之甚减；末言星象之大小，应祸福之疾迟。〔眉批：欲其改过，故祸福远。〕

岁运太过，则运星北越，

"运星北越"，谓十二年天符之岁运，气之更盛者也。"运星"，主岁之星。"北越"，谓越出本度，而近于北也。北乃太乙所居之宫，北越而与天枢相合，故又名曰太乙天符。

运气相得，则各行其道。

运气相得者，谓木运临卯，火运临午，土运临四季，金运临酉，水运临子。此运气与岁气相得，乃平气之年，是以运星各自行其本度，而无侵凌之盛强。

故岁运太过，畏星失色而兼其母；不及，则色兼其所不胜。

此承上文而言，如岁运太过，则主岁之星，不守其度，而侵侮其所不胜，是以畏星失色也。如岁木太过，则岁星乘所不胜之土，而镇星失色矣；如岁土太过，则镇星乘所不胜之水，而辰星失色矣。兼其母者，谓畏星之母，亦兼失其色，盖畏星之母，即胜星之子，谓亢则害，而不能生化其子气也。如不及之岁，则所不胜之星，亦兼现其色，如岁木不及，则所胜之太白增光，而所不胜之土气，无畏其镇星，亦兼现其色矣。五运相同。〔眉批：上节言北越，此言乘侮其所不胜。〕

肖者瞿瞿，莫知其妙，闵闵之当，孰者为良。

"肖"，取法也。"瞿瞿"，却顾貌。谓取法星象之吉凶，莫能知其微妙。"闵闵"，多忧也。忧瞻星象喜怒燥泽之当，当以孰法为良？盖甚言其星象之不易占也。

妄行无征，示畏侯王。

不求良法，而妄言占象，则所言之吉凶，皆无征验矣。反以祸福之说，而示畏于侯王，此言天官家之不学无术。

帝曰：其灾应何如？岐伯曰：亦各从其化也。故时至有盛衰，凌犯有逆从，留守有多少，形见有善恶，宿属有胜负，征应有吉凶矣。

"灾应"，谓五星之变，下应民物之灾眚，各从其五运之气化也。五星之应时而至，有盛有衰；彼此凌犯，有顺有逆；留守之日，有多有少；所见之象，有喜润之善，有忧怒之恶；五宿之属，有胜星之胜，有畏星之负；下应于君民，有福德之吉，有灾病之凶。

帝曰：其善恶何谓也？岐伯曰：有喜有怒，有忧有丧，有泽有燥，此象之常也，必谨察之。

王冰曰："五星之见也，从夜深见之。人见之喜，星之喜也；见之畏，星之怒也；光色微曜，乍明乍暗，星之忧也；光色迥然，不彰不莹，不与众同，星之丧也；光色圆明，不盈不缩，怡然莹然，星之喜也；光色勃然，临人芒彩满溢，其象凛然，星之怒也"。"泽"，光润也。"燥"，干枯也。"班固曰："五行精气，其成形在地，则结为木火土金水；其成象在天，则木合岁星居东，火合荧惑居南，金合太白居西，水合辰星居北，土合镇星居中央；分旺四时，则春木夏火，秋金冬水，各旺七十二日，土旺四季，辰戌丑未之月各十八日，合之为三百六十日；其为色也，则木青、火赤、金白、水黑、土黄；其为分野，各有归度，旺相休废，其色不同，旺则光芒，相则内实，休则光芒无角不动摇，废则光少。色白圆者丧，赤圆者兵，青圆者夏水，黑圆者疾多死，黄圆者吉；白角者哭泣之声，赤角者犯我城，黑角者水行穷兵。"太史公曰："五星同色，天下偃兵，百姓安宁，五谷蕃昌。春风秋雨、冬寒夏暑，日不食朔，月不食望，是为有道之国，必有圣人在乎其位也。"

帝曰：六者高下异乎？岐伯曰：象见高下，其应一也，故人亦应之。

此言六者之象，虽高远而小，下近而大，其应一也，故人应之，而为吉凶祸福，亦无有分别也。

帝曰：善。其德化政令之动静损益皆何如？岐伯曰：夫德化政令灾变，不能相加也；

王冰曰："天地动静，阴阳往复，以德报德，以化报化，政令灾眚及动复亦然，故曰不能相加也。"

胜复盛衰，不能相多也；

王冰曰："胜盛复盛，胜微复微，故曰不能相多也。"

往来大小，不能相过也；

太过为大年，不及为小年，有余而往，不足随之，不足而往，有余从之，故曰不能相过也。

用之升降，不能相无也；

"用"，谓阴阳气之为用也。天地阴阳之气升已而降，降已而升，寒往则暑来，暑往则寒来，故曰不能相无也。

各从其动而复之耳。

谓胜复之往来，阴阳之升降，各从其气之动而复之。《六微旨论》曰："成败倚伏生乎动，动而不已则变作矣。"

帝曰：其病生何如？岐伯曰：气化者，德之祥；政令者，气之章；变易者，复之纪；灾眚者，伤之始。

此言病生于变易也。岁气之有德有化，乃气之和祥也；有政有令，乃气之彰著也。变易者，报复之纪。"灾眚者"，乃民病所伤之始。〔眉批：顾氏影宋本作"德化者，气之详。"高士宗《直解》从之，观注义当以宋本为是。〕

气相胜者和，不相胜者病，重感于邪则甚也。

"气"，谓变易之气。按《六节脏象论》曰："变至则病所胜则微，所不胜则甚，因而重感于邪则死矣。故非其时则微，当其时则甚也。"盖谓春时变长夏之气，长夏变冬气，冬变夏热之气，夏变秋气，秋变春气，所谓得五行时之胜，乃时气相胜变气，故为和平。如岁木不及，岁金太过，春时反变为肃杀；如岁火不及，岁水太过，夏时而反寒气流行，是时气与变气不相胜，则病矣。故非其所胜之时则微，当其所胜之时则甚也。重感于邪者，谓四时不正之邪也。〔眉批：胜气与邪气不同〕。

帝曰：善。所谓精光之论，大圣之业，宣明大道，通于无穷，究于无极也。余闻之，善言天者，必应于人；善言古者，必验于今，善言气者，必彰于物；善言应者，同天地之化，善言化言变者，通神明之理，非夫子孰能言至道欤！

精光之论，论神明之理也。大圣之业，通于无穷者，上以治民，下以治身，德泽下流，传之后世，无有终时也。《易》曰："知变化之道者，其知神之所为乎！"

乃择良兆而藏之灵室，每旦读之，命曰《气交变》。非斋戒不敢发，慎传也。

"灵室"，灵兰密室。盖天地阴阳之道，上帝之贵也，非斋戒不敢发，敬谨之至，恐传非其人，慢泄天宝也。

五常政大论篇第七十

言五运有政令之常，有常而后有变。

黄帝问曰：太虚寥廓，五运回薄，衰盛不同，损益相从。愿闻平气，何如而名，何如而纪也？

"太虚"，谓空冥之境。"寥廓"，幽远也。"回薄"，旋转也。"盛衰"，太过不及也。有盛衰，则损益相从矣。"平气"，乃岁会之纪，气之平者也。徐振公曰："五运之始，苍黔丹素玄之气，缊缊于太虚之间，故曰太虚寥廓，五运回薄。"

岐伯对曰：昭乎哉问也！木曰敷和，火曰升明，土曰备化，金曰审平，水曰静顺。

此言五运之平气，而各有纪名也。东方生风，风生木，木得其平，则敷布阳和之气，以生万物；火性炎上，其德显明；土主化物，而周备于四方；金主肃杀，得其和平，不妄刑也；水体清静，性柔而顺。

帝曰：其不及奈何？岐伯曰：木曰委和，火曰伏明，土曰卑监，金曰从革，水曰涸流。

此言五运不及而各有纪名也。木气不及，则不能敷布阳和而委弱矣；火气不及，则光明之令不升而下伏矣；土气不及，则卑下坚守，而不能周备于四方矣；金性本刚，不及，则从火化而变革矣；水气不及，则源流干涸矣。

帝曰：太过何谓？岐伯曰：木曰发生，火曰赫曦，土曰敦阜，金曰坚成，水曰流衍。

五运太过，亦各有纪名也。木气有馀，发生盛也。"赫曦"，光明显盛之象。"敦"，厚；"阜"，高也。金体坚刚，用能成物。"衍"，满而溢也。

帝曰：三气之纪，愿闻其候。岐伯曰：悉乎哉问也！敷和之纪，木德周行，阳舒阴布，五化宣平；其气端，其性随，其用曲直，其化生荣，其类草木，其政发散，其候温和，其令风，其脏肝，肝其畏清，其主目，其谷麻，其果李，其实核，其应春，其虫毛，其畜犬，其色苍，其养筋，其病里急支满，其味酸，其音角，其物中坚，其数八。

　　"纪"，年也。"三气"，谓平气之与太过不及也。木之平运，是为敷和。木德周行，则阳气舒而阴气布，盖生长化收藏之五气，先由生气之宣布，生气和则五气皆平矣。"端"，正直也。"随"，柔顺也。"曲直"，木之体用也。"生荣"，木之生化也。"类"，物类也。发生散蔓，木布之政也。"温和"，春之候也。在天之风气，木之号令也。其在脏为肝。畏清者，木畏金也。在窍为目，在谷为麻，麻体象木，其色苍也。在果为李，色青而味酸也，核内有仁，仁分两片，木之生原也。毛虫如草木之森丛，而生于草木者也。犬性勇往直前，感春生怒发之气也。肝主筋，故其养在筋，里急支满，肝之病也。"角"，木音也。木生于水为坚，多心，故其物主中坚。八者，木之成数也。〔眉批：五行之木，乃在天之神化，故与在地所生之草木同类。又："麻"字，从秝〕

　　升明之纪，正阳而治，德施同普，五化均衡；其气高，其性速，其用燔灼，其化蕃茂，其类火，其政明曜，其候炎暑，其令热，其脏心，心其畏寒，其主舌，其谷麦，其果杏，其实络，其应夏，其虫羽，其畜马，其色赤，其养血，其病瞤瘛，其味苦，其音徵，其物脉，其数七。

　　火位南方，故正阳而治，火主阳气，故德施周普，阳和之气四布，五化俱以均平，皆感火之化也。火气炎上，故其气高；火性动急，故性速也；烧炙曰燔灼，火之用也；万物蕃茂，夏长之化也。凡在地之火，皆与之同类。"明曜"，火布之政也。"炎暑"，夏之候也。在地为热，火之令也。在脏为心，心其畏寒，火畏水也。心开窍于舌，麦乃夏成之谷也。杏色赤，而味苦。络者，果实之脉络也。羽虫飞翔而上，感火气之生也。马属午，火之畜也。心主血脉，故其养在血。"瞤瘛"，动掣也，经脉感火气而缩急也。"徵"，火之音。"苦"，火之味。"脉"，物之脉络也。"七"，火之成数也。

　　备化之纪，气协天休，德流四政，五化齐修；其气平，其性顺，其用高下，其化丰满，其类土，其政安静，其候溽蒸，其令湿，其脏脾，脾其畏风，其主口，其谷稷，其果枣，其实肉，其应长夏，其虫倮，其畜牛，其色黄，其养肉，其病否，其味甘，其音宫，其物肤，其数五。

　　"协"，合也，天主生，地主成，土气和平，合天之休美而化生万物也。土德流于四方，而五化齐修矣。平夷，土之气，柔顺，土之性也。高下者，土之体，或高或下，咸备其化，土之用也。丰厚满溢，湿土之化也。五方五土，与之同类。安静而化，土之政也。"溽蒸"，长夏之候也，，在天为湿土之令也。其在脏主脾，畏风者，木乃土之胜也。脾开窍于口。"稷"，黅谷也，枣色黄而味甘。肉，果实之肉也。"倮虫"，肉体之虫。"牛"，土之畜也。脾主肌肉，故其养在肉。否者，脾病于中，而上下之气不交也。"宫音"，中土之音。"肤"，物之肤肉也。"五"，乃土之生数。《六元正纪论》曰："土常以生也。"

审平之纪，收而不争，杀而无犯，五化宣明；其气洁，其性刚，其用散落，其化坚敛，其类金，其政劲肃，其候清切，其令燥，其脏肺，肺其畏热，其主鼻，其谷稻，其果桃，其实谷，其应秋，其虫介，其畜鸡，其色白，其养皮毛，其病咳，其味辛，其音商，其物外坚，其数九。

"金"，兵象也。金气和平，故收而不争。天地之气，春生秋杀，杀而无犯，不残害于物也。金气清肃，故五化得之，咸有宣明。洁白，金之气也。刚坚，金之性也。万物散落，金之用也。其气收敛，秋之化也。五金之类，与之同类，坚劲肃清，金之政也。"清切"，秋之候也。在天为燥金之令也。其脏为肺，肺畏热者，金畏火也。肺开窍在鼻，稻乃秋成之谷也。桃色白而有毛，肺之果也。坚壳之实，介甲之虫，皆感坚刚之气而生也。鸡性善斗，感肃杀之气也。肺主皮毛，故其养在皮毛。咳者，肺之病也。商主西方之音。辛乃金之味也。其于万物，咸如实壳虫介之外坚。"九"，乃金之成数也。〔眉批：促织好斗，亦感肃杀之气而生。〕

静顺之纪，藏而勿害，治而善下，五化咸整；其气明，其性下，其用沃衍，其化凝坚，其类水，其政流演，其候凝肃，其令寒，其脏肾，肾其畏湿，其主二阴，其谷豆，其果栗，其实濡，其应冬，其虫鳞，其畜彘，其色黑，其养骨髓，其病厥，其味咸，其音羽，其物濡，其数六。

水之平运，是谓静顺。夫万物得生长之气而茂盛，水运和平，故虽主藏而不害于物也。"整"，齐也。平治而善下，故五气感之而咸整也。天乙生水，故其气高明，水性就下，故性下也。"沃"，灌溉也。"衍"，满溢也。万物凝坚，藏气之化也。大地之水与之同类，流演不竭，水之政也。"凝肃"，冬之候也。在天为寒水之令也。在脏为肾，肾其畏湿，水畏土也。肾开窍于二阴。豆乃水之谷也，栗色黑，味咸，肾之果也。濡者，实中之有津液者也。鳞虫，水中之所生。"彘"，豕也。肾主骨髓，故其养在骨髓。"厥"，逆也。盖肾为生气之原，故病则手足厥冷也。"羽音"，属水。"六"，乃水之成数也。

故生而勿杀，长而勿罚，化而勿制，收而勿害，藏而勿抑，是谓平气。

是以木运之岁，得生气，而五金气之肃杀；火运之岁，得长气，而无水气之克伐；土运之岁，得化气，而无木气之制胜；金运之岁，得收气，而无火气之贼害；水运之岁，得藏气，而无土气之过抑，是谓平气之岁也。

委和之纪，是谓胜生。生气不政，化气乃扬，长气自平，收令乃早，凉雨时降，风云并兴，草木晚荣，苍干凋落，物秀而实，肤肉内充；其气敛，其用聚，其动㹠戾拘缓，其发惊骇，其脏肝，其果枣李，其实核壳，其谷稷稻，其味酸辛，其色白苍，其畜犬鸡，其虫毛介，其主雾露凄沧，其声角商，其病摇动注恐，从金化也。少角与判商同，上角与正角同，上商与正商同。其病肢废痈肿疮疡，其甘虫，邪伤肝也，上宫与正宫同。萧飋肃杀，则炎赫沸腾，眚于三，所谓复也。其主飞蠹蛆雉，乃为雷霆。

"㹠"，音软。"戾"，音利。飋，音瑟。木运不及，是谓委和，则所胜之气，胜其生气矣。金气胜，则木之生气，不能彰其政令矣。木政不章，则土气无畏，而化气乃扬，木衰则火气不盛，故长气自平。金气盛，故收令乃早也。凉为金化，风为木化，云雨为土化，此以木运不及，故兼有金土之化也。生气不政，故草木晚荣，收令乃早，故苍干刑落，化气与秋成之气专令，是以物秀而实，肤肉内充。收敛，金之气也。生聚，木之用也。动者，病机动于内。发者，证发于外也。"㹠"，短缩也；"戾"，了戾也；"拘"，拘急也；"缓"，不收也，皆筋之为病也。《金匮真言》曰："东方肝木，其病发惊骇，其脏主肝，其果之枣、李，实之核、壳，谷之稷稻，味之酸、辛，色之苍、白，畜之犬、鸡，虫之毛、介，声之角、商，因木运不及，故兼从金土之化也。""其主雾露凄沧，金之胜也。"其病摇动注恐"，肝之病也，此从金化故也。"判"，半也。少角与判商同者，总谓六丁年木运不及之岁也。角乃木音，木运不及，故主少角。金兼用事，故半与商金同其化也。上角与正角同者，乃丁巳、丁亥二岁，上见厥阴司天，岁木不及，而得司天之助，故与敷和之正角同也。上商与正商同者，乃丁卯、丁酉二岁，上临阳明司天，故曰上商。木运不及，半商同化，而又值阳明司天，则金全用事，与审平之正商相同也，故其病肢废痈肿疮疡。其甘虫，皆金气盛而邪伤肝也。上宫与正宫同者，乃丁丑、丁未二岁，上临太阴司天，故曰上宫，岁木不及，化气乃扬，而又得司天之助，是土得以自专，与备化之纪相同，故上宫与正宫同也。"萧飋肃杀"，金淫甚也。"炎赫沸腾"，火来复也。其灾眚当主于东方之《震》位，所谓复也。蠹生于木，飞乃火象，言主复者，乃木中所生之火也。蛆乃蝇之子，蛆入灰中，脱化为蝇，蝇喜暖恶寒，昼飞夜伏，雉为《离》禽，皆火复之气化也。雷之迅者曰霆，木郁极而火绕之，其气则为雷霆，故《易》曰："震为雷"。〔眉批：金主肤，土主肉，肝主筋。又：首言判而后言少者，谓少乃半之气也。甘虫生于湿以蠹木。〕

伏明之纪，是谓胜长。长气不宣，藏气反布，收气自政，化令乃衡，寒清数举，暑令乃薄，承化物生，生而不长，成实而稚，遇化已老，阳气屈伏，蛰虫早藏；其气郁，其用暴，其动彰伏变易，其发痛，其脏心，其果栗、桃，其实络、濡，其谷豆、稻，其味苦、咸，其色玄、丹，其畜马彘，其虫羽鳞，其主冰雪霜寒，其声徵羽，其病昏惑悲忘，从水化也。少徵与少羽同，上商与正商同，邪伤心也。凝惨栗冽，则暴雨霖霪，眚于九，其主骤注，雷霆震惊，沉阴龄淫雨。

龄，音阴。火运不及，则水胜其长，是以火之长气不宣，而火之藏气反布。火气伏明，则金无所畏，故收气得自主其政。火不及则所生之土气不盛，是以化令平衡，寒清数举，暑令乃薄，水胜火也。承土之化气平衡，故物得以生，长气不宣，故生而不长。生而不长，故稚小即已成实，遇长夏之化气即老矣。寒清数举，故阳气屈伏，藏气用事，故蛰虫早藏。其气郁，水制其火也。其用暴，火性欲发也。彰者，火之政令也，彰伏则变易而为寒矣。故其发为痛，盖寒胜则痛也。其脏主心，其果之栗桃，实之络濡，谷之豆稻，味之苦咸，色之玄丹，畜之马彘，虫之羽鳞，声之徵羽，皆火运不及，故兼从金水之化也。"冰雪霜寒"，水之变易也。"昏惑悲忘"，心神不足也，因从水化而心火受亏也。少徵与少羽同者，总谓六癸岁也，徵为火音，火运不及，故曰少徵，水兼用事，故少徵与少羽同其化也。上商与正商同者，乃癸卯、癸酉二岁，上临阳明司天，故曰上商，金无所畏，而又得天之助，是火运之纪，而行审平之政，故上商之岁与正商之气同也。金水兼胜，邪伤心也。"凝惨凓冽"，寒淫甚也。"暴雨霖霪"，土来复也。灾眚当在离位之南方。"沉龄"，阴云蔽日也。"骤注淫雨"，土之变也。"雷霆震惊"，火郁发也。〔眉批：《气交变论》曰："太过不及，专胜兼并。"兼胜者名少，独治者名正。太阴

所至为注雨。〕

卑监之纪，是谓减化。化气不令，生政独彰，长气整，雨乃愆，收气平，风寒并兴，草木荣美，秀而不实，成而秕也；其气散，其用静定，其动疡涌分溃痈肿，其发濡滞，其脏脾，其果李栗，其实濡核，其谷豆麻，其味酸甘，其色苍黄，其畜牛犬，其虫倮毛，其主飘怒振发，其声宫角，其病留满否塞，从木化也。少宫与少角同，上宫与正宫同，上角与正角同。其病飧泄，邪伤脾也。振拉飘扬，则苍干散落，其眚四维，其主败折虎狼，清气乃用，生政乃辱。

土运不及，则化气乃减，木反胜之，是以化气不能施其令，而生政独彰也。木火相生，故长气整。化气不令，故雨乃愆期。土气不及，故收气自平。木水专令，故风寒并兴。生气彰，而长气整，故草木荣美。化气不令，故虽秀而不实，成而秕也。发散，木之气。静定，土之用也。疡涌诸证，逆于肉理，乃生痈肿也。濡滞，水乘土病也。其脏在脾，其果李栗，其实濡核，其谷豆麻，其味酸甘，其色苍黄，其畜牛犬，其虫倮毛，其声宫角，因土运不及，故兼从水木之化也。"飘怒振发"，木气胜也。"留满否塞"，脾气伤也。少宫与少角同者，总谓六己岁也，宫为土音，土运不及，是为少宫，木兼用事，故少宫与少角同其化也。上宫与正宫同者，乃己丑、己未二岁，上临太阴湿土司天，故曰上宫，土运不及而得司天之助，是少宫之纪，行备化之气，故与正宫相同也。上角与正角同者，谓己巳己亥二岁，上临厥阴司天，故曰上角，少宫少角之纪，而角得司天之助，木反独专，故与正角之岁相同也。其病飧泄，邪伤脾也。振拉飘扬，木淫甚也。苍干凋落，金复木也。其灾眚当在四维，乃乾坤艮巽之方也。"败折"，金之用也。"虎狼"，西方之兽也。"辱"，屈也。金气复而生政始辱。〔眉批：土主成物。〕

从革之纪，是谓折收。收气乃后，生气乃扬，长化合德，火政乃宣，庶物以蕃，其气扬，其用躁切，其动铿禁瞀厥，其发咳、喘，其脏肺，其果李杏，其实壳络，其谷麻麦，其味苦辛，其色白丹，其畜鸡羊，其虫介羽，其主明曜炎烁，其声商徵，其病嚏咳鼽衄，从火化也。少商与少徵同，上商与正商同，上角与正角同，邪伤肺也。炎光赫烈，则冰雪霜雹，眚于七，其主鳞伏彘鼠，藏气早至，乃生大寒。

金运不及则收政乃折矣。收气在后，则木无所畏，而生气乃扬，长化合德，故庶物以蕃。"升扬"，火之气也。"躁切"，金之用也。金主声，铿禁者，声不出也。"嚘"，肺是动病也，厥气上逆也。"咳喘"，火刑肺也。其脏主肺，其果之李杏，实之壳络，谷之麻麦，味之苦辛，色之白丹，畜之鸡羊，虫之介羽，声之商徵，皆金运不及，而兼木火之化也。"明曜炎烁"，火之胜也。嚏咳鼽衄，金之病也。少商与少徵同者，总谓六乙岁也，商主金音，金运不及，故为少商，火兼用事，故少徵同其化也。上商与正商同者，乃乙卯乙酉二岁，上临阳明司天，故曰上商，金运不及，而得司天之助，则金气平而不为火胜，与审平之气相同，故上商与正商同也。上角与正角同者，乃乙巳、乙亥二岁，上临厥阴司天，故曰上角，生气乃扬，而又得司天之助，故与正角之岁相同也。水火相胜，故邪伤肺也。炎光赫烈，火淫甚也。冰雪霜雹，水来复也。其灾眚是兑之西方，其主鳞伏羸鼠，皆水之虫兽也。藏气早至，故乃生大寒。〔眉批：羊马皆属火。又：运不及，则己所不胜，侮而乘之，己所胜轻而侮之。又：金气盛则子能制火。〕

涸流之纪，是谓反阳。藏令不举，化气乃昌，长气宣布，蛰虫不藏，土润水泉减，草木条茂，荣秀满盛；其气滞，其用渗泄，其动坚止，其发燥槁，其肾脏，其果枣杏，其实濡肉，其谷黍稷，其味甘咸，其色黅玄，其畜彘牛，其虫鳞保，其主埃郁昏翳，其声羽宫，其病痿厥坚下，从土化也。少羽与少宫同，上宫与正宫同，其病癃闭，邪伤肾也。埃昏骤雨，则振拉摧拔，眚于一，其主毛显狐貉，变化不藏。

水寒不及，阳反胜之，水之藏令不举，土之化令乃昌，水令不举，则火无所畏，故长气得以宣布，阳热反盛，是以蛰虫不藏。"土润水泉减"，土胜水也。"草木条茂，荣秀满盈"，得长化之气也。"濡滞"，土之气也。"渗泄"，水之用也。"其动坚止"，土制水而成积也。"其发燥槁"，阴液虚也。其脏为肾，其果之枣杏，实之濡肉，谷之黍稷，味之甘咸，色之黅玄，畜之彘牛，虫之鳞保，声之羽宫，因水运不及，故兼从火土之化也。"埃郁昏翳"，土之胜也。"痿厥坚下"，肾之病也。此水运不及而反从土化也。少羽与少宫同者，总谓六辛岁也，羽为水音，水运不及，故曰少羽，土兼用事，故与少宫同化也。上宫与正宫同者，谓辛丑、辛未二岁，上临太阴司天，故曰上宫，土兼用事，而又得司天之助，故少羽之纪，反与正宫之岁相同也。"癃闭，"邪伤肾而肾气不化也。埃昏骤雨，土淫甚也。振拉摧拔，木气复也。其灾眚当在坎之北方。毛乃丛聚之象，感春森之气而生，狐貉以毛显而为裘，故其主狐貉，《尔雅》

曰："狐，犬兽也，善变化。"《管子》曰："狐白应阴阳之变。"〔眉批："同"，谓岁运之气相同〕。

故乘危而行，不速而至，暴疟无德，灾反及之。微者复微，甚者复甚，气之常也。

此总结上文，而言五运不及，则所胜之气，乘危而行，不速而至，惟淫胜而无和祥之德，以致子来复仇，灾反及之。胜微则复微，胜甚则复甚，此胜复之常气也。

发生之纪，是谓启陈。土疏泄，苍气达，阳和布化，阴气乃随，生气淳化，万物以荣；其化生，其气美，其政散，其令条舒，其动掉眩、癫疾，其德鸣靡启拆，其变振拉摧拔，其谷麻稻，其畜鸡犬，其果李桃，其色青黄白，其味酸甘辛，其象春，其经足厥阴少阳，其脏肝脾，其虫毛介，其物中坚外坚，其病怒，太角与上商同，上徵则其气逆，其病吐利，不务其德，则收气复，秋气劲切，甚则肃杀，清气大至，草木凋零，邪乃伤肝。

岁木太过，是谓发生。"启"，开。"陈"，布也。布散阳和，发生万物之象也。土得其制化，故主疏泄。苍气，木气也，厥阴之上，风木治之，是以阳和布化于上，而阴气乃随于下也。生气有馀，故万物感之而荣茂芳美。"发散"，木之政也。"条舒"，阳和之令也。"掉眩癫疾"，风气淫于上也。"鸣"，风木声也。"靡"，散也。"启坼"，即发陈之义，应春之气也。"振拉摧拔"，风之变易也。其谷之麻稻，畜之鸡犬，果之李桃，色之青黄白，味之酸甘辛，虫之毛介，物之中坚外坚，因木气太盛，彼此交相承制而生化也。其象应春，其经合于足厥阴肝、足少阳胆，其脏应于肝、脾。其病怒，肝气盛也。太角与上商同者，谓气之太过，自有承制，有承制则有生化，如太角之岁，木运太过，则金气承之，而所生之谷为稻、麻，所生之果为李、桃，其畜鸡、犬，其虫毛、介，皆感木金之气而生化，与上商之岁相同也。盖诸壬岁，无阳明之上临，故曰太角与上商同。如有阳明司天，则当云上商与正角同，盖言虽无司天之上临，而有自然之承制也。上徵者，谓司天上临少阴君火，少阳相火，乃壬子、壬午、壬寅、壬申四岁，木运有馀，而上临火气，子居母上，则其气逆，逆于上则吐，逆于下则利也。木淫太过，则金气来复，秋气劲切，甚则肃杀，草木凋零，邪乃伤肝。

赫曦之纪，是谓蕃茂。阴气内化，阳气外荣，炎暑施化，物得以昌；

其化长，其气高，其政动，其令明显，其动炎灼妄扰，其德暄暑郁蒸，其变炎烈沸腾，其谷麦豆，其畜羊彘，其果杏栗，其色赤白玄，其味苦辛咸，其象夏，其经手少阴太阳，手厥阴少阳，其脏心肺，其虫羽鳞，其物脉濡，其病笑疟疮疡血流，狂妄目赤；上羽与正徵同，其收齐，其病痓，上徵而收气后也；暴烈其政，藏气乃复，时现凝惨，甚则雨水霜雹切寒，邪伤心也。

岁火太过，是谓赫曦。长气盛，故草木蕃茂。少阴之上，君火主之，故阴气内化，阳气外荣，炎暑施化，司夏令也。物得以昌，受长气也。夏主长，故其化长；火气升，故其气高；火性动，故其政动；火光明，故其令明。炎灼妄扰者，手足燥扰也。"暄暑郁蒸"，气之和祥也。"炎烈沸腾"，极则变易也。其谷之麦豆，畜之羊彘，果之杏栗，虫之羽麟，物之脉濡，色之赤白玄，味之苦辛咸，交相承制而生化也。其象应夏，其经合于手少阴心、手太阴小肠、手厥阴心包络、手少阳三焦四经。其脏心者，火脏也。合于肺者，即《五脏生成篇》之所谓"肺之合皮也，其荣毛也，其主心也"之义。五脏皆然。《灵枢经》曰："心气实，则笑不休。"《本经》曰："夏伤于暑，秋必痎疟。""疮疡血流，狂妄目赤"，皆火热之为病也。上羽者，上临太阳寒水司天，乃戊辰、戊戌二岁，火运太过，得水制之，则火气已平，故与升明正徵之相同也。火气平而金不受伤，故其收气得与生长化气之相平也。上羽之岁，乃太阳司天。痓者，太阳之为病也。上徵者，上临君相二火，乃戊子、戊午、戊寅、戊申四岁，火热更甚，故收气乃后，暴烈其政，火淫甚也。水气复之，故时现凝惨，甚则雨水冰雹，而心乃受伤也。〔眉批：《阴阳别论》曰："二阴为里，故在厥阴则曰阴气乃随，在少阴曰阴气内化。"〕

敦阜之纪，是谓广化。厚德清静，顺长以盈，至阴内实，物化充成，烟埃朦郁，见于厚土，大雨时行，湿气乃用，燥政乃辟；其化圆，其气丰，其政静，其令周备，其动濡积并蓄，其德柔润重淖，其变震惊飘骤崩溃，其谷稷麻，其畜牛犬，其果枣李，其色黔玄苍，其味甘咸酸，其象长夏，其经足太阴阳明，其脏脾肾，其虫倮毛，其物肌核，其病腹满，四肢不举，大风迅至，邪伤脾也。

土运太过，是谓敦阜。土气盛而化气布于四方，故为广化。"厚德清静"，土之体也。"顺长以盈"，火土合化也。太阴之上，湿土主之，故至阴内实，物化充成。盖太阴为阴中之至阴，阴气内实，而后化成万物于外。"烟埃朦郁"，土之气也。厚土者，见于山陵之间也。大雨时行，湿气上蒸，终为注雨也。"辟"，避也。夏秋之交，湿土主令，湿气盛，是以秋之燥气乃辟。"圆"，周遍也。"丰"，盈充也。静者，土之政。"周备"，土之令也。"蓄"，聚也。湿则濡滞而成积聚也。"柔润重淖"，土之德也。"震惊崩溃"，气之变也。其谷之稷麻，畜之牛犬，虫之倮毛，果之枣李，色之黔玄苍，味之甘咸酸，皆交相承制而生化也。其经合于足太阴脾、足阳明胃，其脏合于脾、肾。其腹满四肢不举，水湿之为病也。土气太过，风乃复之，则脾反受伤矣。

坚成之纪，是谓收引。天气洁，地气明，阳气随阴治化，燥行其政，物以司成，收气繁布，化洽不终。其化成，其气削，其政肃，其令锐切，其动暴拆疡疰，其德雾露萧飂，其变肃杀凋零，其谷稻黍，其畜鸡马，其果桃杏，其色白青丹，其味辛酸苦，其象秋，其经手太阴阳明，其脏肺肝，其虫介羽，其物壳络，其病喘喝，胸凭仰息，上徵与正商同，其生齐，其病咳，政暴变，则名木不荣，柔脆焦首，长气斯救，大火流，炎烁且至，蔓将槁，邪伤肺也。

岁金太过，名曰坚成。秋令主收，是谓收引。天气洁，地气明，金气清也。阳明之上，燥气主之，是以阴金治化于上，而阳明之气在下随之。秋主收成，故燥行其政，物以司成，秋主收而长夏主化，收气早布，是以化洽不终。成者，秋之化；削者，金之气也。肃者，金之政；"锐切"，金之令也。"暴拆"，筋受其伤。"疡疰"，皮肤之疾也。"雾露萧飂"，气之祥也。"肃杀凋零"，气之变也。其谷之稻黍，畜之鸡马，果之桃杏，虫之介羽，物之壳络，色之白青丹，味之辛酸苦，交相承制而生化也。其象应秋。其经合于手太阴肺、手阳明大肠，其脏合于肺肝，其病喘喝胸凭仰息，金气太盛，而肺气实也。上徵者，上临少阴、少阳二火，乃庚子、庚午、庚寅、庚申四岁，金气太过，得火制之，金气已平，故与审平之正商相同也。金气平，故木之生气不屈，得与四气齐等。其病咳，火伤肺也。肃杀太甚，则草木受伤，长气来复以救之，是以大火西流而肺反受伤也。〔眉批：长气来救，故虽柔脆者，只焦其首。〕

流衍之纪，是谓封藏。寒司物化，天气严凝，藏政以布，长令不扬，其化凛，其气坚，其政谧，其令流注，其动漂泄沃涌，其德凝惨寒雾，其变冰雪霜雹，其谷豆稷，其畜彘牛，其果栗枣，其色黑丹黅，其味咸苦甘，其象冬，其经足少阴太阳，其脏肾心，其虫鳞倮。其物濡满，其病胀，上羽而长气不化也，政过则化气大举，而埃昏气交，大雨时降，邪伤肾也。

"谧"，音蜜。"雹"，音薄。水运太过，是为流衍。冬主闭藏，故谓封藏，寒气司化，故天气严凝。水政以布，故火令不扬，凛冽寒之化也。"坚凝"，寒之气也。"谧"，安静也。"流注"，水之性也。"漂泄沃涌"，水注之为病也。"凝惨寒雰"，寒气之和者也。"冰雪霜雹"，寒极而变易也。其谷之豆、稷，畜之彘牛，果之栗枣，虫之鳞倮，物之濡满，色之黑丹黅，味之咸苦甘，皆交相承制，而生化也。其象应冬，其经合于足少阴肾、足太阳膀胱，其脏合于肾、心。其病胀者，水盛而乘土也。上羽者，谓上临太阳寒水司天，乃丙辰、丙戌二岁，水气太盛，故火气不能施化也。水政太过，则土来复之，"埃昏"，湿气上蒸也。气交者，湿气上升而为云，天气下降而为雨也。大雨时降，肾反受邪。

故曰：不恒其德，则所胜来复，政恒其德，则所胜同化，此之谓也。

此总结五运之气，如恃强而不恒其德，则所胜之气来复，所谓侮反受邪，寡于畏也。如政令和平，各守其理，则所胜之气同化矣。同化者，即春有鸣条律畅之化，则秋有雾露清凉之政是也。按上章论五运之气有余而往，不足随之；不足而往，有余从之。太过不及，为民病物变，上应五星，故曰《气交变大论》。此篇论五运主岁，有平气，有太过，有不及，各主果谷虫畜，草木生物，数声色味，生长收藏，皆五行政令之常，故曰《五常政大论》。运气七篇，大略相同而各有条理，学者各宜体认。

帝曰：天不足西北，左寒而右凉，地不满东南，右热而左温，其故何也？

夫天有阴阳，地有阴阳，故论天之五运而复论地之四方。左寒右凉，左热右温者，从后天之卦象也。盖后天之卦离南坎北，震东兑西，以天地开辟而后有四方也。

岐伯曰：阴阳之气，高下之理，太少之异也。

阴阳之气者，谓四方有寒热之气。高下之形者，谓地土有高下之形。太少者，四象也。因四方之气象，而各有异也。

东南方阳也，阳者其精降于下，故右热而左温；西北方阴也，阴者其精奉于上，故左寒而右凉。是以地有高下，气有温凉，高者气寒，下者气热。

精者，即天乙所生之精水也。天气包乎下，精气通于天，故《阴阳应象大论》曰："天有精，地有形。"盖天为阳而精为阴，阴阳上下之环转也。故精降于下，则阳气升于上，是以右热而左温；阴精奉于上，则阳气藏于下，故左寒而右凉。西北势高，东南地陷，故高者气寒，下者气热。〔眉批：阴精从西而北，阳气自东而南。〕

故适寒凉者胀，之温热者疮，下之则胀已，汗之则疮已，此腠理开闭之常，太少之异耳。

此复论精气之从中而上下升降者也。"适"，从也，适生于寒凉之方，阴气上奉则阳气下藏，故多胀，所谓脏寒生满病也。"之"，往也。往处于温热之方，阴气下降则阳气上升，故多疮。所谓痛痒疮疡，皆属于火也，故下之则阴精降，而阳气自升，故胀者已；汗乃阴液，汗之则阴液升，而阳气自降，故疮者愈。此精气出入于肌腠之间，上下升降，一合一开，乃自然之常理。人生于天地气交之中，有四方寒热之异，当从其气而调之，自然苛疾不起。按精气上下环转，包乎地之外也。燥以干之，暑以蒸之，风以动之，湿以润之，寒以坚之，火以温之，此精气之贯乎中也。以上二节当与《五运行大论》合参。

帝曰：其于寿夭何如？岐伯曰：阴精所奉其人寿，阳精所降其人夭。

阴精所奉之处，则元气固藏，故人多寿。阳精所降之方，则元阳外泄，故人多夭。曰阴精，曰阳精，当知地有精，而天有精，盖在地为阴，在天则为阳也。

帝曰：善。其病也，治之奈何？岐伯曰：西北之气，散而寒之；东南之气，收而温之，所谓同病异治也。

西北气寒，寒固于外，则热郁于内，故宜散其外寒，凉其内热；东南气热，则阳气外泄，里气虚寒，故宜收其元阳，温其中冷。所谓为病虽同，而治法则异也。

故曰：气寒气凉，治以寒凉，行水渍之；气温气热，治以温热，强其内守。必同其气，可使平也，假者反之。

西北之气寒凉，则人之阳热遏郁于内，故当治以寒凉。行水渍之者，用汤液浸渍以取汗，开其腠理，以使阳气通畅。东南之气温热，则人之腠理开而阳气外弛，故当治以温热，强其元阳，固守于内，是闭者开之，开者闭之。气之升长者，收而藏之；气之收藏者，成而散之，必使其气之和同而始平也。如西北之人，病寒邪而假热者，又当治以温热；如东南之人，病热邪而假寒者，又当治以寒凉，所谓假者反之。玉师曰："上节论四方之真气，末句言四方之邪气。"

帝曰：善。一州之气，生化寿夭不同，其故何也？岐伯曰：高下之理，地势使然也。崇高则阴气治之，污下则阳气治之。阳胜者先天，阴胜者后天，此地理之常，生化之道也。

此复论一方之气而亦有阴阳寒热之不同也。如山陵高阜之地，则多阴寒；污下卑湿之地，则多阳热。阳胜者，四时之气，先天时而至；阴胜者，四时之气，后天时而至。盖寒暑往来，皆从地之出也。此地理高下厚薄之分，阴阳出入之常也。生化之道者，谓生长化收藏之气。阳气治之，气多生长；阴气治之，气多收藏。徐振公曰："此节论中土，而兼于四方。"

帝曰：其有寿夭乎？岐伯曰：高者其气寿，下者其气夭，地之小大异也，小者小异，大者大异。

"高者"，其气收藏，故多寿；"下者"，其气发越，故多夭。一州之气，有大小之异也。高下之小者小异，大者大异。"异"，谓寿夭之异。

故治病者，必明天道地理，阴阳更胜，气之先后，人之寿夭生化之期，乃可以知人之形气矣。

天道者，天之化运也。地理者，地之四方也。阴阳更胜者，五运六气之有太过不及，有淫胜郁复也。气之先后者，太过者先天，不及者后天；污下者先天，高厚者后天也。明人之寿夭，气之生化，乃可以知人之形气矣。《灵枢经》曰："形与气相任则寿，不相任则夭；皮与肉相裹则寿，不相裹则夭；血气经络胜形则寿，不胜形则夭；形充而皮肤缓者则寿，形充而皮肤急者则夭；平人而气胜形者寿，病而形肉脱，气胜形者死，形胜气者危矣。"

帝曰：善。其岁有不病，而脏气不应不用者，何也？岐伯曰：天气制之，气有所从也。

此下三节，论天有五运，地有五方，而又有司天在泉之六气，交相承制者也。岁有不病者，不因天之五运，地之五方，而为病也。脏气者，五脏之气，应合五运五行。"不应不用者"，不应五运之用也。此因司天之气制之，而人之脏气从之也。按司天在上，在泉在下，五运之气运化于中。此节论五运主岁，有司天之气以制之，而反上从天化。下节论司天在泉之气，主生育虫类，而五运有相胜制，以致不育不成。后节论五运之气，主生化蕃育，而少阳在泉则寒毒不生，阳明在泉则湿毒不生，太阴在泉则燥毒不生，乃上中下之交相贯通，五六之互为承制，理数之自然也。

帝曰：愿卒闻之。岐伯曰：**少阳司天，火气下临，肺气上从，白起金用，草木眚，火见燔焫，革金且耗，大暑以行，咳嚏鼽衄，鼻窒口疡，寒热胕肿。**

按金平之纪，其脏肺，其色白，其类金，皆五运五行之用也。上从者，因司天之气下临，畏其胜制而从之也。盖五运之气根于中，而运于外。司天之气位于上，而临于下。肺气上从，白起金用，皆上从司天之气，而不为五运之所用。金用于上，则草木眚于下，金从火化，则变革而且耗。咳嚏鼽衄鼻窒，皆肺病也；尸疡寒热胕肿，火热证也。此金之运气，而反从火化者也。此论运气上从天化，与天刑岁运，少有分别。

风行于地，尘沙飞扬，心痛胃脘痛，厥逆隔不通，其主暴速。

少阳司天则厥阴在泉，故风行于地；风胜则动，故尘沙飞扬。《灵枢经》曰："厥阴心包络所生病者，心痛，烦心。"胃脘痛者，木克土也。土位中央，中隔不通，则上下厥逆也。风气迅速，故其主暴速。按此章重在天气制之，脏气上从，有司天则有在泉，故兼论其在泉之气。

阳明司天，燥气下临，肝气上从，苍起木用而立，土乃眚，悽沧数至，木伐草萎，胁痛目赤，掉振鼓栗，筋痿不能久立。

立者，木之体也。盖言五行之体在地，而其用上从于天，木从天化，故下为土眚。金气下临，故木伐草萎，胁痛目赤，振掉筋痿，皆肝木之病。

暴热至，土乃暑，阳气郁发，小便变，寒热如疟，甚则心痛，火行于槁；流水不冰，蛰虫乃现。

阳明司天，则少阴君火在泉，故暴热至而土乃暑也。"郁"，长也。阳热甚，故小便变而寒热如疟，所谓夏伤于暑，秋必痎疟也。心痛者，火淫于内也。"槁"，草木枯槁也。谓火行于草木枯槁之时，故流水不冰，而蛰虫不藏也。张玉师曰："在泉之气主岁半以后，故先言长夏之土，土而秋，秋而冬也。"

太阳司天，寒气下临，心气上从，而火且明，丹起金乃眚，寒清时举，胜则水冰，火气高明，心热烦，嗌干善渴，鼽嚏，喜悲，数欠，热气妄行，寒乃复，霜不时降，善忘，甚则心痛。

火者，火之体；明者，火之用也。寒气下临，脏气上从，火性炎上，水性润下，是以火性高明于上，而水寒冰凝于下也。夫在地为水，在天为寒，火气妄行于上，故霜寒以复之。心热烦嗌干善渴，火炎于上也。肺者心之盖，鼽嚏善悲，火热铄金也。火为阳，水为阴，数欠者，阳引而上，阴引而下也。善忘者，寒复而神气伤也。〔眉批：借水火之性，以申明天气下临，脏气上从。〕

土乃润，水丰衍，寒客至，沉阴化，湿气变物，水饮内蓄，中满不食，皮㾦肉苛，筋脉不利，甚则胕肿，身后痈。

"㾦"，音顽。太阳司天，则太阴湿土在泉，故土乃润。水丰衍者，土能制水也。按辰戌之岁，太阳司天，则寒水之客气加临于三之气，湿土之主气，主于四之气，故曰寒客至。"沉阴化"，谓长夏之交，水湿相合，无火土之长化，是以湿气变物也。"蓄"，积蓄。"㾦"痹也。水饮中满，皮痹肉苛，皆水湿之为病也。身后痈者，痈发于背也。《本经》曰："诸痈肿者，寒气之变也。"太阳寒水主气，而经脉循于背，故为身后肿。

厥阴司天，风气下临，脾气上从，而土且隆，黄起水乃眚，土用革，体重肌肉萎，食减口爽，风行太虚，云物摇动，目转耳鸣。

土平之纪，其类土，其脏脾，其色黄。土且隆者，土体丰厚于下也。黄起者，土用上从于天也。土从水化则受其胜制，故土用变革，而为体重食减之脾病也。"目转耳鸣"，风淫于上也。张玉师曰："风行太虚，土用革者，谓风斯在上，而土格于下也。胜则水冰，火气高明者，谓火气上炎而水凝于下也。盖五行之体在地，而五行之气在天，故虽司天下临，脏气上从，而五行又各有从上从下之性，故有下临上从之太过者，有风下黄起之气交者。"

火纵其暴，地乃暑，大暑消铄，赤沃下，蛰虫数现，流水不冰，其发机速。

厥阴风木司天，则少阳相火在泉，木火相生，故火纵其暴。地乃暑者，太阴湿土亦暑热也。赤沃下者，虽沃若之木叶，亦焦赤而下落矣。至冬令严藏之时，而蛰虫数现，流水不冰，火性速而少阳主枢，故其发机速。张玉师曰："'火纵其暴，地乃暑'，长夏之时也。'赤沃下'，秋令也。盖亦从夏而秋，秋而冬也。"

少阴司天，热气下临，肺气上从，白起金用，草木眚，喘呕寒热，嚏，鼽衄，鼻窒，大暑流行，甚则疮疡燔灼，金铄石流。

“草木眚”，大暑流行，热甚于春夏也。“金铄石流”，热淫于秋冬也。意言司天之气，虽主岁半以前，而又统司一岁，在泉之气，只司岁半以后，故曰风行于地，曰土乃暑，曰湿气变物，皆从长夏而起运也。

地乃燥，凄沧数至，胁痛善太息，肃杀行草木变。

少阴司天，则阳明燥金在泉，故地乃燥。“凄沧数至”，清肃之气也。“胁痛善太息”，肝胆之病也。肃杀行，则草木变。

太阴司天，湿气下临，肾气上从，黑起水变，埃冒云雨，胸中不利，阴痿，气大衰而不起不用，当其时，反腰脽痛，动转不便也，厥逆。

“黑起水变”，用行而体变也。“埃冒云雨”，湿土之气化也。“胸中不利”，水气上乘也。阴痿者，肾气衰于下也。夫阳气生于肾阴，而运用于肤表，肾气大衰，故阳气不起不用。阳气不起则手足为之厥逆，当其冬令之时，肾脏主气而反腰脽痛，动转不便，因肾气上从，而大衰于下也。

地乃藏阴，大寒且至，蛰虫早附，心下否痛，地裂冰坚，少腹痛，时害于食，乘金则止，水增味乃咸，行水减也。

太阴司天则太阳寒水在泉，故地乃藏阴而蛰虫早附也。心下否者，上下水火之气不交也。地裂冰坚者，寒水之变易也。少腹病者，肾病于下也。时害于食者，水上乘土也。夫肾为本，肺为末，皆积水也。乘金则止者，水气上乘于肺则止耳。夫心气通于舌，心和则知五味。水增味乃咸者，水盛而上乘于心也。此水气太过之为病，故行水则病减也。以上论五运之气，因天气制之，而五脏五行之气，反从之而上同天化也。张介宾曰：“五行各有所制，制气相加，则受制者，不得不应，应则反从其化而为用矣。如热甚者，燥必随之，此金之从火也；燥甚者，风必随之，此木之从金也；风甚者，尘霾随之，此土之从木也；湿蒸甚者，霖注随之，此水之从土也；阴凝甚者，雷电随之，此火之从水也。故《易》曰：‘云从龙，风从虎。’夫龙得东方木气，故云从之，云者，土气也；虎得西方金气，故风从之，风者，木气也。此承制相从之理不可不知。”

帝曰：岁有胎孕不育，治之不全，何气使然？岐伯曰：六气五类，有相胜制也。同者盛之，异者衰之，此天地之道，生化之常也。

此论司天在泉之六气，主胎育虫类，而五运有相胜制，是以所主之不全也。五类者，五运之气与五行生物之同类也。如五运六气之相同者，则所主之生物蓄盛；如五运六气之相异者，则所主之生物衰微。此天地之道，生化之常也。玉师曰："异则有胜制，故主衰微。"〔眉批：如备化之纪，其类土，其虫保。〕

故厥阴司天，毛虫静，羽虫育，介虫不成；

厥阴司天，则少阳在泉，故主毛虫静而羽虫育。"静"，谓安静，而能长成。"育"，生育也。"介虫不成"，谓癸巳癸亥岁，受火运之胜制，而金类之虫不成也。按毛虫三百六十，而麟为之长；羽虫三百六十，而凤为之长；保虫三百六十，而人为之长；鳞虫三百六十，而龙为之长；介虫三百六十，而龟为之长。五类之虫，于天地之生物备矣。张玉师曰："司天之气，主岁半以前，故主静而长成；在泉之气主岁半以后，故始生育也。"〔眉批：静对耗看。〕

在泉，毛虫育，保虫耗，羽虫不育。

厥阴在泉，故主毛虫育。木胜土，故主保虫耗。下文曰："地气制己胜"是也。羽虫不成，谓丙寅、丙申岁，受水运之胜制，故火类之虫不育。

少阴司天，羽虫静，介虫育，毛虫不成；

少阴司天，则阳明在泉，故主羽虫静，而介虫育。毛虫不成，谓庚子、庚午岁，受金运之胜制，是以木类之虫不成。

在泉，羽虫育，介虫耗不育。

少阴在泉，故主羽虫育。地气制己胜，故主介虫耗。少阴在泉，乃阳明司天之岁，如癸卯、癸酉岁，受火运之胜制，当至介虫不育，故曰介虫耗不育。盖谓耗则所胜微，不育则胜制甚，故下文曰："诸乘所不成之运则甚，"谓受五运之所乘制，以致不育不成，乃胜制之甚者也。

太阴司天，保虫静，鳞虫育，羽虫不成；

太阴司天，则太阳在泉，故主保虫静，而鳞虫育。如辛丑、辛未岁，受水运之胜制，则火类之虫不成。

在泉，保虫育，鳞虫不成。

太阴在泉，故主保虫育，制己所胜，当主鳞虫耗。如甲辰，甲戌岁，受土运之胜制，当主鳞虫不成。按太阴湿土司天，太阳寒水在泉，寒湿相合，而无生长之气，故不曰耗而总曰不成。金西铭曰："鳞虫生育于岁半以前，不能长成于岁半以后。"

少阳司天，羽虫静，毛虫育，保虫不成；

少阳司天，则厥阴在泉，故主羽虫静，而毛虫育。倮虫不成者，谓壬寅、壬申岁，受木运之胜制，而土类不成也。

在泉，羽虫育，介虫耗，毛虫不育。

少阳在泉，故主羽虫育，制己所胜，故主介虫耗。如乙巳、乙亥岁，受金运之胜制，则木类之虫不育。

阳明司天，介虫静，羽虫育，介虫不成；

阳明司天，则少阴在泉，故主介虫静而羽虫育。如癸卯、癸酉岁，受火运之胜制，则金类之虫不成。

在泉，介虫育，毛虫耗，羽虫不成。

阳明在泉，故主介虫育，制己所胜，故主毛虫耗，如逢丙子、丙午岁，受水运之胜制，则火类之虫不成。

太阳司天，鳞虫静，倮虫育；

太阳司天，则太阴在泉，故主鳞虫静，而倮虫育。

在泉，鳞虫耗，倮虫不育。

太阳寒水在泉，乃太阴湿土司天，水湿合化，则土不能制水矣。"耗"，散也。鳞虫耗者，土崩溃而鳞见于陆也。如丁丑、丁未岁，受术运之胜制，则土类之虫不成。

诸乘所不成之运则甚也，

此总结上文，而言诸乘所不成之运气，则胜制之甚也。金西铭曰："经文只曰不成，今师疏出运气，有相胜制，恐与经义不合欤？"曰："参究经旨，贵在精微，若云顺文训释，何异糠粕中尘垢？试观厥阴司天，则胜己之虫不成；少阴、太阴司天，则生我之虫不成；少阳司天，则我生之虫不成；阳明司天，则曰介虫静，又曰介虫不成，奚既静而又不成耶？太阳司天，不曰某虫不成，要知太阴、少阴司天，亦可以我生之虫不成；少阳司天，亦可以生我之虫不成；阳明司天，逢岁运之胜制，故虽育而不成；太阳司天，或值天符之岁，则无不成之虫。六气之中，皆可互相推转，书不尽言，言不尽意，当于错综中求之，其义自得。"再按《六元正纪论》曰："五运之化，或顺天气而逆地气，或从地气而逆天气。"如戊寅戊申岁，以火运而值少阳司天，是从天气而逆地气矣；如癸巳癸亥岁，以火运而值少阳在泉，是从地气而逆天气矣。从天气则无有不成之虫，逆地气则当介虫不育；从地气则当羽虫育，逆天气则当介虫不成。以五运之从逆合六十年推之，五类之不育，不成始备。

故气主有所制，岁立有所生。

气主者，谓五运为五气之主。岁立者，谓岁半以前，天气主之；岁半以后，地气主之。司天在泉之六气以立岁，六气有所生而五运有所制，故有不育不成。

地气制己胜，天气制胜己，天制色，地制形，五类衰盛，各随其气之所宜也。故有胎孕不育，治之不全，此气之常也。

地气制己胜者，如厥阴在泉倮虫耗，少阴在泉介虫耗，制己所胜之虫类，故曰地制形。《六元正纪论》曰："天气不足，地气随之；地气不足，天气随之，运居于中而常先也。"是五运之气运化于天地之中，而常先胜于司天在泉之气者也。上文曰："少阳司天，火气下临，白起金用。阳明司天，燥气下临，苍起白用。"是司天之气又能制胜己之运气，而使白起丹起苍起黄起，故曰天制色。此皆五运六气之各有制，各有胜，各有生，各有成。五类衰盛，各随其气之所宜，故有胎孕不育，治之不全，此胜制之常也。

所谓中根也，根于外者亦五，故生化之别，有五气、五味、五色、五类、五宜也。

此言五运之气根于中，而生化气味色类之于外也。夫苍黅丹素玄之气，经于五方之分，生化五行，以应生长化收藏之五气。故所谓中根也，犹根本之于枝叶，根于中而生发于外也。根于外者，谓天地阴阳之气，以生育草木昆虫，而草木昆虫皆有五者之气味色类，仍本于五行之所生，故曰生化之别，有五气、五味也。五类五宜者，谓五类之虫，各有五行气之所宜也。张玉师曰："天之五气，生化五行，地之五行，复生三阴三阳之六气，是以司天在泉，生育虫类，仍本于五气之所化。"

帝曰：何谓也？岐伯曰：根于中者，命曰神机，神去则机息；根于外者，命曰气立，气止则化绝。故各有制，各有胜，各有生，各有成。故曰：不知年之所加，气之同异，不足以言生化，此之谓也。

此复申明五运之气运化于天地之中，司天在泉之气循行于天地之外，各有制胜有生成，交相承制者也。神者，阴阳不测之谓。机者，五运之旋机也。神在天为风，在地为木；在天为热，在地为火；在天为湿，在地为土；在天为燥，在地为金；在天为寒，在地为水。出入于天地之间，而为生物之生长化壮老已，故曰："根于中者，命曰神机，神去则机息矣"。气立者，谓天地阴阳之气上下升降，为万物之生长化收藏，故曰："根于外者，名曰气立，气止则化绝"矣。此天地五行之气，升降出入，动而不息，各有胜制，各有收成，万物由之，人气从之，故不知五运六气之临御，太过不及之异同，不足以言生化矣。按上文曰岁立，此节曰气立，盖谓司天在泉之气，以立岁也。六气包乎地之外，而通贯于地之中，故曰根于外。〔眉批：五运内合五脏，五脏主藏五神，天有此神机，人有此神机，神去则机息矣。又：阳气者卫外而为固也，故根于外。〕

帝曰：**气始而生化，气散而有形，气布而蕃育，气终而象变，其致一也。然而五味所资，生化有薄厚，成熟有少多，终始不同，其故何也？岐伯曰：地气制之也，非天不生，地不长也。**

此论五运之气主生化万物，而受在泉之气以制之，非天地之不生长也。"气"，谓五运之化气，气始而生化者，得生气也；气散而有形者，得长气也；气布而蕃育者，得化气也；气终而象变者，感收藏之气，物极而变成也。此五运之气，主生、长、化、收、藏，自始至终，其致一也。"资"，助也。夫化生五味，五味所资者，以五运所化之味，而反资助其地气也。盖言五运之气主生化，而因地气以制之，是以生化有厚薄，成熟有多少也。倪仲宣曰："地气制之，谓在泉之六气也。天地之气，乃阴阳寒暑之气，故曰非天不生地不长也。"

帝曰：**愿闻其道。岐伯曰：寒热燥湿，不同其化也。故少阳在泉，寒毒不生，其味辛，其治苦酸，其谷苍丹。**

"寒热燥湿"，乃司天在泉之六气，与五运不同其化，是以五运所主之生化蕃育，因地气以制之，致有厚薄多少也。"毒"，独也。谓独寒独热之物，类则有偏胜之毒气矣。少阳相火在泉，故寒毒之类不生，寒热不同其化矣。如辛巳、辛亥岁，寒水化运，值少阳在泉，地气制之，以致寒毒不生，乃地气制胜其化运也。夫五色，五味，五运之所主也，如少阳司天则白起金用，是色从天制，所谓天制色也；少阳在泉，其味辛，是味从地制，所谓地制形也。此化运之色味，因司天在泉之胜制，畏而从之。故曰五味所资，谓化运之五味，反资助其地气也。"治"，主治也。少阳在泉则厥阴司天，故所主之苦酸，其谷主苍丹者成熟，从天地之气，而不从运化也。按审平之纪，其色白，其味辛，如值少阳司天，则白色反从天化，少阳在泉，则辛味反资地气，是天地之气，胜制其运气也。如厥阴司天，介虫不成；厥阴在泉，羽虫不育；是五运之气，胜制其司天在泉也。故曰："各有制，各有胜，各有生，各有成。"谓五运六气各有生成，如逢胜制则不生不成矣。〔眉批：五运仿此类推〕。

阳明在泉，湿毒不生，其味酸，其气湿，其治辛苦甘，其谷丹素。

阳明燥金在泉，是以湿毒之物类不生。"酸"，木味也。敷和之纪，其色苍，其味酸，如值壬子、壬午之岁，阳明在泉，地气制之，而木运之味反从地化，故其味主酸。夫阳明不从标本，从中见太阴湿土之化，故其气主湿，所主之味辛苦甘，亦兼从土化也。其谷主丹素者成熟，从司天在泉之气化，下篇所谓岁谷是也。〔眉批：司天在泉主辛苦，从土化，故云兼。〕

太阳在泉，热毒不生，其味苦，其治淡咸，其谷黅秬。

太阳寒水在泉，故热毒之类不生，寒热不同其化也。如癸丑癸未岁，火主化运，火畏水制，而火味反资从其地气，故其味苦淡附于甘，故所主之味淡、咸，其谷主黄、玄者成熟。

厥阴在泉，清毒不生，其味甘，其治酸苦，其谷苍赤，其气专，其味正。

厥阴在泉，则清毒不生，土畏木制，故其味甘，其所主之味酸苦，其谷主苍、赤者成熟。"专"，主也。"正"，中也。谓厥阴不从标本，从中见少阳之火化，而在泉之气味，又从中见所主之苦热，故其气专其味正。玉师曰：阳明所至为清劲，厥阴从中见之火化，是以清毒不生，故下文曰：气专则辛化而俱治。〔眉批："其味正"，照应"诸同正岁"之"正"字。〕

少阴在泉，寒毒不生，其味辛，其治辛苦甘，其谷白丹。

少阴君火在泉，是以寒毒不生，金畏火制，故其味辛。少阴在下则阳明在上，阳明之上，燥气治之，中见太阴，阳明从中见湿土之化，故所主之味辛、苦、甘，兼从中见之土味也。其谷主白、丹者成熟。

太阴在泉，燥毒不生，其味咸，其气热，其治甘咸，其谷黅秬。

太阴湿土在泉，是以燥毒之物类不生，水畏土制，故其味咸。太阴在下，则太阳在上，故其气热，谓太阳之从本从标，味从地化而气从天化也。其所土之味甘咸，其谷主黅、秬者成熟。

化淳则咸守，气专则辛化而俱治。

此复申明五味所资其化气者，因胜制而从之也。化淳者，谓阳明从中见湿土之化，燥湿相合，故其化淳一；金从土化，故味之咸者，守而勿敢泛溢，畏太阴之制也。气专者，厥阴从中见少阳之主气，故味之辛者，与甘酸苦味俱主之，盖辛受火制，制则从火化也。夫寒热燥湿，在泉之六气也。酸苦甘辛咸，五运之五味也。以燥湿之化淳则咸守，相火之气专则辛化，盖因地气制之，而味归气化也。玉师曰："味归气化，则从在泉之寒热燥湿，而生长化收藏之气，不能始终一致，是以生化有厚薄，成熟有多少。"

故曰：补上下者顺之，治上下者逆之，以所在寒热盛衰而调之。故曰：上取下取，内取外取，以求其过，能毒者以厚药，不胜毒者以薄药。此之谓也。

"上下"，谓司天在泉之气。"补"，助也。如少阳在泉，则厥阴司天，当用苦酸之味以补之，盖助其上下之气也。"治"，平治也。"逆"，反也。如司天之气，风淫所胜，平以辛凉；热淫所胜，平以咸寒。如诸气在泉，寒淫于内，治以甘热；火淫于内，治以咸冷。谓淫胜之气，又当反逆以平之，故以所在之寒热盛衰而调之，谓盛则治之，衰则补之，则上下之气和调矣。夫司天在泉之气，升降于上下，五运之气，出入于外内，各求其有过者，取而治之。能胜其毒者治以厚药，不能胜毒者以薄药，此治岁运之法也。徐振公曰："能以大寒之药治热淫，大热之药治热病，是能胜其毒者也。"

气反者：病在上，取之下；病在下，取之上；病在中，傍取之。

"气反者"，谓上下外内之病，气相反也。如下胜而上反病者，当取之下；上胜而下反病者，当取之上；外胜而内反病者，当取之外旁。《至真要论》曰："上胜而下俱病者，以地名之；下胜而上俱病者，以天名之。"即此义也。

治热以寒，温而行之；治寒以热，凉而行之；治温以清，冷而行之；治清以温，热而行之。故消之削之，吐之下之，补之泻之，久新同法。

治热以寒，温而行之者，盖寒性与热气不合，故当温而行之，所谓寒因热用，热因寒用，其始则同，其终则异，可使破积，可使溃坚，可使气和，可使必已，此反治之法也。"治温以清，冷而行之"，治清以温热而行之，此正治之法也。盖竟以清冷治温热，以温热治清冷，所谓逆者，正治是也。"消之削之"，内取外取也。"吐之下之"，上取下取也。"补之泻之"，补上补下，治上治下也。久者，谓伏气之病。新者，感而即发也。〔眉批：在泉之气邪淫于内。〕

帝曰：病在中而不实不坚，且聚且散奈何？岐伯曰：悉乎哉问也！无积者求其脏，虚则补之，药以祛之，食以随之，行水渍之，和其中外，可使毕已。

此论五运之气为病，而有治之之法也。病在中者，根于中也。不实不坚，且聚且散者，神机之出入于外内也。如敷和之纪，其脏肝，其病里急、支满；备化之纪，其脏脾，其病否。盖五运之气，内合五脏，故无积者，当求其脏也。脏气虚则补之，先用药以祛其邪，随用食以养其正，行水渍之以取汗，和其中外，使邪从外出，可使毕已矣。张玉师曰："积者，邪积于五脏之间，无积则邪干脏气，故当求其脏。"

帝曰：有毒无毒，服有约乎？岐伯曰：病有久新，方有大小，有毒无毒，固宜常制矣。大毒治病，十去其六；常毒治病，十去其七；小毒治病，十去其八；无毒治病，十去其九。谷肉果菜，食养尽之。无使过之，伤其正也。不尽，行复如法。

"食"，叶寺。"约"，规则也。病有久新者，谓病之能毒不能胜毒也。方有大小者，谓有可以厚药，只可以薄药也。毒者，有大寒大热及燥湿偏胜之毒气，故只可攻疾，中病即止，过则伤正矣。是以大毒之药治病，病去其六，即止后服；常毒治病，病去其七，即止之；小毒治病，病去其八，即止之；即无毒之药，亦不可太过，所谓久而增气，物化之常也；气增而久，夭之由也。《脏气法时论》曰："毒药攻邪，五谷为养，五果为助，五畜为益，五菜为充，气味合而服之，以补精益气。"故以药石治病，谷肉食养，使病尽去之，又无使过之，伤其正也。如病不尽，复以药石治养如前法。〔眉批：新者能毒，久则不能胜毒矣。〕

必先岁气，无伐天和，无盛盛，无虚虚，而遗人夭殃，无致邪，无失正，绝人长命。

必先知岁运之盛衰，衰则补之，盛则泻之，补则顺之，泻则逆之，无伐天运之中和，无盛盛，无虚虚，而遗人夭殃，邪则祛之，正则养之，无绝人长命。

帝曰：其久病者，有气从不康，病去而瘠，奈何？岐伯曰：昭乎哉！圣人之问也，化不可代，时不可违，夫经络以通，血气以顺，复其不足，与众齐同，养之和之，静以待时，谨守其气，无使倾移，其形乃彰，生气以长，命曰圣王。故《大要》曰：无代化，无违时，必养必和，待其来复，此之谓也。帝曰：善。

此论人之形体，亦由气运之所资养者也。夫神去则机息，气止则化绝，神气之不可不调养也。然而神气犹主人，形骸若器宇，形与神俱，而后可终其天年，是形之不可不调养也。气从者，谓神气已调。不康而瘠，谓身不康而形尚瘦也。"化"，谓五运之化气。"代"，更代也，"时"，谓六气之主时。"违"，逆也。如敷和之纪，其脏肝，其养筋；升明之纪，其脏心，其养血；备化之纪，其脏脾，其养肉；审平之纪，其脏肺，其养皮毛；静顺之纪，其脏肾，其养骨髓。是形之皮肉筋骨，皆由化运之所资养，不可更代者也。又如春气养筋，夏气养血脉，长夏气养肌肉，秋气养皮毛，冬气养骨髓，是形之皮肉筋骨，又皆由四时气之所养，而时不可违也。脉络者，所以行气血而荣阴阳。血者，神气也。如经络以通，血气以从，复其神气之不足，而与无病者之相同，是神气已复，但身不康健而形尚瘦瘠，故当存养其神，和调其气，静以待时，谨守其气，无使倾移，其形得时化之养，渐乃彰著矣，此气运养身之大要也。愚谓伏羲、神农、黄帝，乃治世之圣人，出世之真人，如曰"养之和之，静以待时，谨守其气，无使倾移，其形乃彰，生气以长，命曰圣王"，皆治世语。盖欲使世人顺天地之和，以养此身形神气。如曰"上古有真人者，中古有至人者"，盖谓此真之易失而不易得也。如曰"圣人为无为之事，乐恬憺之能，从欲快志于虚无之守，故寿命无穷，与天地终"，此圣人之治身也。盖谓治世之圣贤，能修此身，自能寿敝天地，无有终时。好道之士，当知生此天地气交之中，宜顺时调养此神气，苟此真不失，亦能归于真人。若妄为世外之事，犹恐堕落旁门。〔眉批：守其血气，以待形彰。在脏主神，在外主形。又：治世者圣王，出世者真人。治世之圣人不欲使人妄作世外之想，故曰上古有真人者。〕

黄帝内经